主　编　王保林　王海燕

副主编　甘云飞

中医名方解析与应用

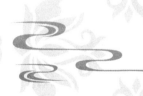

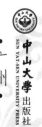

中山大学
SUN YAT-SEN UNIVERSITY

· 广州 ·

中山大学出版社

图书在版编目（CIP）数据

中医名方解析与应用/王保林，王海燕主编．—广州：中山大学出版社，2021.8
ISBN 978 - 7 - 306 - 06950 - 4

Ⅰ．①中… Ⅱ．①王…②王… Ⅲ．①方剂—汇编 Ⅳ．①R289.2

中国版本图书馆 CIP 数据核字（2020）第 163313 号

出　版　人：王天琪
策划编辑：鲁佳慧
责任编辑：鲁佳慧
封面设计：林绵华
责任校对：吴茜雅
责任技编：何雅涛
出版发行：中山大学出版社
电　　话：编辑部 020 - 84111996，84113349，84111997，84110779
　　　　　发行部 020 - 84111998，84111981，84111160
地　　址：广州市新港西路 135 号
邮　　编：510275　　　　　传　真：020 - 84036565
网　　址：http://www.zsup.com.cn　　E-mail:zdcbs@ mail.sysu.edu.cn
印　刷　者：广州市友盛彩印有限公司
规　　格：787mm×1092mm　　1/16　　21.5 印张　　510 千字
版次印次：2021 年 8 月第 1 版　　2021 年 8 月第 1 次印刷
定　　价：89.80 元

本书编委会

主　编： 王保林　王海燕

副主编： 甘云飞

编写人员 （按姓氏笔画排序）：

王　敏　王保林

王海燕　方浩骅

甘云飞　龙佩稚

刘嘉琪　薛全来

主 编 简 介

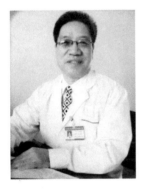

王保林 甘肃省名中医，行医 50 多年，现受聘工作于深圳市宝安中医院（集团）名中医馆。以"大医精诚"为铭，不忘初心，精研岐黄，博采古今，中西并举，守正创新，在 50 多年里始终坚持工作于中医临床一线。坚持临床实践与理论相结合，不断总结，主编论著 3 部，于省级以上刊物发表文章 50 多篇，参编科普丛书 2 部。

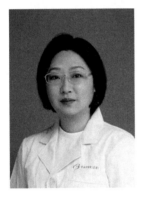

王海燕 博士，主任中医师，广州中医药大学兼职教授，硕士研究生导师，中医学博士后，深圳市宝安区高层次人才，第四批全国中医临床优秀人才。从事临床、教学、科研多年，坚持临床一线诊疗工作，疗效显著，受到病人、同行的认可。重视理论学习和研究，数十年如一日，并多次在全国中医经典著作学习班学习，对教学、带教、规培、硕士研究生的工作非常重视，受到一致好评。现工作于深圳市宝安中医院（集团）名中医馆，拜国医大师梅国强为师，认真学习，传承中医。重视科研，完成省、市级科研项目 5 项，在省级以上刊物发表论文 10 余篇。

内 容 简 介

    本书选用组方药味简单、配伍合理、临床使用率高、疗效可靠、易于掌握的中医名方150多首、附方300多首，解析方剂的适应病证、发病病机、治疗原则、方剂组方原则、配伍中的药物作用及关系、临床应用要点、方剂加减变化、现代临床中的使用及禁忌证，以及历代演变的类似方，进行方剂分析和临床应用对比。另外，还选录了当代具代表性的名方300多首。本书可供医学院校学生、临床中医师、中西医结合医师及爱好中医的读者参考学习。

序

深圳市宝安中医院（集团）名中医馆云集了很多名老中医。他们有良好的医德和医术，就诊的病人络绎不绝。王医生就在名中医馆工作，他虽已到了耄耋之年，仍坚持出诊，为病人解除痛苦，且认真带教下级医生和学生。同时，他还肩负中医工作室的工作，坚持致力于传承与创新，"切实把中医药这一祖先留给我们的宝贵财富继承好，发展好，利用好"。他认为，中医药是一个伟大的宝库，需要学习、传承及挖掘。中医方剂学是其中重要的内容，而中医方剂又浩如烟海，学习和应用均有难度。他子曦晨夜，勤求古训，博采众方，参考诸多古籍、方剂论著，收集当代名医名方，结合自己 50 多年的临床经验，历十年之久，撰写了本书，读之使人耳目一新。

我院是集医疗、科研、教学、预防、保健、康复为一体的综合性三级甲等中医医院（集团），技术力量雄厚，临床科室齐全，医院（集团）在中共深圳市宝安区委、宝安区人民政府、宝安区卫生健康局的领导和支持下，跟随新时代的步伐，齐心协力，为弘扬国粹、造福人民而努力。现在无论是老骥伏枥的长者，还是初出茅庐的"小郎中"，都应遵循中医药发展的规律，传承精华，守正创新，不忘初心，牢记使命，以人类的健康追求为目标而奋斗。

"读书万卷易，著书一卷难。"王老老骥伏枥，笔耕不辍，是我们的榜样。本书在出版过程中得到深圳市宝安中医院（集团）的大力支持，故名中医工作室作序以示对王老的敬意和对医院的感谢。

深圳市宝安中医院（集团）名中医馆
2020 年元旦

前　言

　　祖国历代医家精研岐黄，勤求古训、博采百家，为中华民族留下了伟大的医学宝库，方剂学即为其中之一。历代所传医方浩如烟海，如《千金方》有 7 500 多方，《太平圣惠方》有 16 843 多方，《圣济总录》有 20 800 多方，《普济方》有 61 739 多方，近年由南京中医药大学主编的《中医方剂大辞典》收录方剂 96 592 首，可见中医方剂之浩瀚。这对于学习中医方剂学的人来说想要掌握是十分困难的。任何科学都在不断发展和进步以适应新的需求，中医方剂学也不例外。张元素曾经说："运气不齐，古今并轨，古方新病不相能也。"这种观点值得我们学习，加之在古方中不乏组方芜杂、互相雷同，因此，笔者参考诸多专著、文献，历时十载，八易其稿，完成拙作，希望能帮助学习中医方剂之人继承方剂学精华，执简驭繁，掌握中医方剂的临床应用，提高临床疗效，推陈出新更多的中医方剂。

　　本书参考了众多历代方论、普通高等教育"十一五"国家级规划教材新世纪全国高等中医药院校规划教材《方剂学》、近年中医名家著作，以及各类期刊所介绍的方剂研究。

　　为确保原著方剂的特点，本书所选方剂中药物的名称和剂量均以原著为准，有些原著未注明剂量者亦未编入药物剂量。剂量的变化是非常复杂的，应因人、因时、因地、因病而定，故药物剂量在方剂应用中由医师掌握。

　　本书为求实用，所列方均为各类代表方，还有很多名方没有列入。

　　本人学识浅陋，谬误之处难免，恳请专家、学者、同仁、读者不惜赐教，批评指正。衷心感谢深圳市宝安中医院（集团）对本书出版的大力支持，并对本书所引用的参考文献的作者表示衷心的感谢。

编　者
2018 年 10 月于深圳

目 录

第一编 概 论

第二编 各 论

第三编 现代中医名方

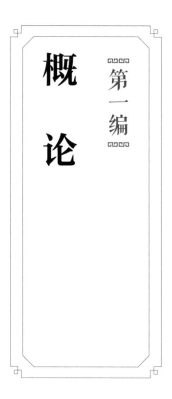

第一编

概论

第一章

方 剂 概 述

一、方之考

《隋书·经籍志》载："医方者，所以除疾疢，保性命之术者也。"方即"药方""处方"；《孟子·离娄上》载"不以规矩，不成方圆"，可知"方"即规定，"规矩"之义。《礼记·少仪》载"凡齐，执之以右，居之以左"，郑玄注释谓"齐，谓食羹酱饮有齐和者也"，《汉书·艺文志》载"调百药齐和之为宜"，《后汉书·刘梁传》载"和如羹焉，酸苦以剂其味"，可见"齐"即"剂"也，"调配、调和"之义。"方剂"一词最早见于南北朝《梁书·陆襄传》："襄母卒患心痛，医方须三升粟浆……忽有老人诣门贷浆，量如方剂。"《新唐书·甄权传》记录："脉之妙处不可传，虚著方剂，终无益于世。"随着中医学的不断发展，出现了"方剂"之说，并出现一门独立的学科——方剂学。方剂学是一门独立的学科，但又和其他学科紧密相连，在中医基础学科和临床学科之间起着纽带和桥梁作用，故方剂学是临床医生必须掌握和必备的基本知识。

医生在诊疗过程中，依据病人的病证，应用医学理论，分析辨别，依照治疗的原则，按照组方的规矩，拟出一张治疗需要的医疗文件，即为处方，中医学称之为方剂。正如《汉书·艺文志》所载："经方者，本草石之寒温，量疾病之深浅，假药味之滋，因气感之宜，辨五苦六辛，致水火之剂，以通闭解结，反之为平。"

二、方与法

中医药学的产生和发展就是中华民族生存、生活、生产的漫长历史，其基本来源于生活实践的经验。在氏族社会时期，由于生产力非常低下，人类生活的中心是生存问题，所从事的生产基本上是狩猎和畜牧。人们在生活中发现有很多植物可以食用，有些植物人食用后没有不适的感觉，但有些植物食用后出现不适，甚至中毒死亡；同时也发现有些人身体不适，食用了某些植物、动物后不适感随之消失。随着石器工具的使用及火种的出现，人们逐渐发现经火烧烤的食物利于消化，也非常可口；身体某些部位不适，用灸焫或热熨后不适感明显减轻或消失；用尖锐的石器刺割身体上的脓肿并放出脓血后，痛苦立即减少且很快病愈。

到了青铜器时代，中医药学发生了质的飞跃，有文字记载的如《周礼》记载的"和药"和"剂"；《史记》中记载的扁鹊治虢太子之暴厥首八减之剂。1977年安徽阜阳出土的130多片汉初残简显示，《万物》中记载的"商陆羊头治鼓胀""理石、茱萸治劳损"是目前发现最早的方剂资料。

随着生产力的发展和社会的进步，医学由实践经验上升到理论，人类认识疾病的思维有了飞跃。同时，哲学对人类的思维也产生了很大的影响。战国秦汉时期出现了中医学巨著《黄帝内经》，该书确立了中医学的基本框架和基本理论。其中在方剂制方中提出了"以法制方"，制方配伍的"君、臣、佐、使"原则，标志着中医方剂已不仅靠经验，而是在中医基本理论指导下以法制方。《黄帝内经》记载处方13首，其组方合理、药物丰富，为世人共认。中药的研究同样出现进展，产生了中药巨著《神农本草经》，对中医的治疗、组方产生深刻影响，对药物的性味、归经、功用、主治、毒副作用进一步完善。《伤寒杂病论》的出现，标志着中医学从经验医学成为完备的中医理论，临床治疗、方剂、药物及其他治疗方法更加完善。《伤寒杂病论》记载了323首方剂，基本为以"法"立"方"，配伍合理，临床疗效可靠，故称为之"方书之祖"。

综上可知，不易之谓"方"，可准之谓"法"，不能有"法"无"方"，也不能有"方"无"法"。方早于法，源于生活中治疗疾病的实践经验；而随着认识的深入，上升为理论后出现"法""规矩"。以"法"组"方"，才能达到中医药学的基本理论核心，即"整体观念"和"辨证论治"。

三、法统方

中医认为，疾病是由于人体受到各种致病因素的影响，使人体阴阳失去平衡后而发生的。调整人体阴阳平衡是治疗疾病的根本大法；所以方剂的组成必须服从这个大法，正如《素问·至真要大论》所述"谨察阴阳之所在而调之，以平为期"。

关于致使人体阴阳失调之原因，虽然非常复杂，但基本如《黄帝内经》所述。《素问·调经论》载："夫邪之生也，或生于阴、或生于阳，其生于阳者得之风雨寒暑，生于阴者，得之饮食居处。"《素问·刺法论》载："五疫之至，皆相染易。""正气存内，邪不可干，避其毒气。"《灵枢·五疫始生篇》载："风雨寒热，不得虚，邪不能独伤人。"由这些可知，致人体阴阳失调的原因不外乎阳邪、阴邪，其邪是否伤人在于人体正气的正常与否，应预防邪气。所以，治疗过程中的组方必须依据邪气属性，兼顾正邪关系，才能合理应用方剂和组方配伍以进行有效的治疗。

组方，就是根据治疗法则的需要，依据药物的属性、归经、功效、主治进行配伍组合。《素问·至真要大论》载："帝曰：善五味阴阳之用如何？岐伯曰：辛甘发散为阳，酸苦涌泄为阴，咸味涌泄为阴，淡味渗泄为阳。六者或收、或散、或缓、或急、或燥、或润、或耎、或坚。以所利而行之，调其气，使其平也。"又说："夫五味入胃，各归所喜攻，酸先入肝，苦先入心，甘先入脾，辛先入肺，咸先入肾，久而增气，物化之常也。气增而久、夭之由也。帝曰：善。"可知组方和药物的关系密切。

组方必须有度。《素问·至真要大论》载："主病之谓君、佐君之谓臣、使臣之谓使。"又说："君一臣一，奇之制也；君二臣四，偶之制也；君二臣三，奇之制也；君二臣六，偶之制也。"

综上可知，方剂的配伍必须以法统方，制方有度，临床应用效果显著，方可谓之"方从法立，以法统方"。

第二章

方剂与治法

第一节 治 法

中医治疗疾病要求"治病必求于本"。求本是一种非常复杂的过程，要把病人的临床表现、生活环境、饮食习惯、居住环境、发病季节、发病原因、病人心态和自然环境、社会环境、个人体质结合起来去求本。正如目前世界公认的较为合理的医学模式"生理—心理—社会医学模式"一样。"生理"对应于中医"脏腑""经络""气血津液""气机升降出入"及"阴阳平衡"；"社会及心理"对应于中医所谈的"因人、因地、因时""天人相应"。中医的整体治则即"平衡阴阳"，则达求本之说。"阳病治阴""阴病治阳"为总则，"热者寒之、寒者热之"为治标，"实则泻之、虚则补之"为治本。清代医家程仲龄把治法高度概括为"八法"。其《医学心悟·医门八法》曰："论病之源，以内伤外感四字括之。论治病之，则以寒、热、虚、实、表、里、阴、阳八字统之。而论治病之方则又以汗、和、吐、下、消、清、温、补八法尽之。"程氏又说"一法之中，八法备焉，八法之中，百法备焉"，说明"八法"在具体应用时，应根据辨证论治的要求和求本的原则灵活应用。

第二节 方 剂 分 类

历代流传下来的中医方剂浩如烟海。由南京中医药大学主编的《中国方剂大辞典》共收录古代方剂 96 592 首。古人对方剂进行分类最早见于《素问·至真要大论》"七方"之说，但其内容实际为针对病情而设的治疗方法，并非真正的方剂分类。到金代，成无己在《伤寒明理论》中提出"七方"之说，即"制方之用，大、小、缓、急、奇、偶、复七方是也"，但实际上并不很实用。历代对方剂的分类大体有：①以病证分类。如《伤寒杂病论》《外台秘要》《太平圣惠方》《普济方》《张氏医通》《兰台轨范》等，以病证分类的最大好处是便于以病选方。《伤寒论》曰："太阳病，头痛发热，身疼腰痛，骨节疼痛，恶风无汗而喘者麻黄汤主之。"②以脏腑或病因分类处方，也便于临证选方，如《备急千金要方》《三因极一病证方论》。③以祖方分类方剂。所谓"祖方"就是指《伤寒论》《金匮要略》中的方剂，多称"经方"。在此基础上加入后世医家的基础方。这种以病机治法的共性分类，临床应用方便，但有易混淆的不足。④以治法分类。如按程仲龄所提治法的"八法"，将方剂分为"八类"或"八方"。唐代陈藏器提出"十剂"，即"宣、通、补、泄、轻、重、涩、滑、燥、湿"十类。明徐恩鹤提出"二十四剂"分类，在"十剂"的基础上加入"调、和、解、利、寒、温、火、平、奇、安、缓、淡、清"。明代张景岳提出"八阵"。这类方剂分类中以程氏论述较为合理实用。⑤综合分类，以清代汪昂《医家集解》为代表，以法统方，结合方剂功用、证治、病因，兼顾专科。这种方法概念清楚，提纲挈领，非常科学。汪氏将方剂分为22类。目前大学统编教材多遵循汪氏分类法"以法统方"的原则。

综上所述，了解古时的方剂分类便于学习，以提高对方剂的理解和临床选用。

第三节　组方与变化

一、组方与配伍目的

医生在诊疗过程中，经过仔细的望、闻、问、切及周密的分析，应用辨证论治的方法，得出发病的病机、疾病的诊断、治疗的原则，最后出具治疗的方剂（即处方）。医生可以选用古方，也可根据自己的判断拟出新方，以达到治疗的目的。处方由不同的药物组成，称之为配伍，以达到"调其偏性，制其毒性，增强或改变原有功能，消除或缓解其对人体的不良影响，发挥其相辅相成或相反相成的综合作用，使各具特性的群药组合成一个新的有机整体，从而符合辨证论治"的目的。配伍的目的：①增强药力。功用相近的药物配伍能增强治疗作用，这种配伍方法在组方中应用较为普遍。如荆芥、防风同配（荆防败毒散）疏风解表，党参、黄芪同配（补中益气汤）健脾益气，桃仁、红花同配（桃红四物汤）活血化瘀。②产生协同作用。有些药物在某些方面具有一定的协同作用，配伍后可增强某种疗效。如附子配干姜（附子理中汤）温补脾胃，附无姜不热；当归配川芎（四物汤）养血行气，气血兼顾；黄芪配当归（黄芪当归汤）益气养血，气能生血。③控制药物功效的发挥。如桂枝具有解表散寒、调和营卫、温经止痛、温经活血、温阳化气、平冲降逆诸多功用，但其具体功效的发挥需要方剂配伍等因素来控制。如桂枝配麻黄（麻黄汤）辛温解表散寒；桂枝配细辛（当归四逆汤）温经散寒、温通血脉；桂枝配芍药（桂枝汤）调和营卫；桂枝配茯苓（苓桂术甘汤）温阳化气；桂枝配吴茱萸（温经汤）温经散寒、通利血脉。但在温经方中仍需诸多药物相配，如加入当归、熟地黄、芍药；在苓桂术甘汤中需要配以白术、炙甘草以助温阳化气之作用。这种配方原则在古代的方剂中反映得非常巧妙、合理。④扩大治疗范围，适应复杂病情。中医学历史悠久，一代又一代的医家在对上一代医家的方剂进行临床应用时，又不断进行创新与变化，尤其是对基础方的应用。所谓基础方就是指经过千百年来临床应用有效、组方简洁、配伍合理、为大家所公认的方剂。如四君子汤、四物汤、二陈汤、平胃散、四逆散等。以四君子汤为例，其功能为健脾益气，若遇脾虚有湿、阻碍气机，则加陈皮为异功散；若遇脾虚痰湿停滞，则异功散加半夏为六君子汤；若遇脾虚痰湿阻气滞，则六君子汤加木香、砂仁为香砂六君子汤。⑤控制药物的毒副作用。"是药三分毒"这是不争之事实。古人在方剂配伍中就非常重视通过配伍控制和减少药物的毒副作用。一种是"七情"之"相杀""相畏"，即两种药物相配，一种药能减轻另一种药的毒副作用。如生姜能减轻甚至消除半夏的毒性，且能提高其止吐作用；砂仁能减轻熟地黄滋腻碍胃的副作用。另一种是多味功能相近的药物配伍，又配性质相反的药物既可减轻副作用又可提高疗效。如十枣汤，甘遂、芫花、大戟的泻下逐水功能相近，配伍后疗效增强但毒性也增加，但配以大枣煎汤送服后，不但发挥了其治疗作用，且消除了部分毒副作用。

二、方剂的结构

无论古人之方或现在创新之方，都要遵循"君、臣、佐、使"的组方理论，从而主次分明，全面兼顾，扬长避短，提高疗效。

君药：针对主病或主证起治疗作用，是一方之首。

臣药：与君药相配加强治疗主病或主证的作用，其次还可针对兼病或兼证进行治疗。

佐药：与君、臣药相配加强对主证或兼证的治疗作用；或通过相配消除或减弱君药与臣药的毒性或抑制其峻烈药性，又可起反佐作用，以防发生格拒。

使药：引导方中诸药到达特定的病位，发生治疗作用，或对配方的所有药性起调和作用，使其发挥疗效。

每首方剂所用"君、臣、佐、使"的药味数量各不相同，主要依据辨证论治而定。有的病情简单，选方用药可少而精，如独参汤、黄芪当归汤；有的病情复杂，选方用药也复杂，如防风通圣散、清瘟败毒饮。在"君、臣、佐、使"的组方原则下，根据治疗需要常可按"君二、臣四"等配伍组方。

方剂举例：

四君子汤《太平惠民和剂局方》

【来源】《和剂局方》卷3："荣卫气虚，脏腑怯弱，心腹胀满，全不思食，肠鸣泄泻，呕哕吐逆，大宜服之。"

【方名】汪昂解释："名曰六君，以其皆中和之，故曰君子也。"

【方组】人参去芦　白术　茯苓去皮　甘草炙,各等分

【功用】益气健脾。

【用法】上为细末，每服二钱，水一盏，煎至七分，通口服，不拘时候；入盐少许，白汤点亦得。（现代用法：水煎服，每日1剂，剂量酌量。）

【主治】脾胃虚弱证，证见面色萎黄、语声低微、气短无力、食少便溏、舌淡苔白、脉虚弱。

【方证解析】

主证：脾胃气虚证。

症状与病机：纳差食少——脾胃虚弱；大便溏薄——湿浊内生；四肢无力——脾主四肢；面色萎黄——气血生化不足，不荣于面；语言低微——肺脾气虚失养；舌淡白，脉虚——气虚之象。

治则：健脾益气。

方析：君——人参，甘温，大补元气。

臣——白术，甘苦温，健脾燥湿。

佐——茯苓，甘平，健脾渗湿。

使——甘草，甘温，益气和中、调和诸药。

人参、白术相伍，增强益气运化之功，茯苓佐助渗湿健脾，君臣佐使共奏，气得益而脾得健运，湿得祛而脾胃得补。

三、方组变化

临证不依病机，治法选用成方，谓之"有方无法"；不据病情加减而墨守成方，谓之"有方无药"。应视不同的人、不同的证、不同的地域、不同的季节而灵活应用，做到"帅其法而不泥其方，师其方而不泥其药"。徐灵胎说："欲用古方，必先审病者所患之证相合，然后施用，否则必须加减，无可加减，则灵择一方。"见方变方主要有两种。一种是药味加减变化。如桂枝汤由桂枝、芍药、生姜、大枣、甘草组方，主治外感风寒表虚证。若此证之病人患有宿痰喘息，则在桂枝汤中加厚朴（下气除满）、杏仁（降逆平喘）即桂枝加厚朴杏子汤；若遇桂枝汤证病人兼有项背强几几（此证是由于风邪阻滞太阳经脉，致津液不输布，经脉失去濡养所致），在桂枝汤中加入葛根（解肌舒筋）即桂枝加葛根汤；若遇桂枝汤症病人，医者给药后出现胸满且桂枝汤证仍在，则桂枝汤减芍药（减芍酸收之用）以解肌散邪，即桂枝去芍药汤。另一种是剂量增减变化。如《伤寒论》中小承气汤与厚朴三物汤。

小承气汤以大黄四两为君药，枳实三枚为臣药，厚朴二两为佐使药；厚朴三物汤以厚朴八两为君药，枳实五枚为臣药，大黄四两为佐使药。两方均为通腑泻下，用于腑实证，且组方药味相同。两方的区别是：①组方剂量不同。②君臣佐使药有明显变化。③小承气汤主治阳明腑实证（热结），临床表现为潮热、谵语、大便秘结、腹痛拒按；厚朴三物汤主治气滞便秘证（气闭），临床表现为脘腹满痛而不减、大便秘结。④服药方法不同，小承气汤分二次服，厚朴三物汤分三次服。

第四节　方剂的应用

一、方剂的书写

方剂（处方）的书写应根据国家卫生管理部门相关的法律、法规书写。应使用国家规范的药名；字迹应工整清楚；剂量要求准确；配伍必须注意相畏、相反、妊娠用药禁忌，巨毒药应用需要签字注明；各种不同类型的药物其不同的煎法应注明；需要炮制的药物要写清，药物的煎法和服法、饮食禁忌、生活管理等医嘱尽可能在处方中写清楚；完整填写处方中病人的姓名、年龄、性别、诊断、治则、处方日期等项。

二、服药的时间

古代医家对服药的时间有着丰富的临床经验，依照病情需要，择时服药能够提高疗效。如《千金要方·序例》说："病在胸膈以上者，先食后服药；病在胸膈以下者，先服药后食；病在四肢血脉者，宜空腹而在旦。病在骨髓者，宜满而在夜。"《医心方》中葛仙翁说："服治病之药，以食前服之；服养生之药，以食后服之。"

一般来说，药物服用时间宜在饭前一小时，以利药物尽快吸收；对胃肠有刺激的方药宜在饭后服用，以防止产生副作用；滋补药宜空腹服用；治疟方药宜在发作前两小时服药；安神方药宜在睡前服用；治疗肝病的方药宜休息时服用；骨科方药宜饭后服药；急证、危重病人则不拘时间服药；慢性病人宜每天定时服药。根据病情需要，特殊情况可灵活选择服药方法及时间。

三、服药方法

汤剂一般为一日一剂，头煎、二煎兑合，分二次或三次服用。在特殊情况下也可一日服二剂，以增强治疗效果。有些散剂需用开水冲服，有些骨科药剂需要以黄酒送服，有些丸剂可以开水送服，还有些丸剂需要用淡盐水送服。解表药宜热服；热证用寒凉方药宜冷服；温热方剂、补益方药宜温服。

根据病情不同，服药后还需要其他物理疗法配合。如解表药服后宜多喝热水或稀粥以助发汗，或增穿衣服以助发汗，或避风。有些病人需要饮食配合，如消化系统病人服药时应进食清淡易消化的食物；肝炎病人不宜饮酒；代谢综合征病人不宜进脂肪类食物。

四、煎药的方法

器具：最好用砂罐，也可用瓦罐、瓷器、搪瓷器具，因其不产生化学变化，不可用铁、铜等金属器皿来煎药。

用水：自来水最好放置后使用或用纯净水。凉水、温水均可，有些特殊的药需要水沸后入药煎。在《伤寒杂病论》和《金匮要略》中，煎药用的溶媒还有泉水、井花水、甘澜水、麻沸水、东流水、潦水、浆水、苦酒、清酒、白酒、蜂蜜、饴糖、马通汁、人尿、猪胆汁等。

用水量：应根据药物的体积和药物的吸水情况来决定，一般体积大、吸水量大的，用水量多，一般水要高过药物两指左右，头煎用水可多一些，二煎用水可少一些，每次煎出的药液约 200 mL。

用火：应根据实际情况控制火的大小，一般先用大火煎药，水开后，改用小火。

煎药时间：药物在煎前最好用温水浸泡 10～20 分钟，有利药物有效成分的浸出。治疗感冒类的方药煎 10 分钟左右即可，补益类药可煎 30～40 分钟。芳香类药，水开后煎二三沸即可，如砂仁、藿香；有些药久煎易破坏药物成分，如大黄、钩藤，所以宜后下，煎二三沸即可。甲壳、矿石类药宜打碎先煎。某些有毒的药物如附子、川乌、草乌宜开水入药久煎，然后再入其他药同煎。贵重药应另煎兑入服用，或粉碎冲服，或磨汁兑服，如羚羊角。胶黏的药物如饴糖、蜂蜜、阿胶、鹿胶、龟胶须另烊化兑服，或在药汁中烊化服用。果仁类药物，如酸枣仁、杏仁等宜打碎煎药。有些药物宜包煎，如车前子；有些有纤毛的药物如旋覆花、枇杷叶也宜包煎，以防纤毛刺激咽喉。体积大的药物如丝瓜络、功劳叶，宜先煎去渣再同煎其他药。泥沙多的如灶心土应先煎，以其滤出液代水煎药。煎药过程中宜多次翻搅药物，使药物能够均匀受热，有效溶解，有利于提高疗效。

第五节 方剂剂型与对方剂的认识

一、方剂剂型

方剂组成以后，根据病情与药物的特点制成一定形态的制剂，称之为剂型。各种不同的剂型均是针对不同的治疗需要制成的。方剂的剂型历史悠久，在《黄帝内经》中就有汤、丸、散、酒、丹等剂型，《本草纲目》所载剂型有 40 余种。目前所用的剂型有：

（1）汤剂：应用最为普遍，依照处方要求将中药饮片配方调剂后煎汤服用。其特点是药物吸收快、药效发挥迅速，适用病情较重、变化复杂的病；其不足之处在于服用、携带不便。

（2）散剂：依照配方调配，将药粉碎，可内服或外用。这种剂型制作简单，吸收较快，便于携带。古方中载有散剂应用，尤其是对疮疡、皮肤病等的应用。

（3）丸剂：有蜜丸、水丸、糊丸、浓缩丸等，是慢性病方剂中多用的剂型。

（4）膏剂：药物用水或植物油煎熬去渣而制成，有内服和外用两种。

（5）酒剂：又称药酒，把药物用白酒或黄酒浸泡，或加热隔水炖煮，去渣取液，内服或外用。

（6）丹剂：有内服和外用两种。内服丹剂没有固定剂型，有丸剂，也有散剂，因药品贵重或药效显著而称其为丹，如至宝丹、活络丹等。外用丹剂亦称丹药，是以某些矿物类药经高温烧炼制成的不同结晶形状的制品，常研粉涂撒疮面，治疗疮疡痈疽，亦可制成药。

（7）茶剂：把药物加工成粗末，以沸水泡后如茶饮用，如午时茶、减肥茶。

（8）露剂：可作清凉饮料，如金银花露。

（9）锭剂：可内服、外用，如紫金锭、万应锭，是以其形状而得名。

（10）条剂：亦称药捻，把药物细粉用桑皮纸粘取后搓捻成细条，放入疮口或瘘管内。

（11）线剂：将丝线或棉线置于药液中浸泡，干燥后外用，是肛肠科常用的剂型。

（12）栓剂：如坐药或塞药，妇科、肛肠科常用。

（13）颗粒剂：因其作用迅速、口感好、体积小、便于服用而广受患者欢迎。

（14）片剂：是将药物细粉或药材提取物与辅料混合压制而成的片状制剂。片剂用量准确，体积小。味很苦或具恶臭的药物压片后可再包糖衣，使之易于服用。如需在肠道吸收的药物，则又可包肠溶衣，使之在肠道中崩解。此外，尚有口含片、泡腾片等。

（15）胶囊剂：是指药物或与适宜辅料充填于空心硬胶囊或密封于软质囊材中制成的固体制剂，可分为硬胶囊、软胶囊（胶丸）、缓释胶囊、控释胶囊和肠溶胶囊，主要供口服。

（16）糖浆剂：是将药物煎煮、去渣取汁浓缩后，加入适量蔗糖溶解制成的浓蔗糖水溶液，味甜量小、服用方便、吸收较快，适于儿童服用。

（17）口服液：是将药物用水或其他溶剂提取，经精制而成的内服液体制剂。具有剂量较少、吸收较快、服用方便、口感适宜等优点，近年来发展迅速，尤其是保健类口服液。

（18）注射液：亦称针剂，是将药物经过提取、精制、配制等制成的灭菌溶液、无菌混悬液或供配制成液体的无菌粉末，供皮下、肌内、静脉注射的一种制剂。具有剂量准确、药效迅速、适于急救、不受消化系统影响的特点，对于神志昏迷、难于口服用药的患者尤为适宜。

（19）其他剂型，如灸剂、熨剂、灌肠剂、搽剂、气雾剂等。

二、继承、创新与方剂研究

方剂是中医学宝库中重要的医学财富。当然，在现代中医临床上应用方剂时，既要继承也要不断创新，以适应新的临床变化。方剂研究是中医现代化研究的重要方面。

（1）以研究中医理论为目的的方剂研究。这类研究主要是从临床到药理再到理论的研究过程。如补肾阳方剂肾气丸、左归丸等，临床实践证明对肾阳虚有效；现代药理研究证明，其对垂体–肾上腺轴、垂体–甲状腺轴和垂体–性腺轴有兴奋作用。另外，还对免疫系统、心血管系统、脂代谢和糖代谢紊乱有调整作用，这反映了中医肾阳虚与西医的内分泌功能衰退和免疫功能缺陷相关。根据中医理论"肾藏精、主生殖""天癸竭、精少、形体皆衰"，设计以补肾精为主的方剂，进行抗衰老研究，研究证明，这些方剂对改善某些衰老症状有明显疗效。动物实验证明，这些方剂对胸腺超微结构、调节下丘脑–垂体–胸腺轴、调节免疫、抑制脑内 B 型单胺氧化酶活性、调节环核苷酸系统和糖原代谢等有广泛作用，证实了中医"肾藏精"与人体衰老的生理、生化过程的关系。

（2）以研究新药为目的的方剂研究。这类研究选择对某种疾病或证候有较好疗效的，或与同类方剂相比疗效好、毒副反应小的方剂，制成适当的剂型，进行药理学和临床药理学研究。

（3）方剂的配伍研究。合理配伍、以法组方是方剂的核心，方剂不同于单味药，关键在于"药有个性的特性，方有合群之妙用"。这类研究有两种：①配伍关系表现形式的药理研究，如对"君、臣、佐、使"配伍关系研究。如吴茱萸汤：该方能解除胃痉挛，拮抗致呕剂对胃黏膜刺激引起的呕吐，吴茱萸可抑制胃运动，配伍生姜后作用更强，配伍党参、大枣后可减低药物的毒性。又如茵陈蒿汤：该方对黄疸型肝炎非常有效，实验证明，茵陈可抗肝损伤、促进胆汁分泌，栀子可减少胆结石生成，两药相配利胆作用更强，大黄抗菌、抗病毒、利胆汁、能泻下，可减少肠道内毒素的吸收，可见该方配伍的科学性。②药与药之间七情合和之相互关系的研究。一是协同作用。如黄连配连翘后对金黄色葡萄球菌的抑制力比单用黄连强6倍以上；当归配川芎明显增强了对子宫肌张力的抑制，并能降低血黏度；八珍汤可促进红细胞增生，但四君、四物两方则无此作用。二是拮抗作用，即一种药与另一种相伍后减少了功效。如白虎加人参汤，知母、人参相配，有降糖的作用，若两者比例改变，其降糖作用也发生改变，如人参和知母比例9:5时降糖作用几乎消失。截疟七宝饮常可引起呕吐，配伍槟榔后，反应明显减少；生姜与半夏之相互拮抗，可减少半夏的副作用。目前，有很多关于中医方剂的现代化研究，但应用现代医药学理论研究、解释中医方剂仍路长而遥远。

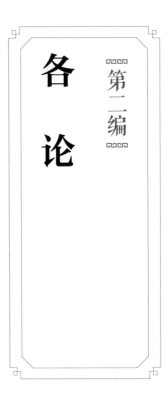

第二编

各论

第一章

解 表 剂

解表剂亦称发表剂，具有疏泄腠理、宣通肺卫、发散外邪、使邪从汗出而解的功能。

解表剂适应证：六淫外邪侵袭人体、肺卫失宣之表证。

解表剂组方理论依据：《素问·阴阳应象大论》所载"在表者，汗而发之""因其轻而扬之"。故解表剂组方多选用有发汗作用的药物。外邪有六淫之不同，人体有强弱之分。故解表剂有辛温解表、辛凉解表之分，组方有祛邪和扶正之不同。解表剂是"八法"中之"汗"法，表证病因复杂，所以立法组方亦多。如表寒者，当辛温解表；表热者，当辛凉解表；对兼有挟湿、挟燥及气、血、阴、阳诸不足者，也均有不同的方剂。对于表证，需要区分表寒、表热、邪气、正气，权衡组方用药。

第一节 辛温解表

辛温解表剂适应证：风寒表证。症见恶寒发热、头身疼痛、无汗或有汗、鼻塞流涕、咳喘、苔薄白、脉浮紧或浮缓等。

一、麻黄汤（《伤寒论》）

【来源】《伤寒论·辨太阳脉证并治》："太阳病，头痛发热；身疼，腰痛，骨节疼痛，恶风，无汗而喘者，麻黄汤主之。""太阳病，脉浮紧，无汗，发热，身疼痛，八九日不解，表证仍在，此当发其汗……麻黄汤主之。"

【方名】以善开腠发汗之麻黄为君组方，以解在表之风寒，故名麻黄汤。

【方组】麻黄 去节,三两　桂枝 去皮,二两　杏仁 去皮尖,七十个　甘草 炙,一两

【用法】上四味，以水九升，先煮麻黄，减二升，去上沫，内诸药煮取二升半，去渣，温服八合。覆取微似汗，不须啜粥，余如桂枝法将息。（现代用法：水煎服，物理配合以发微汗。）

【功用】发汗解表，宣肺平喘。

【主治】外感风寒表实证。恶寒发热，头身疼痛，无汗而喘，舌苔薄白，脉浮紧。

【方证解析】

主证：外感风寒表实证。

症状与病机：恶寒发热——风寒袭表，卫阳被遏；头身疼痛——经络受阻；无汗而喘——肺气失宣；苔薄白，脉浮紧——风寒在表。

治则：解表发汗，宣肺平喘。

方析：君——麻黄，辛苦温，解表散寒，宣肺平喘。

臣——桂枝，辛温，解肌发汗，助麻黄解表散寒。

佐——杏仁，苦温，助麻黄宣肺平喘。

使——炙甘草，甘温，调和诸药。

四药相伍，表寒得散，营卫得通，肺气得宣，诸证可愈。

【应用要点】

（1）本方是治疗外感风寒表实证的基础方，以恶寒发热、无汗而喘、脉浮紧为应用要点。

（2）临床加减应用：风寒外感表实证，以头痛为甚，可加白芷、川芎；流涕较甚，加辛夷、苍耳子；骨节痛甚，加羌活、独活；素有湿邪肢体酸痛，加羌活、薏苡仁、苍术；有化热之象，加焦栀子、淡豆豉、黄芩；咳嗽、咳痰属寒者，加前胡、紫苏叶；有热者，加姜半夏、黄芩；可随证加减。

治疗风寒与风热表证时，临床辨证的主要方法是观察病人的症状。首先看病人是否有畏寒症状，古人认为有一分畏寒便有一分表证；其次观察病人咽喉部是否红肿，若有红肿必是风热之象；再次要观察病人邪气与正气的状态。风热表证应用辛温剂必然会加重病情，风寒表证应用辛凉剂会延误病愈的周期，故须特别注意。对寒热错杂的病证，要分清寒热主次，辛温、辛凉配用；对邪盛正衰者要格外留意。

（3）本方现在常用于感冒、流行性感冒、急性支气管炎、支气管哮喘等属于风寒表实证者。

（4）本方是辛温解表之峻剂，《伤寒论》指出，"疮家""汗家""淋家""衄家""亡血家"等禁用本方，意即本方发汗力强，易损伤人体津液、气血而加重病情，临床应用时需特别注意。

本方的煎药方法和服药后的护理直接影响疗效。故医嘱应明确告知，煎药水开后煎十分钟即可。先煎麻黄去沫的方法现在较少用；麻黄不去沫，病人服药后可有心烦、心慌症状，有条件时可先煎麻黄去沫。服药后以物理方式微发其汗。

【变方及应用】

1. 三拗汤（《太平惠民和剂局方》）

〔方组〕麻黄_{不去皮节}　杏仁_{不去皮尖}　甘草

〔用法〕各等分为末，每服五钱，姜五片，水煎服，微取汗。

〔功用〕宣肺解表。

〔主治〕外感风寒、肺气不宣证。鼻塞声重，语音不出，咳嗽胸闷。本方为儿科常用方，用于风寒外感证，其组方简单，易于加减。

2. 华盖散（《博济方》）

〔方组〕麻黄_{去根节,半两}　杏仁_{去尖点,半两}　甘草_{半两}　紫苏子_{炒,一两}　陈皮_{去白,一两}　桑白皮_{一两}　赤茯苓_{去皮,一两}

〔用法〕上为末，每服二钱，水一盏，煎至六分，食后温服。

〔功用〕解表宣肺、祛痰止咳。

〔主治〕素体痰多、肺感风寒证。咳嗽上气，呀呷有声，吐痰色白，胸膈痞满，恶寒发热，苔薄白，脉浮紧。本方常用于上呼吸道感染及气管炎属风寒者。

3. **五虎汤**（《太平惠民和剂局方》）

〔方组〕麻黄_{七分}　杏仁_{二钱}　甘草_{四分}　生姜_{三片}　大枣_{一枚}　石膏_{一钱}　细茶_{五分}

〔用法〕水煎服。

〔功用〕解表散寒，宣肺散热。

〔主治〕外感风寒、内有郁热证。发热恶寒，咳嗽咳痰，痰色发黄。本方现在用于气管炎咳嗽属表寒内热者。

4. **五虎汤**（《证治汇补》）

〔方组〕麻黄　杏仁　甘草　石膏　桑皮　细辛　生姜

〔用法〕水煎服。

〔功用〕解表散寒，宣肺清热。

〔主治〕基本同《太平惠民和剂局方》之五虎汤，所不同者以咳喘、痰盛为重较为合适。

（按）由麻黄汤化裁而来的五虎汤，其治疗仍以外感风寒、肺卫失宣证为主，略加石膏以兼清郁热之咳喘。

5. **越婢汤**（《金匮要略》）

〔方组〕麻黄_{六两}　甘草_{二两}　生姜_{三两}　大枣_{十五枚}　石膏_{半升}

〔用法〕上五味以水六升，先煮麻黄，去上沫，内诸药煮取三升，分温三服。恶风者加附子一枚炮，风水加白术四两。

〔功用〕解表发汗。

〔主治〕风水，恶风，一身悉肿，脉浮不渴，续自汗出，无大热。常用于风水挟热，以开鬼门治之。

6. **越婢加术汤**（《金匮要略》）

〔方组〕麻黄_{六两}　甘草_{二两}　生姜_{三两}　大枣_{十五枚}　石膏_{半升}　白术_{四两}

〔用法〕水煎服。

〔功用〕解表发汗。

〔主治〕皮水，即水在皮里肌腠者。一身面目浮肿，脉沉，小便不利。

（按）由麻黄汤化裁而来的越婢汤及越婢加术汤意在发汗利水，以治水气病。据报道，目前有用此类方治疗较轻的肾小球肾炎，属于风水兼表证者，疗效显著。

7. **麻黄加术汤**（《金匮要略》）

〔方组〕麻黄_{去节,三两}　桂枝_{炙,去皮二两}　甘草_{二两}　杏仁_{七十个}　白术_{四两}

〔用法〕上五味以水九升，煎煮麻黄，减二升，去上沫，内诸药煮取二升半，去渣，温服八合，复取微似汗。

〔功用〕发汗解表，散寒祛湿。

〔主治〕湿家身烦疼证。常用于风水、风寒湿痹兼有表证。全身疼痛，无汗心烦。

8. **麻黄杏仁薏苡甘草汤**（《金匮要略》）

〔方组〕麻黄_{去节,汤泡,半两}　甘草_{炙,一两}　薏苡仁_{半两}　杏仁_{去皮尖,炒,十个}

〖用法〗上锉麻豆大，每服四钱匕，水盏半，煮八分去渣，温服，有微汗，避风。（现代用法：水煎服。）

〖功用〗解表发汗，宣肺利湿。

〖主治〗风湿（病者一身尽疼，发热日晡所剧，名风湿）。（此病因汗出当风，或久坐湿地取冷着凉所致。）

（按）麻黄加术汤、麻黄杏仁薏苡甘草汤均由麻黄汤化裁而来，治疗表寒挟湿全身疼痛，临床可用来治疗痹证中湿邪偏重者，据证略做加减，疗效显著。

9. 麻杏石甘汤 （《伤寒论》）

〖方组〗麻黄_{去节，四两}　杏仁_{去皮尖，五十个}　甘草_{炙，二两}　石膏_{碎绵裹，半斤}

〖用法〗上四味，以水七升，煮麻黄，减二升，去上沫，内诸药煮取二升，去渣，温服一升。（现代用法：水煎服。）

〖功用〗辛凉解表，宣肺平喘。

〖主治〗外感风邪、邪热壅肺证。身热不解，咳逆气急，甚则鼻煽，口渴，有汗或无汗，舌苔薄白或黄，脉浮或数。本方现在常用于上呼吸道感染、急性支气管炎、支气管肺炎、大叶性肺炎、支气管哮喘、麻疹合并肺炎等属表证未尽、邪热壅肺者。使用中多有加减，剂量可随证、随人变化。石膏剂量据报道可用120 g左右。

10. 越婢加半夏汤 （《金匮要略》）

〖方组〗麻黄_{六两}　石膏_{半升}　生姜_{三两}　大枣_{十五枚}　甘草_{二两}　半夏_{半升}

〖用法〗上六味，以水六升，先煮麻黄，去上沫，内诸药煮取三升，分温三服。

〖功用〗解表散寒，清肺平喘。

〖主治〗肺胀证。咳而上气，其人喘、目如脱状，脉浮大。

（按）麻杏石甘汤、越婢加半夏汤均由麻黄汤化裁而来，加石膏后由辛温解表变为辛凉解表之剂。本方临床常用来治疗上呼吸道炎症，如上呼吸道感染、急性支气管炎、支气管肺炎、大叶性肺炎、支气管哮喘、麻疹合并肺炎等属表证未尽、邪热壅肺者。临床可随证加减。麻黄汤主要用于风寒束表、肺卫失宣，加以石膏则其性大变，变为辛凉解表、宣肺平喘之剂，可见张仲景遣药配伍之精专。

11. 大青龙汤 （《伤寒论》）

〖方组〗麻黄_{去节，六两}　桂枝_{去皮，二两}　甘草_{炙，二两}　杏仁_{去皮尖，四十枚}　石膏_{碎如鸡子大}生姜_{切，三两}　大枣_{擘，十二枚}

〖用法〗上七味，以水九升，先煮麻黄，减二升，去上沫，内诸药煮取三升，去渣，温服一升。取微似汗，汗出多者，温粉扑之，一服汗者，停后服。若复服，汗多亡阳，遂虚，恶风烦躁，不得眠也。

〖功用〗发汗解表兼清里热。

〖主治〗外感风寒、里有郁热证。恶寒发热，头身疼痛，无汗，烦躁，口渴，脉浮紧。本方现在多用于上呼吸道感染、气管炎等属表寒内热者。

12. 小青龙汤 （《伤寒论》）

〖方组〗麻黄_{去节，三两}　芍药_{三两}　细辛_{三两}　干姜_{三两}　甘草_{炙，三两}　桂枝_{三两}　五味子_{半升}半夏_{洗，半升}

〖用法〗上八味，以水一斗，先煮麻黄，减二升，去上沫，内诸药煮取三升；去渣，温服一升。（现代用法：水煎温服。）

〖功用〗解表散寒，温肺化饮。

〖主治〗外寒里饮证。恶寒发热，头身疼痛，无汗，咳喘，痰涎清稀而量多，胸痞或干呕或痰饮咳喘或身体痛重，头面四肢浮肿，舌苔白滑，脉浮。本方现在多用于支气管炎、支气管哮喘、肺炎、百日咳、肺心病、过敏性鼻炎、卡他性眼炎、卡他性中耳炎等属表寒里饮证者。

13. 小青龙加石膏汤（《金匮要略》）

〖方组〗麻黄_{三两}　芍药_{三两}　桂枝_{三两}　细辛_{三两}　甘草_{三两}　干姜_{三两}　五味子_{半升}　半夏_{半升}　石膏_{二两}

〖用法〗上九味，以水一斗，先煮麻黄，去上沫，内诸药煮取三升，强人服一升，赢者减之，三日服，小儿服四合。

〖功用〗解表散寒，化饮清热。

〖主治〗肺胀饮重于热证。咳而上气，烦躁而喘，脉浮，心下有水气。

14. 射干麻黄汤（《金匮要略》）

〖方组〗射干_{十三枚}　麻黄_{四两}　生姜_{四两}　细辛_{三两}　半夏_{大者洗，半升}　五味子_{半升}　紫苑_{三两}　款冬花_{三两}　大枣_{七枚}

〖用法〗上九味，以水一斗二升先煮麻黄两沸，去上沫，内诸药煮取三升，分温三服。

〖功用〗宣肺祛痰，下气止咳。

〖主治〗痰饮郁结，气逆喘咳证。咳而上气，喉中有水鸡声。

（按）大青龙汤、小青龙汤、小青龙加石膏汤、射干麻黄汤由麻黄汤化裁而来。大青龙汤较麻黄汤重用麻黄，再加石膏、生姜、大枣，故较麻黄汤风寒表证更重，且兼里有郁热、出现烦躁为其临床使用要点。小青龙汤用于解表散寒外，更侧重温肺化饮以治疗里饮证。而大青龙汤、小青龙汤的差异为：大青龙汤发汗力强，以发汗驱邪；小青龙汤能驱除水邪，以驱散饮邪。而小青龙加石膏汤与大青龙汤均可清内之郁热，但小青龙加石膏汤仍以治疗表寒重证为主；大青龙汤以温肺化饮兼清里热为主。射干麻黄汤与小青龙汤同是解表化饮剂，但射干麻黄汤治里为主，下气平喘；而小青龙汤以饮结于里、肺气上逆、温化伏饮为主。

二、桂枝汤（《伤寒论》）

【来源】《伤寒论·辨太阳病脉证并治》："太阳中风，阳浮而阴弱。阳浮者，热自发；阴弱者，汗自出。啬啬恶寒，淅淅恶风，翕翕发热，鼻鸣干呕者，桂枝汤主之。"

【方名】本方在《伤寒论》中以药物组成为方名。本方亦命名"阳旦汤"。《金匮要略·妇人产后病脉证并治》曰："产后风，续之数十日不解，头微痛，恶寒，时时有热，心下闷干呕汗出，虽久阳旦证续在耳，可与阳旦汤。"《金匮要略》中称之"阳旦汤"，以疗阳旦证。阳旦证指阴阳交会顺接失去正常生理变化状态而发生的证候。

【方组】桂枝去皮,三两　芍药三两　甘草炙,二两　生姜切,三两　大枣擘,十二枚

【用法】上五味,咬咀,以水七升,微火煮取三升,适寒温,服一升。服已须臾,啜热稀粥一升余,以助药力。温覆令一时许,遍身絷絷微似有汗者益佳,不可令如水流漓,病必不除。若一服汗出病差,停后服,不必尽剂;若不汗,更服依前法;又不汗,后服小促其间,半日许令三服尽。若病重者,一日一夜服,周时观之。服一剂尽,病证犹在者,更作服;若汗不出,乃服至二、三剂。禁生冷、黏滑、肉、面、五辛、酒酪、臭恶等物。(现代用法:水煎服,温覆取微汗。)

【功用】解肌发汗,调和营卫。

【主治】外感风寒表虚证。症见恶风发热、汗出头痛、鼻鸣干呕、苔白不渴、脉浮缓或脉浮弱。

【方证解析】

主证:风寒表虚、营卫失和证。

症状与病机:恶风发热,汗出头痛——感受风邪,营卫失和;鼻鸣干呕——邪犯肺卫;口不渴——邪未入里;舌苔白,脉浮缓或弱——邪气在表,阳气不奋。

治则:解肌发汗,调和营卫。

方析:君——桂枝,辛温,助阳通经,解肌发汗。

　　　　臣——芍药,苦酸微寒,益阴敛营。

　　　　君臣相配,调和营卫,邪正兼顾,滋而能化,散中有收。

　　　　佐——生姜,辛温,助桂解表,和胃止呕;大枣,甘平,益气和中,兼滋脾生津。

　　　　使——炙甘草,甘温,调和诸药,配君药辛甘化阳以实卫,配臣药酸甘化阴以和营。

　　　　五药相组,结构严谨,发中有补,散中有收,邪正兼顾,阴阳并调,为群方之冠。

【应用要点】

(1)本方是治疗外感风寒表虚证的基础方,亦为调和营卫、调和阴阳治法的代表方,以恶风、发热、汗出、脉浮缓为应用要点。

(2)本方组成结构严谨,故柯琴云:"为仲景群方之冠,乃滋阴和阳、调和营卫、解肌发汗之总方也。"本方在临床应用非常广泛:①治疗外感风寒表虚证。现在应用多据病人情况加减变化:表寒为甚,加荆芥、防风、淡豆豉;咳嗽甚,加杏仁、姜半夏;恶心呕吐甚,加半夏、陈皮、紫苏梗;纳差,加陈皮、"炒三仙"(炒山楂、炒麦芽、炒神曲);体虚乏力汗多,加黄芪。②治疗内科病,后世有很多在桂枝汤基础上的创新应用方。

(3)本方现代常用于感冒、流行性感冒、原因不明的低热、产后低热、妊娠呕吐、多形红斑、冻疮、荨麻疹、自汗、失眠、风湿证等属于营卫不和者。

(4)本方和麻黄汤相比,同属辛温解表剂;但麻黄汤中麻黄、桂枝同用,佐以杏仁,为辛温发汗之峻剂;而桂枝汤中桂枝、芍药同用,佐以生姜、大枣、甘草,发汗之力弱,调和营卫之力专。在《伤寒论》中桂枝汤应用有很多禁忌,风寒表实证无汗禁用,服药期间禁食生冷、黏滑、酒肉、臭恶等食物。

【变方及应用】

1. 桂枝二麻黄一汤（《伤寒论》）

〖方组〗桂枝_一两十六铢　芍药_一两十六铢　甘草_炙，一两二铢　生姜_一两六铢　大枣_五枚　麻黄_十六铢

杏仁_十个

〖用法〗水煎服。

〖功用〗解表散寒，调和营卫。

〖主治〗太阳病服桂枝汤后，风邪乘汗而入，汗孔反闭，形如疟状，一日再发证。

2. 桂枝二越婢一汤（《伤寒论》）

〖方组〗桂枝_十八铢　芍药_十八铢　甘草_炙，十八铢　生姜_一两二铢　麻黄_十八铢　石膏_二十四铢

〖用法〗水煎服。

〖功用〗解表和营，清热和里。

〖主治〗太阳病。发热恶寒，寒多热少，脉微弱。

3. 桂麻各半汤（《伤寒论》）

〖方组〗桂枝_去皮，一两十六铢　芍药_一两　生姜_切，一两　甘草_炙，一两　麻黄_去节，一两　大枣_擘，四枚

杏仁_去皮尖，二十四枚

〖用法〗水煎服。

〖功用〗解表发汗，散寒祛邪。

〖主治〗太阳病。风寒郁于肌表，不得外达。面赤，无汗，身痒。

（按）上述三方均是辛温解表剂，由桂枝汤和麻黄汤两方相配而成，治疗太阳病的变证，在剂量上各做了调整，适应证相应有明显的不同。桂枝二麻黄一汤药物用量轻，乃发汗之轻剂，以助正而散邪；桂枝二越婢一汤以桂枝汤与越婢汤合方，桂枝汤解表，越婢汤发越郁热，为表里双解轻剂；桂麻各半汤以桂枝汤、麻黄汤二方各半合剂，小发其汗，解表而不伤正。这说明临床组方药味相同而剂量不同，适应证也各异，启迪我们临床应用方剂时剂量灵活的重要性。

4. 桂枝加葛根汤（《伤寒论》）

〖方组〗葛根_四两　桂枝_去皮，三两　芍药_三两　生姜_切，三两　甘草_炙，二两　大枣_擘，十二枚

〖用法〗上六味，以水一斗，先煮葛根减二升，内诸药煮取三升，去渣，温服一升，覆取微似汗，不须啜粥，余如桂枝法将息及禁忌。（现代用法：水煎服。）

〖功用〗解肌发表，升津舒经。

〖主治〗桂枝汤证兼有风寒客于太阳经俞，项背强几几。

5. 桂枝加厚朴杏子汤（《伤寒论》）

〖组方〗桂枝_去皮，三两　生姜_切，三两　芍药_三两　甘草_炙，二两　厚朴_炙，去皮，二两　大枣_擘，十二枚

杏仁_去皮尖，五十枚

〖用法〗上七味，以水七升，微火煮取三升，去渣，温服一升。覆取微似汗。（现代用法：水煎服。）

〖功用〗解肌发汗，降气平喘。

〖主治〗太阳中风，素有喘息病，新病旧疾俱发，除有桂枝汤证外兼有咳嗽、气喘。

（按）上述两方仍用于桂枝汤证，而兼证与桂枝汤不同。一是风寒客于太阳经输、项背强几几，加葛根升津舒经；一是患者素有喘证，加厚朴、杏仁降气平喘。

6. 桂枝加大黄汤（《伤寒论》）

〖方组〗桂枝_{去皮，三两}　生姜_{切，三两}　大黄_{二两}　甘草_{炙，二两}　大枣_{擘，十二枚}

〖用法〗上六味，水以七升，煮取三升，去渣，温服一升，日三服。（现代用法：水煎服。）

〖功用〗调和营卫，通腑祛滞。

〖主治〗太阳误下、误治后出现腹满而痛、大便秘结之里实证。

7. 桂枝加芍药汤（《伤寒论》）

〖方组〗桂枝_{去皮，三两}　生姜_{切，三两}　芍药_{六两}　甘草_{炙，二两}　大枣_{擘，十二枚}

〖用法〗上五味，以水七升，煮取三升，去渣，温分三服。（现代用法：水煎服。）

〖功用〗调和营卫，和中止痛。

〖主治〗太阳病，医反下之，故而腹满时痛者，属太阴也，桂枝加芍药汤主之。本方用于表证未罢、邪陷入里、脾虚而腹满且痛，桂枝汤重用芍药缓急止痛。

8. 桂枝加芍药生姜人参汤（《伤寒论》）

〖方组〗桂枝_{去皮，三两}　芍药_{四两}　甘草_{炙，二两}　人参_{三两}　大枣_{擘，十二枚}　生姜_{切，四两}

〖用法〗上六味，以水一斗二升，煮取三升，去渣，温服一升。（现代用法：水煎服。）

〖功用〗调和营卫，益气生津。

〖主治〗桂枝汤证发汗过多伤及营卫证。全身疼痛，脉象沉迟。

9. 桂枝加附子汤（《伤寒论》）

〖方组〗桂枝_{去皮，三两}　芍药_{三两}　甘草_{炙，三两}　生姜_{切，三两}　大枣_{擘，十二枚}　附子_{炮，去皮，一枚}

〖用法〗上六味，以水七升，去渣，温服一升。（现代用法：开水先煎附子，后入诸药，水煎服。）

〖功用〗扶阳固表，温经散寒。

〖主治〗太阳病，发汗太过，汗出不止，恶风，小便难，四肢急，难以屈伸，是阳不足以煦、阴不足以濡，属表犹解、表阳已虚所致。现代临床本方多用于痹证之着痹肌肉、关节疼痛属寒凝经脉者。

10. 桂枝加桂汤（《伤寒论》）

〖方组〗桂枝_{去皮，五两}　芍药_{三两}　生姜_{切，三两}　甘草_{炙，二两}　大枣_{擘，十二枚}

〖用法〗上五味，以水七升，煮取三升，去渣，温服一升。（现代用法：水煎服。）

〖功用〗温通心阳，平冲降逆。

〖主治〗解表发汗太过，损伤心阳，寒气乘虚上犯，气从小腹上冲胸，起卧不安，如奔豚之状。

（按）上述五方均用于桂枝汤证，由于误治后出现表里同病，表证仍为营卫失和，而里证则差异变化较大。桂枝加大黄汤适用的里证为内有积滞、大便秘结；桂枝加芍药汤适用的里证为脾虚腹满且痛；桂枝加芍药生姜人参汤用于津伤而全身疼痛；桂枝加附子汤适用的里证为寒凝经络肢体疼痛；桂枝加桂汤用于心阳受损、寒气上犯之奔豚证。

11. 桂枝去芍药汤（《伤寒论》）

〖方组〗桂枝_{去皮,三两}　甘草_{炙,二两}　生姜_{切,三两}　大枣_{擘,十二枚}

〖用法〗上四味，以水七升，煮去三升，去渣，温服一升。（现代用法：水煎服。）

〖功用〗解表散寒，宣通阳气。

〖主治〗桂枝汤证以下法误治邪陷于胸证。症见胸满不适等。

12. 桂枝去芍药加附子汤（《伤寒论》）

〖方组〗桂枝_{去皮,三两}　甘草_{炙,二两}　生姜_{切,三两}　大枣_{擘,十二枚}　附子_{炮,去皮,破八片,一枚}

〖用法〗上五味，以水七升，煮去三升，去渣，温服一升。本云：桂枝汤，今去芍药加附子将息如前法。（现代用法：开水先煮附子，后入诸药，水煎服。）

〖功用〗解表散寒，温经扶阳。

〖主治〗桂枝汤证误下而损伤阳气，微恶寒证。

13. 桂枝去芍药加蜀漆牡蛎龙骨救逆汤（《伤寒论》）

〖方组〗桂枝_{去皮,三两}　甘草_{炙,二两}　生姜_{切,三两}　大枣_{擘,十二枚}　牡蛎_{熬,五两}　蜀漆_{洗去腥,三两}　龙骨_{四两}

〖用法〗上七味，药水一斗二升，先煮蜀漆减二升，内诸药煮去三升，去渣，温服一升。（现代用法：先煎龙骨牡蛎，再入诸药，水煎服。）（蜀漆：即常山）

〖功用〗温通心阳，潜镇安神，止狂救逆。

〖主治〗桂枝汤证误治用火劫，损伤心阳，出现惊狂、坐卧不宁。

（按）上述三方亦为桂枝汤组方变化的典范，桂枝汤证误治后出现的变证：因太阳病误下致表邪内陷、胸阳受损而卫阳不能卫外出现胸满，用桂枝去芍药汤；因误治形成表邪未解、阳气受损、邪已陷里出现微恶寒，用桂枝去芍药加附子汤；因误治火劫致损伤心阳，使阳气散乱而出现惊狂、坐卧不宁，用桂枝去芍药加蜀漆牡蛎龙骨救逆汤。三方均为桂枝汤原方中减去芍药的阴柔，意在宣通阳气，再配伍不同的药物。

14. 桂枝去桂加茯苓白术汤（《伤寒论》）

〖方组〗芍药_{三两}　甘草_{炙,二两}　生姜_{切,三两}　白术_{三两}　茯苓_{三两}　大枣_{擘,十二枚}

〖用法〗上六味，以水八升，煮去三升，去渣，温服一升。小便利则愈。（现代用法：水煎服。）

〖功用〗解表和里，健脾利水。

〖主治〗桂枝汤证应用解表或下法后表证仍不解，水气内停，心下满微痛，小便不利，表里同治。

15. 桂枝附子汤去桂加白术汤（《伤寒论》）

〖方组〗附子_{炮,去皮破,三枚}　白术_{四两}　生姜_{切,三两}　甘草_{炙,二两}　大枣_{擘,十二枚}

〖用法〗上五味，以水六升，煮去二升，去渣，分温三服。（现代用法：开水先煎附子，再加诸药，水煎服。）

〖功用〗温经散寒，通络止痛。

〖主治〗伤寒八九日，风湿相搏所致身体烦痛、小便不利。

（按）《伤寒论》中桂枝去桂加茯苓白术汤、桂枝附子汤去桂加白术汤减桂枝，其理难明，故有人认为应减芍药。根据临床观察，桂枝汤原方加茯苓、白术后效果良好，因加茯苓、白术的目的在于健脾利水，以利水通阳。

16. 桂枝芍药知母汤（《金匮要略》）

【方组】桂枝_{四两}　芍药_{三两}　甘草_{二两}　麻黄_{二两}　生姜_{五两}　白术_{三两}　知母_{四两}
防风_{四两}　附子_{炮，二两}

【用法】上九味，以水七升，煮取二升，温服七合，日三服。（现代用法：开水先煎附子，后入诸药，水煎服。）

【功用】温经通络，祛风止痛。

【主治】《金匮要略》云："诸肢节疼痛，身体魁羸、脚肿如脱，头眩短气，温温欲吐，桂枝芍药知母汤主之。"故本方主治历节病风湿相搏气血虚弱证。目前常用于治疗急慢性关节炎、风湿性关节炎、痛风风湿流注关节筋脉、气血运行不通者。

17. 黄芪桂枝五物汤（《金匮要略》）

【方组】黄芪_{三两}　芍药_{三两}　桂枝_{三两}　生姜_{六两}　大枣_{十二枚}

【用法】上五味，以水六升，煮去二升，温服七合，日三服。（现代用法：水煎服。）

【功用】调和营卫，通阳行痹。

【主治】《金匮要略》云："血痹，阴阳俱微，寸口关上微，尺中小紧，外证身体不仁，如风痹状，黄芪桂枝五物汤主之。"故本方主治"血痹"，即肢体顽麻而无疼痛。本方现代应用十分广泛，如颈椎退行性改变、风湿症、肢端血管功能障碍、周围神经损伤属气虚血滞运行不畅证者。

18. 小续命汤（《千金要方》）

【方组】桂心　白芍　甘草　生姜　麻黄　杏仁　人参　黄芩　川芎　防己　防风　附片

【用法】水煎服。

【功用】调和营卫，祛风通络。

【主治】中风证。半身不遂、口眼歪斜。

（按）桂枝芍药知母汤、黄芪桂枝五物汤、小续命汤均由桂枝汤演化以治营卫失和、风寒、湿邪凝滞经络所致诸多病证。

19. 小建中汤（《金匮要略》）

【方组】桂枝_{去皮，三两}　甘草_{炙，三两}　大枣_{擘，十二枚}　芍药_{六两}　生姜_{三两}　胶饴_{一升}

【用法】上六味，以水七升，煮去三升，去渣，内胶饴，更上微火消解，温服一升，日三服。呕家不可用建中，以甜故。（现代用法：水煎服，兑胶饴化后服。）

【功用】调和营卫，补益气血。

【主治】虚劳病阴阳俱不足证。里急，腹中痛，四肢疼痛，惊悸，梦失精，手足烦热，咽干口燥等。本方现代常用于消化道疾病，如消化性溃疡。本方由桂枝汤倍用芍药加饴糖，为甘温调理气血阴阳之良方，大病后出现诸多不适者适用。

20. 黄芪建中汤（《金匮要略》）

【方组】于小建中汤内加黄芪一两半。

【用法】同小建中汤。

〔功用〕调和营卫，健脾益气。

〔主治〕阴阳形气俱不足证。劳伤内损、腹里俱急，较小建中汤证为重者。

21. 当归建中汤（《千金翼方》）

〔方组〕当归四两　桂心三两　芍药六两　生姜三两　甘草五两　大枣十二枚

〔用法〕上六味，以水一斗，煮去三升，分温三服，一日令尽。（现代用法：水煎服。）

〔功用〕温补气血，缓急止痛。

〔主治〕产后虚赢不足，腹中疼痛不已，吸吸少气或少腹拘急挛痛，牵引腰背，不能饮食。

（按）上述三建中汤均在桂枝汤基础上加减而成，针对虚劳的不同病机而设。小建中汤、黄芪小建中汤现代常用于消化道多种病证，如消化道溃疡、急性胃炎、急性肝炎、神经证、再生障碍性贫血等；当归建中汤现代常用于妇科病及产后病，如附件炎、盆腔炎、产后恶露不尽等。

22. 桂枝加龙骨牡蛎汤（《金匮要略》）

〔方组〕桂枝三两　芍药三两　生姜三两　甘草二两　大枣十二枚　龙骨三两　牡蛎三两

〔用法〕上七味，以水七升，煮去三升，分温三服。（现代用法：先煎龙牡30分钟后，再入诸药同水煎服。）

〔功用〕调和营卫，涩精安魂。

〔主治〕肝肾虚寒证。男子失精、女子梦交。

（按）桂枝汤为平调阴阳之方，而桂枝加龙骨牡蛎汤更为代表，调整人体阴阳平衡，用途广泛。现代临床对一些亚健康的病人在临证无多少阳性体征而感全身多处不适时，应用桂枝加龙骨牡蛎汤略做变化即有较好的疗效。《素问·至真要大论》曰："诸察阴阳所在而调之，以平为期。"《素问·生气通天论》曰："因而和之，是谓圣度。"本方以桂枝汤组方为依据，药物配伍在于"调和营卫"，实属"和"法之方，是调整人体机能的良方。营卫之气同出一源，皆为人体水谷精微所化生，为人体生命的重要物质，营卫之气相互依存而调和。所以桂枝汤具调和营卫之功，应用广泛。

上述桂枝汤变方可概括为如下几个方面：①风寒袭表、营卫失和，桂枝汤主证，与麻黄汤不同，桂枝汤主表虚，麻黄汤主表实。②风寒袭表，桂枝汤证亦兼变证，桂麻各半汤、桂枝二越婢一汤、桂枝二麻黄一汤。③风寒袭表，桂枝汤证，由于种种原因致使表里同病，桂枝加大黄汤等多种表里同治之方。④风寒袭表，桂枝汤证治损伤心阳的变证，桂枝去芍药加蜀漆牡蛎龙骨救逆汤等数方。⑤风寒袭表，桂枝汤证兼脾虚证，桂枝去桂加茯苓白术汤等多方。⑥风寒袭表、营卫失和，寒凝经络桂枝附子汤等多方。⑦营卫失和、虚劳腹痛证，小建中汤、黄芪建中汤、当归建中汤。⑧营卫失和、肝肾虚寒证，桂枝加龙骨牡蛎汤。可见桂枝汤应用的广泛。从历代的应用及当代的研究可知，上述桂枝汤变方临床效果确实可靠。

三、九味羌活汤（《此事难知》）

【来源】《此事难知》卷上："易老解利法：经云：有汗不得用麻黄，无汗不得用桂枝，若差服，则其变不可胜数，故立此法，使不犯三阳禁忌，解利神方。""九味羌活汤不独解利伤寒，治杂病有神。中风行经者加附子；中风秘涩者加大黄；中风并三气合而成痹等证，各随十二经上下内外寒热温凉，四时六气，加减补泻用之，炼蜜作丸尤妙。"

【方名】以擅祛太阳风寒湿邪之羌活为君，方组药物九味，故名九味羌活汤。

【方组】羌活一两半　防风一两半　苍术一两半　细辛五分　川芎一两　香白芷一两
生地黄一两　黄芩一两　甘草一两

【用法】上九味㕮咀，水煎服。若急汗、热服，以羹粥投之；若缓汗，温服而不用汤投之。（现代用法：水煎服。）

【功用】发汗祛湿，兼清里热。

【主治】外感风寒湿邪、内有蕴热证。恶寒发热，无汗，头项强痛，肢体酸楚疼痛，口苦微渴，舌苔白或微黄，脉浮。

【方证解析】

主证：外感风寒湿邪、内有蕴热证。

症状与病机：恶寒发热，肌表无汗，头项强痛，肢体酸楚——风寒湿邪袭表，阻滞经络，致气血运行失畅，外邪入里；口苦微渴，苔白或微黄，脉浮——邪气在表，化热之象。

治则：发散风寒湿邪。

方析：君——羌活，辛苦温，发散太阳风寒湿邪，太阳经之要药。

　　　　臣——防风，辛苦微温，祛风除湿，祛太阳风寒；苍术，辛苦温，祛太阴湿邪之要药。

　　　　佐——细辛，辛温，祛风散寒，擅治少阴头痛之要药；香白芷，辛温，擅解阳明头痛之要药；川芎，辛温，宣痹止痛，擅治少阳、厥阴头痛。

　　　　使——生地黄，甘寒；黄芩，苦寒。两药滋阴清热，兼清里热，擅清少阳之郁火，以防他药之辛燥。甘草，甘平，调和诸药。

本方配伍发散清热相伍，药入六经兼用，为治疗外感风寒湿邪、内有蕴热证之良方。

【应用要点】

（1）本方是治疗外感风寒湿邪兼清里热证的常用方，以恶寒发热、头痛无汗、肢体酸楚疼痛、口微渴、脉浮为应用要点，"首重如裹""肢体酸楚"是本方独有主证。

（2）本方组成全面，亦可根据不同的病证加减变化：若湿邪较甚、肢酸、胸脘满胀可加茯苓、半夏、厚朴、薏苡仁以利湿；若寒邪较甚、疼痛较甚，可加独活、秦艽；若肺气失宣咳甚，可加麻黄、杏仁以宣通肺卫；若里热较甚、口渴心烦，可加焦栀子、淡豆豉以清里热；若有脾虚腹胀纳差，可加厚朴、藿香、"炒三仙"，减生地黄。

（3）本方现代常用于感冒、流行性感冒、风湿性关节炎、偏头痛、腰肌劳损等外感风寒湿邪兼有里热者。

（4）本方为辛热之剂，故风热外感、阴虚内热者忌用。

【变方及应用】

1. 羌活胜湿汤（《内外伤辨惑论》）

〖方组〗羌活一钱　独活一钱　甘草炙,五分　藁本五分　川芎五分　防风五分　蔓荆子三分

〖用法〗水煎服。

〖功用〗发汗祛风，胜湿止痛。

〖主治〗风寒湿邪袭表、经络痹阻之证。头痛头重，腰脊重痛或一身尽痛，难以转侧，恶寒发热，苔白脉浮。

2. 大羌活汤（《此事难知》）

〖方组〗防风三钱　羌活三钱　独活三钱　防己三钱　黄芩三钱　黄连三钱　苍术三钱　甘草炙,三钱　白术三钱　细辛三钱　知母一两　川芎一两　地黄一两

〖用法〗上㕮咀，每服半两，水二盏，煎至一盏半，去渣，得清药一大盏，热饮之；不解，再服3～4盏解之亦可，病愈则止。若有余证，并依张仲景随经法治之。（现代用法：水煎服。）

〖功用〗发散风寒，祛湿清热。

〖主治〗外感风寒湿邪兼有里热证。头痛身重、发热恶寒、口干烦满而渴、舌苔白腻而渴。

（按）张元素认为，拘泥古方墨守成方有一定的局限性，他主张善师古方而化裁新方，在方剂的创新上为后世树立了榜样。九味羌活汤就是在麻黄汤、桂枝汤的基础上创新的四时发散通剂。麻黄汤、桂枝汤应用要求极严，稍有差池则可发生变证、坏证；而九味羌活汤则克服了这些方面，可用于四时外感风寒湿邪证。张元素在九味羌活汤的组方上体现了他对药物的独到研究，以及药物归经和分经论治的思想，可见其组方的严谨与创新。

实践证明，九味羌活汤对外感风寒湿邪所致恶寒发热、头痛、肢体酸痛、口渴等诸证确有疗效；现代药理研究证明该方有较强的镇痛抗炎作用。当然，风寒束肺、恶寒、咳嗽时该方不能代替麻黄汤，营卫失和之风寒表虚时该方不能代替桂枝汤。

羌活胜湿汤、大羌活汤由九味羌活汤演化而来，同为治疗外感风寒湿邪，但羌活胜湿汤侧重祛湿而止痛，大羌活汤则侧重祛湿清热、里热较甚。

四、香苏散（《太平惠民和剂局方》）

【来源】《太平惠民和剂局方》卷2：“四时温疫、伤寒。”

【方名】用疏散风寒之紫苏叶为君，理气解郁之香附为臣。同用相配，故名香苏散。

【方组】香附炒香,去毛,四两　紫苏叶四两　甘草炙,一两　陈皮不去白,二两

【用法】上为粗末，每服五钱，水一盏，煎七分，去渣，热服。不拘时候，日三服。若作细末，只服二钱，入盐兑服。（现代用法：水煎服。）

【功用】疏散风寒，理气和中。

【主治】外感风寒、气郁不舒证。恶寒身热，头痛无汗，胸膈痞闷，不思饮食，舌

苔薄白，脉浮。

【方证解析】

主证：外感风寒、内兼气滞证。

症状与病机：恶寒身热，头痛无汗——外感风寒束表；胸膈痞闷，不思饮食——邪扰气机，胃气失和；苔薄，脉浮——邪气在表。

治则：解表理气，表里同治。

方析：君——紫苏叶，辛温，发表散寒，理气宽中。

　　　臣——香附，辛苦平，行气解郁，助君调畅气机。

　　　佐——陈皮，辛苦温，理气和中，助紫苏叶、香附疏理气机，化湿健脾和胃。

　　　使——炙甘草，甘温，调和诸药。

　　　四药相伍，使表邪解则风寒除，气机畅则痞闷消。

【应用要点】

（1）本方为治疗外感风寒而兼气滞证的常用方，以恶寒发热、头痛无汗、胸脘痞闷、苔薄白、脉浮为应用要点。

（2）本方配伍简洁、合理，药性平和，临床应用广泛，据其兼证加减而用，年老体弱、妇幼患者、素有脾胃失和而外感风寒者尤其适用。若风寒表证较重，加荆芥、生姜、藿香以增强解表之力；气郁脘腹胸胁不适，加柴胡、厚朴、大腹皮以理气和中；脾胃失和运化无力，加姜半夏、茯苓、"炒三仙"（炒山楂、炒麦芽、炒神曲）以增化湿健脾和中之功；若有肺卫失宣、咳嗽咳痰，加杏仁、姜半夏、桔梗以宣肺止咳。

（3）本方现代常用于素体弱、妇女经期、外感风寒兼有胃肠道症状者，消化道溃疡、慢性胃炎、反流性食管炎属外感风寒兼气滞者。

【变方及应用】

1. 香苏葱豉汤（《重订通俗伤寒论》）

〖方组〗制香附_一钱半至二钱　　新会皮_半一钱至二钱　　鲜葱白_二三枚　　紫苏叶_一钱半至三钱　甘草_炙,六至八分　　淡香豉_三钱至四钱

〖用法〗水煎服。

〖功用〗发汗解表，理气安胎。

〖主治〗妊娠伤寒。恶寒发热，无汗，头身痛，胸膈痞闷，苔薄白，脉浮。

2. 加味香苏散（《医学心悟》）

〖方组〗紫苏叶_一钱三分　　陈皮_一钱二分　　香附_一钱二分　　甘草_炙,七分　　荆芥_一钱　　秦艽_一钱　防风_一钱　　蔓荆子_一钱　　川芎_五分　　生姜_三片

〖用法〗上锉一剂，水煎服，微覆似汗。（现代用法：水煎服。）

〖功用〗发汗解表，理气解郁。

〖主治〗外感风寒，兼有气滞证。头项强痛，鼻塞流涕，身体疼痛，发热恶寒或恶风，无汗，胸脘痞满，苔薄白，脉浮。

（按）香苏葱豉汤、加味香苏散均由香苏散变化而来，同为治疗外感风寒兼有气滞证。所不同者，香苏散为轻剂轻证，而香苏葱豉汤为香苏散与葱豉合方，发散力强，紫苏叶又可安胎，故对妊娠外感风寒较为合适；加味香苏散方组复杂，发汗解表，宣痹止

痛之功较强，故适用于表证较重、头身疼痛兼胸脘痞闷者。

第二节 辛凉解表

辛凉解表剂适应证：风热表证。症见发热、微恶风寒、头痛、咽痛、咳嗽、口渴、舌尖红、苔薄黄、脉浮数等。

一、银翘散（《温病条辨》）

【来源】《温病条辨》卷1："太阴风温、温热、瘟疫、冬温、初期恶风寒者、桂枝汤主之，但热不恶寒而渴者，辛凉平剂银翘散主之。"

【方名】重用银花、连翘为君组方，以散剂服用，故名银翘散。

【方组】银花_{一两} 连翘_{一两} 苦桔梗_{六钱} 薄荷_{六钱} 竹叶_{四钱} 生甘草_{五钱} 荆芥穗_{四钱} 淡豆豉_{五钱} 牛蒡子_{六钱}

【用法】上杵为散，每服六钱，鲜苇根汤煎，香气大出，即取服，勿过煎。肺药取轻清，过煎则厚味入中焦矣。病重者，约二时一服，日三服，夜一服；轻者，三时一服，日二服，夜一服；病不解者，作再服。（现代用法：水煎服，用量以原方比例酌减。）

【功用】辛凉透表，清热解毒。

【主治】温病初起。发热，微恶风寒，无汗或有汗不畅，头痛口渴，咳嗽咽痛，舌尖红，苔薄白或薄黄，脉浮数。

【方证解析】

主证：外感风热表证。

症状与病机：发热，微恶风寒，无汗或有汗不畅——温邪犯卫，卫气被遏；咳嗽——肺气失宣；咽喉红肿疼痛——热毒侵袭；口渴——温邪伤津；苔薄白或薄黄，脉浮数——邪气在表之象。

治则：辛凉解表，清热解毒。

方析：君——银花，甘寒，疏散风热，清热解毒；连翘，甘微寒，辟秽化浊，透卫之邪。

臣——薄荷，辛凉，疏散风热，解毒利咽；牛蒡子，辛苦寒，疏散风热，消肿利咽；荆芥穗，辛微温，辛温解表，以助君发散；淡豆豉，苦平凉，疏散表邪，宣发郁热。

佐——竹叶，甘淡寒，清热生津以泻火；芦根，甘寒，清热泻火，生津止渴；苦桔梗，苦辛平，开宣肺气，止咳利咽。

使——生甘草，甘平，调和诸药。

组方体现"治上焦如羽，非轻莫举"，为外散风热、内清热毒、疏清兼顾之名方。

【应用要点】

（1）本方是治疗外感风热的常用方剂，以发热、微恶风寒、咽痛、口渴、脉浮数为应用要点。

（2）本方配伍合理，用药轻清，体现了"上焦如羽、非轻不举"之理。用药疏清兼顾，清热生津相伍，故临床一般原方使用就可。若有兼证复杂，可适当变化：热甚伤津口渴为甚，可加天花粉、石斛；咽喉红肿疼痛较甚，可加赤芍、玄参、青果；热甚鼻衄，可加黄芩、焦栀子、白茅根；咳嗽、痰多，可加杏仁、半夏、川贝母；胸膈腹痛，可加柴胡、黄芩；纳差，可加"炒三仙"；便秘，可加生槟榔。

（3）本方现代广泛应用于急性发热性疾病初期阶段，如感冒、流行性感冒、急性扁桃体炎、上呼吸道感染、肺炎、麻疹、流行性脑膜炎、乙型脑炎、腮腺炎等属于发病初期、邪郁肺卫者。还有皮肤病，如风疹、荨麻疹、疮痈疖肿等属于风温热毒者。

（4）外感风寒及湿温病初期不宜使用。

二、桑菊饮（《温病条辨》）

【来源】《温病条辨》卷1："太阴风温，但咳，身不甚热，微渴者，辛凉轻剂桑菊饮主之。"

【方名】以桑叶、菊花为君组方，水煎服之，故名桑菊饮。

【方组】桑叶_{二钱五分}　菊花_{一钱}　杏仁_{二钱}　连翘_{一钱五分}　薄荷_{八分}　苦桔梗_{二钱}　生甘草_{八分}　苇根_{二钱}

【用法】水二杯，煮取一杯，日二服。（现代用法：水煎服。）

【功用】疏风清热，宣肺止咳。

【主治】风温初期、表热轻证。咳嗽，身热不甚，口微渴，脉浮数。

【方证解析】

主证：风热初起、表热轻证。

症状与病机：咳嗽，身热不甚，微恶风寒，无汗或有汗——温邪犯卫，开合失司，肺气失宣；口微渴——热邪伤津；脉浮数——邪气在表。

治则：疏散风热，宣肺止咳。

方析：君——桑叶，甘苦寒，疏散风热，宣肺止咳；菊花，辛苦甘寒，清利头目，清热解毒。

　　　　臣——薄荷，辛凉，疏散风热，宣降肺气；杏仁，苦温，降气化痰，止咳平喘；苦桔梗，苦平，载药上行，宣肺祛痰。

　　　　佐——连翘，苦微寒，透邪解毒；苇根，甘寒，清热生津。

　　　　使——生甘草，甘平，调和诸药。

　　　　诸药相伍，上焦风热得散，肺气得宣，诸证自解。

【应用要点】

（1）本方是治外感风热表证、肺失清肃咳嗽的常用方，以发热不甚、咳嗽、微渴、脉浮数为应用要点。

（2）可依其兼证加减应用：若热甚伤津、口渴甚，加天花粉、石斛；热毒较甚、咽喉红肿疼痛，加玄参、赤芍、僵蚕、青果；热甚伤及血络鼻衄，可加焦栀子、白茅根、藕节炭；咳嗽、咳痰黄色，加半夏、黄芩、川贝母、杏仁；其他随证变化。

（3）本方现代常用于感冒、上呼吸道感染、肺炎、急性结膜炎、角膜炎等属于风温犯卫之风热表证者。

（4）本方不宜久煎。

（按）银翘散、桑菊饮均是辛凉解表之轻剂。而银翘散解毒之力较强，多用于风热表证全身症状多者；桑菊饮宣肺止咳、清利头目之力较专，多用于风热表证咳嗽及头目症状较重者。现代药物研究显示，银翘散具有解热、抗菌、抗病毒、抗炎、抗过敏、增强免疫力等作用。

第三节　扶正解表

扶正解表剂适应证：表证兼正气虚弱。正气虚指气、血、阴、阳虚弱。

表证兼气虚者，应益气解表；表证兼阳虚者，应助阳解表；表证兼血虚者，应养血解表；表证兼阴虚者，应滋阴解表。在临床应注意解表与扶正、气虚与阳虚兼表证、血虚与阴虚兼表证之间的关系，促使正胜邪除。

一、败毒散（《太平惠民和剂局方》）

【来源】《太平惠民和剂局方》卷2："伤寒时气，头痛项强，壮热恶寒，身体烦痛，及寒壅咳嗽，鼻塞身重；风寒头痛，呕哕寒热。"

【方名】"败毒散"中毒者实指袭于肌表的风寒湿邪，而病者正气素虚，形成正邪交争之证，只有扶其正才能祛其邪、败其毒。本方擅于此功效，故名败毒散。

【方组】柴胡_{去苗洗，三十两}　川芎_{三十两}　枳壳_{去瓤，炒麦麸，三十两}　羌活_{去苗，三十两}　独活_{去苗，三十两}　桔梗_{三十两}　人参_{去芦，三十两}　甘草_{三十两}　前胡_{去苗，洗，三十两}　茯苓_{去皮，三十两}

【用法】上为粗末，每服二钱，水一盏，加生姜、薄荷各少许，同煎七分，不拘时服，寒多则热服，热多则温服。（现代用法：水煎服，剂量以原方按比例酌减。）

【功用】散寒祛湿，益气解表。

【主治】气虚、外感风寒湿表证。憎寒壮热，头项强痛，肢体酸痛，无汗，鼻塞声重，咳嗽有痰，胸膈痞满，舌淡苔白，脉浮而按之无力。

【方证解析】

主证：气虚外感风寒湿邪之表证。

症状与病机：憎寒壮热，无汗——风寒湿邪犯表，卫阳被遏正邪相争；头项强痛——邪客经络气血不畅；四肢体酸痛，咳嗽有痰——寒邪犯肺；鼻塞声重，胸膈痞闷——肺失宣肃；苔厚白，脉浮无力——正气虚弱，邪气仍在表。

治则：益气解表，散寒祛湿。

方析：君——羌活，苦辛温，祛一身之风寒湿邪；独活，苦辛温，解表散寒祛湿以止痛。

臣——川芎，辛温，行气活血祛风以助羌独；柴胡，辛苦微寒，解肌透邪，疏理气机。

佐——桔梗，苦平，宣肺利膈，升降相合；枳壳，苦辛温，理气宽中，桔枳相配，调畅气机；前胡，苦平微寒，化痰止咳；茯苓，甘淡平，健脾利湿。

使——生姜，辛温，以解表散寒温中；薄荷，辛凉，以助解表之力；人参，甘温，补中益气扶正祛邪；甘草，甘平，调和诸药。

本方邪正兼顾，扶正祛邪并用，祛邪而不伤正，扶正而不碍祛邪，相辅相成，相得益彰。

【应用要点】

（1）本方是益气解表常用方。以恶寒发热、肢体酸痛、咳嗽有痰、无汗、苔薄白、脉浮无力为应用要点。

（2）本方配伍全面，临床一般不须太多变化。若湿邪较重，加苍术；若风寒湿邪阻络疼痛较甚，加桑枝、桂枝、淫羊藿；若肺气失宣咳嗽较重，加杏仁、麻黄。古医家喻嘉言治疗外邪内陷成痢应用本方，其意在疏散表邪，表邪疏散，则积滞必除，谓"逆流挽舟"之法。现代临床应用于风寒湿邪犯表兼有气虚下痢时，可适当加白头翁、木香、白芍、黄连、秦皮。

（3）本方现代常用于感冒、流行性感冒、支气管炎、风湿性关节炎、痢疾、过敏性皮炎、湿疹等属于外感风寒湿邪兼气虚者。

（4）风热、阴虚外感忌用，湿热痢忌用。

【变方及应用】

1. 荆防败毒散（《摄生众妙方》）

〔方组〕羌活—钱三分　独活—钱三分　柴胡—钱三分　前胡—钱三分　茯苓—钱三分　桔梗—钱三分　桂枝—钱三分　川芎—钱三分　荆芥—钱三分　防风—钱三分　甘草五分

〔用法〕用水一盏半，煎至八分，温服。

〔功用〕发汗解表，消疮止痛。

〔主治〕疮肿初起。红肿疼痛，恶寒发热，舌苔薄白，脉浮数。

2. 仓廪散（《普济方》）

〔方组〕羌活　独活　柴胡　前胡　枳壳　川芎　人参　茯苓　甘草　陈仓米各等分

〔用法〕上㕮咀。加生姜、薄荷煎，热服。

〔功用〕益气解表，祛湿和胃。

〔主治〕噤口痢。下痢，呕逆不食，食入则吐，恶寒发热，无汗，肢体酸痛，苔薄白，脉浮濡。

（按）上述两方均由败毒散演化而来，其基本的功用在于解表。荆防败毒散增加了荆芥、防风，减去了人参、生姜、薄荷，故增加了发散之力，且又无扶正之药，故适于外感风寒湿邪而正气不虚之表证及疮疡、瘾疹；仓廪散在败毒散中加了陈仓米，增加健脾和胃之功，适用于脾胃素虚而外感风寒湿邪之噤口痢。

二、参苏饮（《太平惠民和剂局方》）

【来源】《太平惠民和剂局方》卷2："治感冒发热头痛，或因痰饮凝结，兼以为热……中脘痞满，呕逆恶心，开胃进食，无以逾此。"

【方名】以擅发表邪、宣肺止咳、行气宽中的紫苏叶，与益气扶正的人参相伍，旨在益气解表，故名参苏饮。

【方组】人参_{三分}　紫苏叶_{三分}　葛根_{洗，三分}　半夏_{汤洗七次，三分}　姜汁_{制炒，三分}　前胡_{三分}　茯苓_{去皮，三分}　枳壳_{去瓤，麸炒，半两}　桔梗_{去芦，半两}　木香_{半两}　陈皮_{去白，半两}　甘草_{炙，半两}

【用法】上㕮咀，每服四钱，水一盏，姜七片、枣一个煎六分，去渣，不拘时服。（现代用法：水煎服，加生姜、大枣做引。）

【功用】益气解表，理气化痰。

【主治】气虚外感风寒、内有痰湿证。恶寒发热，无汗，头痛，鼻塞，咳嗽痰白，胸膈满闷，倦怠无力，气短懒言，苔白，脉浮。

【方证解析】

主证：气虚外感风寒、内有痰湿证。

症状与病机：恶寒发热、无汗——风寒束表；头痛、鼻塞——肺气失宣；咳嗽痰白、胸膈满闷——痰湿阻肺，阻滞气机；倦怠无力，气短懒言，脉弱——气虚之证；苔白——邪气在表。

治则：益气解表，理气化痰。

方析：君——紫苏叶，辛温，宣肺止咳，行气宽中。

　　　　臣——葛根，甘辛凉，解肌发汗，以疏利经气；人参，甘温，益气健脾，扶正以助祛邪；半夏，辛温，止咳化痰，宣降肺气；前胡，苦微寒，疏散风热，宣发肺气；桔梗，苦平，宣开肺气，祛痰止咳；木香，苦辛温，理气宽胸，醒脾理气；枳壳，苦辛温，行气宽中，消痰止咳；陈皮，苦辛温，理气健脾，燥湿化痰。

　　　　佐——茯苓，甘淡平，健脾利湿，以助脾运。

　　　　使——炙甘草，甘温，调和诸药，以助正气；生姜，辛温；大枣，甘温，两药调和营卫。

　　　　本方散补并行，散不伤正，补不留邪，气津并调，气行痰消，津行气畅，组方合理。

【应用要点】

（1）本方是治疗气虚外感、内有痰湿证的常用方，以恶寒发热、无汗、头痛、咳痰白色、胸脘满闷、倦怠无力、苔白、脉浮为应用要点。

（2）本方配伍合理，临床一般不须太多变化。若表寒证较重，加荆芥、防风以助解表之力；若头痛较重，加羌活、川芎以止痛；若痰湿较甚，加苍术以健脾化痰；若咳嗽较甚，加杏仁、百部以宣肺止咳。

（3）本方现代常用于感冒、上呼吸道感染等属于气虚外感兼有痰湿者。

（按）本方与败毒散均为治疗气虚外感表证。本方适于气虚较甚且痰湿内停之气滞证，败毒散适于风寒挟湿之表证且气虚程度较轻者。

三、麻黄细辛附子汤（《伤寒论》）

【来源】《伤寒论·辨少阴病脉证并治》："少阴病，始得之，反发热，脉沉者，麻黄细辛附子汤主之。"

【方名】以方组药物命名。

【方组】麻黄_{去节，二两}　附子_{炮，去皮，一枚，破八片}　细辛_{二两}

【用法】上三味，以水一斗，先煮麻黄，减二升，去上沫，内诸药煮取三升，去渣，温服一升，日三服。（现代用法：水煎服。）

【功用】助阳解表。

【主治】①素体阳虚、外感风寒证。发热恶寒甚剧，虽厚衣重被，寒仍不解，神疲欲寐，脉沉微。②暴哑。突发性声音嘶哑，甚则失音不语或咽喉疼痛，恶寒发热，神疲欲寐，舌淡苔白，脉沉无力。

【方证解析】

主证：素体阳虚复感风寒之证。

症状与病机：应不发热，今反发热——素体阳虚，外感风寒；恶寒甚剧，虽厚衣重被，甚寒不解——正邪相争，阳气虚不能御寒；神疲欲寐——阳虚神伤；脉反沉微——里虚寒之象；暴哑——寒邪客于肺门。

治则：助阳解表。

方析：君——麻黄，辛苦温，助阳解表。

　　　臣——附子，辛甘大热，温肾助阳，君臣相合表里同治。

　　　佐、使——细辛，辛温，祛风寒，助麻黄以解表，助附子以温里。

　　　三药合用，补散兼施，使外邪得除，阳虚得补。

【应用要点】

（1）本方是治疗阳虚外感风寒证的常用方，以恶寒重、发热轻、神疲欲寐、脉沉微为应用要点。同时可治大寒客犯肺胃之暴哑，因喉为肺门，少阴经循喉咙系舌根，故可治之。

（2）本方为基础方，临床多以加减应用。阳气虚甚兼有面色苍白、语声低微之气虚证，可加黄芪、党参；若兼有纳差、腹胀脾虚，可加白术、茯苓；若兼湿邪痰盛咳嗽，可加半夏、茯苓、杏仁；若兼全身疼痛寒阻经络，可加羌活、独活。

（3）本方现代常用于感冒、流行性感冒、支气管炎、病态窦房结综合征、风湿性关节炎、过敏性鼻炎、暴盲、暴哑、喉痛、皮肤瘙痒等属于阳虚感寒者。

（4）阴虚之体忌用。

【变方及应用】

1. 麻黄附子甘草汤（《伤寒论》）

〖方组〗麻黄_{去节，二两}　甘草_{炙，二两}　附子_{炮，去皮，一枚，破八片}

【用法】上三味，以水七升，先煮麻黄一二沸，去上沫，内诸药煮取三升，去渣，温服一升，日三服。

【功用】助阳解表。

【主治】少阴阳虚、外感风寒证。恶寒身疼，无汗，微发热，脉沉微；或水气病，身面浮肿，气短，小便不利，脉沉而小。

2. 再造散（《伤寒六书》）

【方组】黄芪　人参　桂枝　甘草　熟附子　细辛　羌活　防风　川芎　煨生姜

【用法】水二盅，加大枣二枚，煎至一盅。槌法再加炒白芍一撮，煎三沸，温服。

【功用】助阳益气，解表散寒。

【主治】阳气虚弱，外感风寒证。恶寒发热，热轻寒重，无汗肢冷，倦怠嗜卧，面色苍白，语声低微，舌淡苔白，脉沉无力或浮大无力。

（按）麻黄细辛附子汤和麻黄附子甘草汤同为助阳解表剂。麻黄细辛附子汤主要针对病势较重、表寒里寒均甚者；麻黄附子甘草汤主要针对病势较轻、病证较轻者。

麻黄细辛附子汤和再造散同为助阳解表剂。再造散以麻黄细辛附子汤为基础，稍做加减变化，加黄芪、人参以益气扶正，又加芍药、大枣内含桂枝汤之意，以调和营卫，故其配伍复杂，表里兼顾，扶正祛邪并用，应用于阳气虚弱、外感风寒证及阳气虚弱所致不同的病证有较好疗效。

四、加减葳蕤汤（《重订通俗伤寒论》）

【来源】《重订通俗伤寒论》："阴虚之体，感冒风温，及冬温咳嗽，咽干痰结者。"

【方名】以滋阴润燥的葳蕤（玉竹）为君组方，以滋阴解表配伍，故名加减葳蕤汤。

【方组】生葳蕤二钱至三钱　生葱白二枚至三枚　桔梗一钱至钱半　东白薇五分至一钱
淡豆豉三钱至四钱　苏薄荷一钱至钱半　甘草炙，五分　红枣二枚

【用法】水煎，分温再服。

【功用】滋阴解表。

【主治】素体阴虚、外感风热证。头痛身热，微恶风寒，无汗或有汗不多，咳嗽，心烦，口渴，咽干，舌红，脉浮，以及冬温咳嗽。

【方证解析】

主证：素体阴虚、外感风热证。

症状与病机：头痛身热，微恶风寒，无汗或有汗不多——外感风热；口渴，心烦，咽干，脉数——阴虚内热；咳嗽——肺失宣降。

治则：滋阴解表。

方析：君——生葳蕤，甘微寒，滋阴清热生津；苏薄荷，辛凉，疏散风热清利咽喉，表里同治。

臣——生葱白，辛温，疏散表邪以助薄荷；淡豆豉，苦凉，解表散邪。

佐——东白薇，苦平微寒，味苦性寒，善清虚热；桔梗，苦平，宣肺止咳，利咽；红枣，甘平，滋润养血。

使——炙甘草，甘温，调和诸药。

本方配伍合理，汗不伤阴，滋不碍邪，为滋阴解表之良剂。

【应用要点】

（1）本方适用于外感风热、素体阴虚证，以身热微寒、咽干口燥、心烦、舌红、苔薄白、脉数为应用要点。

（2）据其兼证可作变化：若表热证较甚，加桑叶、菊花；若咽喉部疼痛，加青果、僵虫；若口渴内热较重，加芦根、石斛、天花粉；若咳嗽较甚，加川贝母、瓜蒌、半夏以止咳清热化痰。

（3）本方现代常用于老年人及产妇感冒、急性扁桃体炎、咽炎等阴虚外感者。

【变方及应用】

葱白七味饮（《外台秘要》）

〖方组〗葱白_{连根须一斤} 干葛_{切，六合} 新豉_{绵裹，一合} 生姜_{切，二合} 麦冬_{去心，六合} 干地黄_{六合}

〖用法〗劳水八升、以杓扬之一千过，上药用劳水煎之三分减二，去渣，分三次温服，相去行八九里。如觉欲汗，渐渐覆之。

〖功用〗养血解表。

〖主治〗血虚外感风寒证。［为病后阴血亏虚，调摄不慎，感受外邪或失血（吐、便、咳、衄血）之后，感受风寒致头痛身热、微寒无汗。］

（按）加减葳蕤汤与葱白七味饮均为扶正解表剂，以滋阴养血与解表相配伍，前者用于阴虚外感风热证，后者用于血虚外感寒证，应用原则不同。

【附方】

1. 羌蒡蒲薄汤（《中医方剂临床手册》）

〖方组〗羌活9～15 g 牛蒡子9 g 蒲公英15～30 g 薄荷3～6 g

〖用法〗水煎服。煮沸后煎3～6分钟即可。

〖功用〗辛温解表，清热解毒。

〖主治〗外感风热证。头痛，发热，咳嗽，咽痛，脉浮。现代多用于上呼吸道感染、流行性感冒、腮腺炎等，儿童尤宜。

（按）本方是辛凉、辛温解表药同用，重在解，兼以清热解毒。现代药理研究显示，本方有消炎、抗病毒等作用。

2. 五虎汤（《中医方剂临床手册》）

〖方组〗羌活9～12 g 独活9～12 g 荆芥9～12 g 防风9～12 g 紫苏叶6～9 g

〖用法〗水煎服，煮沸后煎3～6分钟即可。

〖功用〗辛温解表，祛风止痛。

〖主治〗外感风寒证。头痛，肌肉，关节疼痛，发热，无汗，苔薄白，脉浮紧。本方现代多用于流行性感冒。

（按）本方是辛温解表药与温通经络药同用，故对风寒袭表、寒滞经络证全身疼痛有良好疗效。

◻◻◻◻◻◻ 第二章 ◻◻◻◻◻◻

泻 下 剂

具有通导大便，排除胃肠积滞，荡涤实热，或攻逐水饮、寒积等作用，以泻下药为主组方，治疗里实的方剂，称为泻下剂。

里实证病因不同，有热结，宜寒下；有寒结，宜温下；有燥结，宜润下；有水结，宜逐水。病人体质不同，正不虚邪实者，以攻下为主；正虚邪实者，宜攻补兼施。里实证兼证较多，如兼表证、瘀血、虫积、痰浊；所以攻下需要注意兼证之不同。年老体弱者、孕妇、产妇、病人伤津失血等诸多情况更须注意；辨证论治使用泻下剂十分重要。

第一节 寒 下

寒下剂适应证：阳明腑实证。症见大便秘结、腹满胀痛、甚则潮热、苔黄厚、脉实有力，称为"痞、满、燥、实"四大证之里实热证，由寒性泻下药组方。

一、大承气汤（《伤寒论》）

【来源】《伤寒论·辨阳明病脉证并治》："阳明病，脉迟，虽汗出不恶寒者，其身必重，短气，腹满而喘。有潮热者，此外欲解，可攻里也。手足濈然汗出者，此大便已硬也，大承气汤主之。"

【方名】吴瑭的《温病条辨》云："承气者，承胃气也……曰大承气者，合四药而观之，可谓无坚不破，无微不入，故曰大也。"

【方组】大黄_{酒洗,四两}　厚朴_{去皮,炙,半斤}　枳实_{炙,五枚}　芒硝_{三合}

【用法】上四味以水一斗，先煮二物取五升去渣，内大黄更煮取二升去渣，内芒硝更上微火一二沸，分温再服。得下，余勿服。（现代用法：水煎服，先煎厚朴、枳实，后下大黄；煎二分钟后取汁，兑入芒硝溶化服。）

【功用】峻下热结。

【主治】①阳明腑实证。大便不通，频转矢气，脘腹痞满，腹痛拒抗，按之则硬，甚或潮热谵语，手足濈然汗出，舌苔黄燥起刺，或焦黑燥裂，脉沉实。②热结旁流证。下利清水，色纯青，其气臭秽，脐腹疼痛，按之坚硬有块，口舌干燥，脉滑实。③里热实证之热厥、痉病或发狂等。热厥，四肢厥冷为假象，里实热结是其本质，故四肢虽厥冷，但有大便秘结、腹痛拒按、口干舌燥、脉滑实等证。寒热格阻气机，阳气不能四达，则四肢厥冷，故寒下使热结得通，气机通畅阳气散布外达而厥回，称之为"寒因寒用"。

【方证解析】

主证：阳明腑实证；热结旁流证。

症状与病机：大便秘结不通，脘腹痞满，称之"痞"——邪气入里，实热内结，腑气不通，所致"痞"；腹痛拒按，按之坚硬称之"燥"——燥屎结于腹中，所致"燥"；腹脘闷塞不通，且胀满，称"满"——腑气不通格阻，所致"满"；舌苔黄燥或黑裂，脉沉实称"实"——里热伤津，所致"实"热；潮热，手足濈然汗出——实热郁蒸之象；谵语——热扰神明；四肢厥冷——真热假寒之象；大便不通，或下利清水而腹痛不减——燥粪阻塞，迫津从旁而排，热结旁流。

治则：峻下热结。

方析：君——大黄，苦寒，苦寒通降，泻热通便，荡涤胃肠积滞实热。

臣——芒硝，咸寒，咸寒润降，泻热通便，软坚润燥，以除燥坚。

佐——厚朴，苦辛温，下气除满。

使——枳实，苦辛微温，行气消痞。

四药合用，共奏峻下热结，无坚不破，无所不入，以除"痞""满""燥""实"。

【应用要点】

（1）本方是治疗阳明腑实证的基础方，亦为寒下法的代表方，以痞（自觉脘腹闷塞不通，有压迫感）、满（脘腹胀满，按之有抵抗感）、燥（肠中燥屎干结不下，腹痛拒按）、实（苔黄燥或黑燥裂，脉沉实）四大主证为应用要点。

（2）本方组成简洁，对于兼证复杂者多做加减应用：如热结旁流证，若病久体弱者，可攻补兼施，加黄芪、当归；热厥，可寒热并用，加知母、生石膏；若热扰心神，可与安神同用，加远志、菖蒲；热甚伤津，可加玄参、生地黄、石斛。主证不变、主方不变，随兼证加减应用为好。

（3）本方现在应用和研究较多，尤其在急腹证应用疗效确切，现代常用于急性单纯性肠梗阻、粘连性肠梗阻、急性胆囊炎、急性胰腺炎、幽门梗阻，以及某些热病过程中出现的高热、神昏谵语、惊厥、发狂而见大便不通、苔黄、脉实的里实热证。

（4）本方为峻下剂，故久病、年老体弱者慎用，孕妇禁用；中病即止，以免损伤正气。

【变方及应用】

1. 小承气汤（《伤寒论》）

〖方组〗大黄_四两_ 厚朴_去皮，炙，二两_ 枳实_炙，三枚大者_

〖用法〗以水四升，煮取一升二合，去渣，分温二服。初服当更衣，不尔者，尽饮之。若更衣者，勿服之。

〖功用〗轻下热结。

〖主治〗阳明腑实轻证。谵语潮热，大便秘结，胸腹痞满，舌苔老黄，脉滑而疾；或痢疾初起，腹中胀痛，里急后重。

2. 调胃承气汤（《伤寒论》）

〖方组〗大黄_去皮，清酒洗，四两_ 甘草_炙，二两_ 芒硝_半斤_

〖用法〗以水三升，煮二物至一升，去渣，内芒硝更上微火一二沸，温顿服之，以调胃气。

〔功用〕缓下热结。

〔主治〕阳明病胃肠燥热证。大便不通，口渴心烦，蒸蒸发热，或腹中胀满，或为谵语，舌苔正黄，脉滑数；以及胃肠热盛而致发斑吐衄、口齿咽喉肿痛。

3. 厚朴三物汤（《金匮要略》）

〔方组〕厚朴_{八两}　大黄_{四两}　枳实_{五枚}

〔用法〕上三味，以水一斗二升，先煮二味，取三升，内大黄煮取三升，温服一升，以利为度。

〔功用〕理气泻下。

〔主治〕腑实气滞证。大便秘结，腹满而痛，苔黄，脉实有力。

4. 厚朴大黄汤（《金匮要略》）

〔方组〕大黄_{八两}　厚朴_{一尺}　枳实_{四枚}

〔用法〕上三味，以水五升，煮取二升，分温再服。

〔功用〕清热泄满。

〔主治〕支饮胸满证。胸腹满胀，大便秘结，苔黄厚，脉实有力。

5. 导赤承气汤（《温病条辨》）

〔方组〕大黄_{三钱}　芒硝_{二钱}　赤芍_{三钱}　生地黄_{五钱}　黄连_{二钱}　黄柏_{二钱}

〔用法〕水煎服。

〔功用〕通腑泄下，清热解毒。

〔主治〕阳明温病。大便不通，小便赤痛，时时烦渴。

6. 桃仁承气汤（《温病条辨》）

〔方组〕大黄_{五钱}　芒硝_{二钱}　芍药_{三钱}　牡丹皮_{三钱}　桃仁_{三钱}

〔用法〕水煎服。

〔功用〕通腑泄下，活血凉血。

〔主治〕阳明蓄血证。上腹坚满，大便秘结，小便不利，夜热早凉，脉沉实。

7. 桃仁承气汤（《通俗伤寒论》）

〔方组〕大黄_{三钱}　玄明粉_{二钱}　桃仁_{三钱}　灵脂_{二钱}　蒲黄_{一钱}　生地黄_{八钱}　犀角_{四匙（磨汁冲）}甘草_{六分}

〔用法〕水煎服。

〔功用〕通腑泄下，活血凉血。

〔主治〕下焦蓄血证。其人如狂，谵语，小腹串痛，带下如注，腰痛如折。

8. 增液承气汤（《温病条辨》）

〔方组〕大黄　芒硝　玄参　麦冬　生地

〔用法〕水煎服。

〔功用〕泄热通便，滋阴增液。

〔主治〕温病热结阴亏、阴虚津伤证。燥屎不行，下之不通，口干，舌绛红，苔黄。

9. 黄龙汤（《伤寒六书》）

〔方组〕大黄　厚朴　枳实　芒硝　甘草　人参　当归　桔梗　生姜　大枣

〔用法〕水煎服。

〔功用〕扶正攻下。

〔主治〕阳明腑实兼气虚证。阳明腑实证，失于攻下，胸腹硬满，便秘或下利不畅，且有发热、烦躁、谵语、口渴；正虚邪实，多见于年老体弱者。现代多用于老年性肠梗阻、肠麻痹等属于腑实正虚者。

10. 新加黄龙汤（《温病条辨》）

〔方组〕大黄　芒硝　甘草　人参　麦冬　生地　玄参　当归　海参　姜汁

〔用法〕水煎服。

〔功用〕益气养阴，泄热攻下。

〔主治〕阳明温病、气血两虚、热邪伤津伤血证。主要表现为大便秘结不通。现代常用于伤寒、副伤寒、流行性脑脊髓膜炎、乙型脑炎、老年性肠梗阻等属于阳明腹实而兼气血不足者。

（按）上述十方均在大承气汤的基础上，根据不同的主证、兼证，不同的病机变化而来。

大承气汤主证为阳明腑实证，临床表现为"痞、满、燥、实"，为峻下剂。小承气汤主证为阳明腑实轻证，临床表现为"痞、满、实"，为轻下剂。调胃承气汤主证为阳明病胃肠燥热证，临床表现为"燥、实"，为缓下剂。

厚朴三物汤、厚朴大黄汤均由大黄、厚朴、枳实组方，和小承气汤组方药味相同，由于各自的剂量不同，针对的病机、病证有很大差别。小承气汤以大黄四两为君，主证为阳明腑实证之热结；厚朴三物汤以厚朴八两为君，主证为腑实气滞甚则气闭；厚朴大黄汤以大黄八两为君，主证为腑实证之支饮。三方中，大黄、枳实、厚朴三药用量各不相同。大黄：厚朴大黄汤八两，小承气汤、厚朴三物汤各四两；枳实：厚朴三物汤五枚，厚朴大黄汤四枚，小承气汤三枚；厚朴：厚朴三物汤八两，小承气汤二两，厚朴大黄汤一尺。可见张仲景组方的高明与巧妙。

导赤承气汤、《温病条辨》桃仁承气汤、《通俗伤寒论》桃仁承气汤三方也由大承气汤变化而来。主证为阳明腑实证，而兼有蓄血证，出现瘀血内结化热，故以通腑泄热、活血化瘀治疗。现代还用于跌打损伤、妇科等病证。三方各有差异，导赤承气汤主证为阳明温病，《温病条辨》桃仁承气汤主治阳明蓄血，《通俗伤寒论》桃仁承气汤主治下焦营血瘀热发狂、谵证。

增液承气汤、黄龙汤、新加黄龙汤均由承气汤化裁而来，主要针对腑实热、阴、津、气、血而组方。增液承气汤针对热伤津液，黄龙汤针对正虚邪实，新加黄龙汤针对气血两虚阳明温病。

大黄：出自《神农本草经》，别名将军、川军、锦文大黄，为蓼科植物，苦寒，入胃、大肠、肝经，有泻热毒、荡积滞、行瘀的功效。在配方中有生用、熟用之分；生用泻下力大，熟用就是炮制后使用，泻下力减；其炮制方法有炒、酒炒等，炒的程度有炒黄或炒炭。大承气汤方中，大黄要求酒洗，实际上也是为了减轻其泻下作用，且要求先煮，即煎煮时间要长，以减轻泻下作用。

芒硝：出自《名医别录》，为矿物芒硝经煮炼而成的精制结晶，主要成分为无水硫酸钠，咸苦寒，入胃、大肠经，有泻热通便、润燥软坚的功效。从承气汤用法看，多为后入上火沸后服用，现代多以溶化后服用，以提高药物作用。朴硝又名皮硝，是芒硝矿加工而成的粗制品，多作外用；玄明粉又称风化硝，是芒硝经风化失去结晶水而成的无水硫酸钠。

厚朴、枳实两药的配伍按原著要求看，厚朴要求去皮炙，枳实要炙，故须注意。

现代药理研究显示，大黄的泻下作用是由于其蒽醌类化合物刺激肠壁，引起肠道收缩、分泌液增加，而产生泻下通便的作用。大黄还对葡萄球菌、痢疾杆菌、绿脓杆菌、肺炎双球菌有明显的抑菌作用。芒硝含有硫酸钠，内服后在肠内形成高渗溶液，引起机械性刺激而致泻。厚朴、枳实均有促进胃肠道节律性蠕动的作用。承气汤具有促进胃肠道蠕动、增加胃肠道容积、改善胃肠道的血液循环和降低毛细血管通透性的作用，还有促进胆囊收缩、放松奥迪括约肌、增加胆汁排泄的作用。

根据"六腑以通为用""不通则痛"的中医基础理论，应用泻下通腑的承气汤类方治疗急腹证，如各类肠梗阻、急性胆囊炎、胆道梗阻、急性胰腺炎等，疗效突出。

【附方】

1. **复方大承气汤**（《中西医结合治疗急腹证》）

〖方组〗厚朴 15～20 g 炒莱菔子 15～30 g 桃仁 9 g 枳壳 15 g 赤芍 15 g 大黄 9～15 g（后下）芒硝 9～15 g（冲服）

〖用法〗水煎服。最好用胃管注入，经 2～3 小时后，再用本方灌肠，以增加攻下之力，有助于肠梗阻的解除。

〖功用〗通里攻下，行气活血。

〖主治〗单纯性肠梗阻属阳明腑实而气胀较明显者。

2. **莱菔通结汤**（《处方手册》）

〖方组〗炒莱菔子 30 g 厚朴 30 g 金银花 15 g 甘遂 15 g（冲服）大黄 15 g（后入）

〖用法〗水煎服。

〖功用〗通腑泻下。

〖主治〗肠梗阻、肠腔积液较多属体质壮实之阳明腑实者。

3. **复方肠粘连缓解方**（《处方手册》）

〖方组〗厚朴 9 g 炒莱菔子 9 g 制香附 6 g 乌药 6 g 广木香 9 g 青皮 4.5 g 陈皮 4.5 g 番泻叶 9 g（后入）火麻仁 9 g 郁李仁 9 g 瓜蒌仁 9 g 桃仁 9 g

〖用法〗水煎服。

〖功用〗理气通腑止痛。

〖主治〗一般性肠粘连，以及症状较轻的不完全性肠梗阻属阳明腑实证者。

4. **清胰一号**（《中西医结合治疗急腹证》）

〖方组〗生大黄 15 g（后下） 龙胆草 9 g 木香 9 g 延胡索 9 g 白芍 15 g

〖用法〗水煎服。

〔主治〕 通腑理气止痛。

〔主治〕 轻型胰腺炎（急性水肿型胰腺炎）属腑实气滞者。

5. 清胰二号（《中西医结合治疗急腹证》）

〔方组〕 生大黄15 g（后下）　厚朴9 g　木香9 g　延胡索9 g　赤芍15 g
栀子9 g　牡丹皮9 g　芒硝9 g（冲服）

〔用法〕 水煎服，每日二剂，3～4次分服。

〔功用〕 通腑泻下、理气活血。

〔主治〕 重型胰腺炎（急性出血坏死型胰腺炎）属阳明腑实重证者。

6. 清胰三号（《中西医结合治疗急腹证》）

〔方组〕 生大黄15 g（后下）　木香9 g　槟榔9 g　延胡索9 g　白芍15 g
栀子9 g　细辛0.5 g　芒硝9 g（冲服）

〔用法〕 水煎服。

〔功用〕 通腑泻下，理气止痛。

〔主治〕 慢性胰腺炎（合并胆道疾病）属阳明腑实证者。

二、大黄牡丹汤（《金匮要略》）

【来源】《金匮要略·疮痈肠痈浸淫病脉证并治》："肠痈者，少腹肿痞，按之即痛如淋，小便自调，时时发热，自汗出，复恶寒，其脉迟紧者，脓未成可下之，当有血；脉洪数者，脓已成，不可下也，大黄牡丹汤主之。"

【方名】以大黄、丹皮为主药组方，故名大黄牡丹汤。

【方组】大黄四两　丹皮一两　桃仁五十个　冬瓜仁半斤　芒硝三合

【用法】以水六升，煮取一升，去渣，内芒硝，顿服之。（现代用法：水煎服，兑芒硝溶化服。）

【功用】泻热破瘀，散结消肿。

【主治】肠痈初起、湿热瘀滞证。右少腹疼痛拒按，按之其痛如淋，甚则局部肿痞，或右足屈而不伸，伸则剧痛，小便自调，或时时发热，自汗恶寒，苔薄腻而黄，脉滑数。

【方证解析】

主证：肠痈初起，湿热瘀滞证。

症状与病机：右少腹疼痛，拒按，甚则成痞，按之痛如淋，小便自调，右足不伸，伸则剧痛——湿热壅结成痈，不通则痛；时时发热，自汗畏寒——痈已成，气血郁滞；苔黄腻，脉滑数——湿热内蕴。

治则：清热破瘀，散结消肿。

方析：君——大黄，苦寒，泻下通腑，逐热散瘀；丹皮，苦甘微寒，清热凉血散瘀。

臣——芒硝，咸寒，助君以通腑泄热导滞；桃仁，苦甘平，活血破瘀。

佐、使——冬瓜仁，甘寒，清肠湿热，以消痈消肿。

全方可奏湿热得清，瘀滞得散，肠腑得通，则痈消痛止。为湿热，瘀滞肠痈的效方。

【应用要点】

（1）本方是治疗湿热血瘀证肠痈的常用方，以右下腹疼痛拒按、右足伸则腹剧痛、苔黄腻、脉滑数为应用要点。

（2）本方应用可据病情加减变化：发热、热毒较甚，加地丁、蒲公英、败酱草、连翘以清热解毒；腹痛腹胀甚，加木香、莱菔子、厚朴以行气；少腹痈痛甚，加川楝子、延胡索以理气活血止痛。

（3）本方现代常用于单纯性阑尾炎、肠梗阻、急性胆道感染、胆道蛔虫、胰腺炎、急性盆腔炎、输卵管结扎术后或感染属于湿热瘀滞者。

（4）本方属寒下之方，故年老体弱、孕产妇慎用。用于急腹证时要严格掌握时机，以免耽误病情。

【附方】

1. **阑尾清化汤**（《新急腹证学》）

〔方组〕银花 15 g　大黄 15 g　蒲公英 15 g　牡丹皮 10 g　川楝子 10 g　赤芍 15 g　桃仁 10 g　甘草 5 g

〔用法〕水煎服。

〔功用〕清热解毒，行气活血。

〔主治〕急性阑尾炎蕴热期，或脓肿早期，或轻型腹膜炎。低热，或午后发热，口干渴，腹痛，便秘，尿黄。

2. **阑尾化瘀汤**（《新急腹证学》）

〔方组〕金银花 15 g　川楝子 15 g　大黄 9 g（后下）　牡丹皮 9 g　桃仁 9 g　延胡索 9 g　木香 9 g

〔用法〕水煎服。

〔功用〕清热解毒，行气活血。

〔主治〕瘀滞型阑尾炎初期。发热，脘腹胀闷，腹痛，右下腹局限性压痛、反跳痛；或阑尾炎证消散后热象不显，而见脘腹胀闷、嗳气纳呆。

3. **阑尾清解汤**（《新急腹症学》）

〔方组〕金银花 60 g　大黄 25 g　冬瓜仁 30 g　蒲公英 30 g　牡丹皮 15 g　川楝子 10 g　甘草 10 g　木香 6 g

〔用法〕水煎服。

〔功用〕清热解毒，行气活血，攻下散结。

〔主治〕腑实热毒证肠痈。发热恶寒，面红耳赤，腹痛拒按，腹肌紧张，大便秘结，口渴欲饮，恶心呕吐，苔黄腻或黄燥，脉洪大滑数。（急性阑尾炎毒热期。）

4. **红藤煎**（《中医方剂临床手册》）

〔方组〕红藤 60 g　紫花地丁 30 g　乳香 9 g　没药 9 g　牡丹皮 9 g　连翘 15 g　金银花 15 g　延胡索 9 g　甘草 3 g　大黄 15 g（后下）

〔用法〕水煎分两次服。

【功用】清热解毒，行气活血，泻下通腑。

【主治】急性阑尾炎，阑尾脓肿。

5. 肠痈汤（《医心方》）

【方组】薏苡仁9 g　冬瓜仁6 g　桃仁6 g　牡丹皮6 g

【用法】水煎分二次服。

【功用】排脓消肿，活血散结。

【主治】单纯性阑尾炎。

6. 阑尾炎脓肿方（《中医方剂临床手册》）

【方组】蒲公英90 g　金银花30 g　皂角刺30 g　天花粉15 g　厚朴15 g
大黄15 g（后下）

【用法】水煎分二次服。

【功用】清热解毒，行气活血。

【主治】阑尾炎脓肿。

上三方均是在大黄牡丹汤的基础上创新而来的治疗阑尾炎新方。临床实践证明上三方对于阑尾炎内科保守治疗有较好疗效。

三、大陷胸汤（《伤寒论》）

【来源】《伤寒论·辨太阳病脉证并治》："太阳病，脉浮而动数，浮则为风，数则为热，动则为痛，数则为虚，头痛发热，微盗汗出，而反恶寒者，表未解也。医反下之，动数变迟，膈内拒痛，胃中空虚，客气动膈，短气烦躁，心中懊憹，阳气内陷，心下因硬，则为结胸，大陷胸汤主之。""伤寒六七日，结胸热实，脉沉而紧，心下痛，按之石硬者，大陷胸汤主之。"

【方名】表证未解误下，使邪气内陷，热邪与水饮搏结于胸致大结胸证。《伤寒论》中有大结胸证和小结胸证，本方适用于大结胸证，故名大陷胸汤。

【方组】大黄_{去皮,六两}　芒硝_{一升}　甘遂_{一钱匕}

【用法】上三味，以水六升，先煮大黄，去滓，内芒硝煮一二沸，内甘遂末，温服一升。得快利，止后服。（现代用法：水煎大黄，溶芒硝，冲甘遂末服。）

【功用】泻热逐水。

【主治】水热互结之结胸证。心下疼痛，拒按，或从心下至少腹硬满疼痛，手不可近。伴见短气烦躁，大便秘结，舌上燥而渴，日晡小有潮热，舌红，苔黄腻或兼水滑，脉沉紧或沉迟有力。

【方证解析】

主证：水热互结之结胸证。

症状与病机：心下痞硬而痛，甚则心下至少腹硬满而痛，手不可近——热邪与水饮搏结与胸膈气不得通；大便不通——热结腑气不通；舌燥口渴——水热互结致津液不能上承；日晡小有潮热，脉沉紧——燥热累及阳明，邪盛正不虚。

治则：泻热逐水。

方析：君——甘遂，甘寒，有毒，逐水泄热。

臣——大黄，苦寒，通腑泄热。

佐、使——芒硝，咸苦寒，助君以泄热通腑。

本方泻热与逐水同用，意在使水热之邪从大便而去，力专效宏，是泻热逐水之峻剂。

【应用要点】

（1）本方是治疗大陷胸证之方，以心下硬满、疼痛拒按、便秘、舌燥、苔黄、脉沉有力为应用要点。

（2）本方现代常用于急性胰腺炎、急性肠梗阻、肝脓肿、渗出性胸膜炎、胆囊炎、胆石症等属于水热互结证者。

（3）本方为泻热逐水峻剂，故体弱者、孕妇禁用。应用要早，中病即止，不宜久服，以免损伤正气。

【附方】

甘遂通结汤（天津南开医院经验方）

〖方组〗甘遂末 3 g　桃仁 9 g　赤芍 15 g　生牛膝 9 g　厚朴 15～30 g　大黄 9～15 g　木香 9 g

〖用法〗水煎服。用于肠梗阻时，最好经胃管注入。注入前先行胃肠减压，药煎好后分两次注入，第一次注入时甘遂末全部置于药中。注入后关闭胃管 2～3 小时，观察病情 2～3 小时。出现便意时，可配合灌肠以诱导排便。

〖功用〗行气治血，逐水攻下。

〖主治〗重型肠梗阻、肠腔积液较多者。①早期肠扭转、肠套叠、嵌顿性疝、高位肠梗阻、有较窄趋势的肠粘连性肠梗阻，以及病程较长、腹胀严重的单纯性肠梗阻等。观察 6～24 小时后，病情不能控制，改为手术治疗。②一般性粘连性肠梗阻、动力性肠梗阻、蛔虫性肠梗阻、高位性肠梗阻、腹胀结核等。观察 12～32 小时后无效者，考虑手术治疗。

第二节　温　下

温下剂适应证：寒积滞实证。症见大便秘结、脘腹胀满、腹痛喜温、手足不温、甚则厥冷、脉沉紧。治疗原则宜温祛寒邪、泻下积滞。选药上，泻下多用大黄、巴豆，温里多用附子、干姜、细辛，益气多选人参、甘草。寒温益气相配以温下寒结通下里实。

一、大黄附子汤（《金匮要略》）

【来源】《金匮要略·腹痛寒疝宿食病脉证并治》："胁下偏痛，发热，其脉紧弦，此寒也，以温药下之，宜大黄附子汤。"

【方名】以大黄、附子寒温并用，寒温通里，故名大黄附子汤。

【方组】大黄_{三两}　附子_{炮,三枚}　细辛_{二两}

【用法】以水五升，煮取二升，分温之服。若强人煮取二升半，分温之服。服后如人行四五里，进一服。（现代用法：水煎服）。

【功用】温里散寒，通便止痛。

【主治】寒积里实证。腹痛便秘，胁下偏痛，发热，手足厥冷，舌苔白腻，脉弦紧。

【方证解析】

主证：寒积里实证。

症状与病机：腹痛——寒邪凝阻气血不通；便秘——寒邪阻于肠道，大便不通；胁下痛——寒邪阻于厥阴；发热——气机被郁；厥冷——邪阻阳气，不达四末。

治则：温里散寒，通便止痛。

方析：君——附子，辛甘大热，有毒，重用附子，温里散寒；大黄，苦寒，苦寒泻下，寒温并用。

　　　　臣、使——细辛，辛温，有小毒，助附子散寒止痛温里，制约大黄之寒，泻下攻积。

　　　　本方附子、细辛相合大热，动静相伍善祛阴分寒邪，与苦寒泻下大黄相配，寒热并用，相互牵制，则温而不燥，寒而不峻，变温阳而为温下，以疗冷积便秘之实证。彰显张仲景方剂配伍之巧妙。

【应用要点】

（1）本方是温下法之代表方，治疗里寒积滞实证之常用方，以腹痛便秘、手足厥冷、苔白腻、脉沉紧为应用要点。

（2）本方配伍简练，临证易于随证加减；如腹痛剧、寒邪盛、喜温喜按，可加桂枝、白芍和营止痛，或加肉桂温里散寒止痛；腹胀甚、积滞重，可加枳壳、白术、麦芽、山楂、厚朴、木香以消滞行气止胀；若气血虚弱，可加党参、当归、黄芪以助正气；若无发热、头痛，可酌加生姜或干姜以助散寒。

（3）现代常用于急性阑尾炎、急性肠梗阻、睾丸肿痛、胆绞痛、胆切术后综合征、慢性痢疾、尿毒症等属于寒积里实证者。

（4）使用时大黄用量不超过附子，年老体弱者慎用。

二、温脾汤（《备急千金要方》）

【来源】《备急千金要方》卷13："治腹痛，脐下绞痛，绕脐不止。"

【方名】因脾阳不足，致阴寒内盛，寒积中阻，出现腹痛便秘，以温补脾阳散寒通阳，故名温脾汤。

【方组】大黄_{五两}　当归_{三两}　干姜_{三两}　附子_{二两}　人参_{二两}　芒硝_{二两}　甘草_{二两}

【用法】上七味，㕮咀，以水七升，煮取三升，分服，一日三次。（现代方法：水煎服。）

【功用】攻下冷积，温补脾阳。

【主治】阳虚寒积证。腹痛便秘，脐下绞结，绕脐不止，手足不温，苔白不渴，脉沉弦而迟。

【方证解析】

主证：阳虚寒积证。

症状与病机：便秘腹痛，脐下绞结，绕脐不止——阴寒冷积阻于肠间，腑气不通；手足不温——脾阳虚弱不能温煦；脉沉弦而迟——阴盛里实。

治则：温补脾阳，攻下冷积。

方析：君——附子，辛甘大热；大黄，攻下。两药寒温并用，温阳攻下。

　　　　臣——芒硝，咸苦寒，助君攻下软坚。

　　　　佐——人参，甘苦微温，益气养血；当归，甘辛温，养血活血。

　　　　使——甘草，甘平，益气，调和诸药。

　　　　本方温补脾阳，攻下冷积；温通、泻下、补益三法兼备，寓温补于攻下之中，邪正兼顾，攻不伤正，体现了孙思邈配方的精准。

（1）本方是治疗阴寒内盛、脾阳不足的常用方，以腹痛便秘、脐下绞痛、手足不温、脉沉弦或迟为应用要点。

（2）本方配伍简练，可随证加减：腹痛甚，可加肉桂、吴茱萸以增温中止痛之力；腹胀甚，可加厚朴、枳壳、木香以行气止胀；恶心呕吐，加姜半夏、茯苓、生姜以温中止呕；腰痛、酸困，加枸杞子、淫羊藿（仙灵脾）等。

（3）本方现代常用于急性单纯性肠梗阻或不全性肠梗阻属于阴寒内盛、寒积中阻之证；据研究，用于慢性肾炎晚期氮质血症与尿毒症亦有较好疗效；还可加金银花炭、黄芩，用来治疗久痢寒挟热证。

（4）温脾汤除本方外，还有三方，各有出入：

《千金方》15卷"冷痛门"：大黄　附片　干姜　人参　桂心

《本事方》：大黄　附片　干姜　厚朴　桂心

《千金方》：大黄　附片　干姜　人参　甘草

（5）《千金方》温脾汤、《本事方》温脾汤、《备急千金要方》温脾汤同为温下剂，主治寒积便秘；但前两方属攻补兼施，证属虚中挟实，而后者证实无虚。

第三节　润　　下

润下剂适应证：肠燥津亏、大便秘结证。症见大便干结、小便短赤、舌苔黄燥、脉沉实，或大便秘结、小便清长、面色青白、腰膝酸软、手足不温、舌淡苔薄白、脉迟。前者属肠胃燥热之"热秘"，后者属肾气虚弱之"虚秘"。属于热秘者，需以润下药如火麻仁、杏仁、郁李仁配以泻下药；属于虚秘者，常以温肾、养血润肠药如茯苓、牛膝、肉苁蓉、当归配以行气药。

一、麻子仁丸（《伤寒论》）

【来源】《伤寒论·辨阳明病脉证并治》："趺阳脉浮而涩，浮则胃气强，涩由小便数，浮涩相搏，大便则硬，其脾为约，麻子仁丸主之。"

【方名】脾土过燥，胃之津液受损，以润下药麻子仁为君润下、通便，故名麻子仁丸。

【方组】麻子仁_{二升}　芍药_{半升}　枳实_{炙，半升}　大黄_{去皮，一升}　厚朴_{炙，去皮，一尺}　杏仁_{去皮尖，熬，别作脂，一升}

【用法】上六味，蜜和丸，如梧桐子大，每服 10 丸，日三服，渐加，以知为度。（现代用法：剂量按上述比例，研为末，炼蜜为丸，每次 9 g，每日 1～2 次，温开水送服。亦可按此例改为汤剂煎服。）

【功用】润肠泄热，行气通便。

【主治】胃肠燥热、脾约便秘证。大便干结，小便频数。

【方证解析】

主证：胃肠燥热，脾约便秘证。

症状与病机：大便干结，小便频数——脾强胃弱，津液不能四布。

治则：润肠泄热，行气通便。

方析：君——麻子仁，甘平，质润多脂润肠通便。

　　　臣——杏仁，苦微温，有毒，开提肺气，下润大肠；白芍，苦酸，微寒，养血敛阴以缓急止痛。

　　　佐、使——大黄，苦寒；厚朴，苦辛温；枳实，苦辛微寒。二药为小承气之方组，用量较少，以泻下通便。蜂蜜，甘平，润肠通便。蜂蜜，甘平，润肠通便。

　　　本方下而不伤正，润而不腻，攻润相合，以达润肠、通便、峻下之效，使燥热去，阴液复，大便自调。

【应用要点】

（1）本方为《伤寒论》治脾约之方，以大便秘结、小便频数、苔微黄少津为应用要点。

（2）临床应用可随证加减：年老体弱之便秘，可加黄芪、白术、当归；习惯性便秘，可加生地黄、玄参、赤芍；产后便秘，可加当归、桃仁；热若伤津之便秘，可加生地黄、玄参、石斛；痔疮便秘，可加槐花、槐角、地榆。

（3）现代多应用于老年人之肠燥便秘、习惯性便秘、产后便秘、痔疮肛裂等，以胃肠燥热者为宜。

（4）孕产妇慎用。

【变方及应用】

1. 五仁丸（《医世得效方》）

〖方组〗桃仁_{一两}　杏仁_{麸炒去皮尖，一两}　松子仁_{一钱二分半}　柏子仁_{半两}　郁李仁_{一钱，}

陈皮_{另研末,四两}

【用法】将五仁分别研为膏，入陈皮末同调匀，炼蜜为丸，如梧桐子大，每服五十丸，食前米饮下。（现代用法：以五仁为膏，入陈皮末，炼蜜为丸，每日1～2次，每次9g，白开水送服。）

【功用】润肠通便。

【主治】津枯肠燥证。大便艰难，舌燥少津，脉细涩，血虚津少，以年老或产后多见。

2. 润肠丸（《仁斋直指》）

【方组】大黄　桃仁　麻仁　当归　羌活

【用法】炼蜜为丸，每服9g。

【功用】润肠通便。

【主治】津枯肠燥证。大便艰难、体不虚者适用。

3. 五仁润肠丸（《全国中药成药处方集》）

【方组】郁李仁　火麻仁　柏子仁　松子仁　桃仁　生地黄　肉苁蓉　当归　陈皮　熟大黄

【用法】共为细面，炼蜜为丸，每服9g，白开水送下。

【功用】润燥通便。

【主治】津枯肠燥证。大肠燥热，便秘腹胀，食欲减退。孕妇忌用。

（按）润肠通便之方以油脂类药物为主，适于体弱者；另一类为油脂类加入用量较轻的泻下药，适于津亏而正不虚之人。

二、济川煎（《景岳全书》）

【来源】《景岳全书》卷51："便秘有不得不通者，凡伤寒杂证等病，但属阳明实热可攻之类，皆宜以热结治法通而去之，若察其元气已虚，既不可泻而下焦胀闭，又通不宜缓者，但用济川煎主之，则无有不达。"

【方名】肾精亏虚、津液不足致肠道燥结，温补肾精以增阴液，引水入川以增液通便，故名"济川煎"。

【方组】当归_{三至五钱}　牛膝_{二钱}　肉苁蓉_{酒洗去咸,二至三钱}　泽泻_{一钱半}　升麻_{五分至七分或一钱}　枳壳_{一钱}

【用法】水一盅半，煎七分，食前服。（现代用法：水煎服。）

【功用】温肾益精，润肠通便。

【主治】肾阳虚弱、精津不足证。大便秘结，小便清长，腰膝酸软，头目眩晕，舌淡苔滑，脉沉迟。

【方证解析】

主证：阳虚津损证。

症状与病机：大便秘结——肠失濡润；小便清长——肾阳不足，气化无力；腰膝酸软——肾虚津亏；头晕目眩、脉沉迟——精血亏虚。

治则：温肾益精，润肠通便。

方析：君——肉苁蓉，甘咸温，温肾润肠。

臣——当归，甘辛温，补血润燥；牛膝，苦甘平，补肾引药下行。

佐——枳壳，苦辛微寒，下气宽肠；泽泻，甘寒，利小便泄肾浊。

使——升麻，辛甘微寒，升清降浊。

本方诸药合用，可温肾益精治其本，又能润肠通便以治标。用药灵巧，补中有泻，降中有升，具有"寓通于补之中、寄降于升之内"之功效。

【应用要点】

（1）本方为治疗肾虚津亏便秘的常用方，以大便秘结、小便清长、腰膝酸软、头晕目眩、舌淡脉沉为应用要点。

（2）临证可加减应用：如有肾气虚之象，可加黄芪、党参；有阴虚之象，可加生地黄、玄参；体弱较甚可加柏子仁、火麻仁；体虚不甚，可酌加大黄、槟榔。

（3）现代常用于习惯性便秘、老年性便秘、产后便秘多属肾精虚之肠燥者。

（4）热邪伤津者忌用。

第四节　逐　　水

逐水剂适应证：水饮壅盛于里的实证。症见胸胁引痛、水肿腹胀、二便不利、脉实有力。治疗原则宜峻下逐水，以清除水饮之积。代表方如十枣汤，常用药有大戟、芫花、甘遂、牵牛。此类药药力峻猛，且有一定毒性，故应用时须严格掌握其适应证。

十枣汤（《伤寒论》）

【来源】《伤寒论·辨太阳病脉证并治》："太阳中风，下利呕逆，表解者，乃可攻之。其人漐漐汗出，发作有时，头痛，心下痞硬满，引胁下痛，干呕短气，汗出不恶寒者，此表解里未和也，十枣汤主之。"

【方名】本方攻逐水邪，作用峻猛，故佐以大枣十枚以缓和诸药毒性，益气护胃，减少药后反应，且可培土制水、邪正兼顾，故名十枣汤。

【方组】芫花熬　甘遂　大戟各等分

【用法】三味，等分，各别捣为散，以水一升半，先煮大枣，肥者十枚，取八合，去滓，内药末。强人服一钱，羸人服半钱，温服之，平旦服。若下后病不除者，明日再服，加半钱，得快利后，糜粥自养。（现代用法：上三味等分为末，或装入胶囊，每服0.5～2.0 g，每日1次，以大枣10枚煎汤送服，清晨空腹服。得快下利后，糜粥自养。）

【功用】攻逐水饮。

【主治】①悬饮。咳唾胸胁引痛，心下痞硬胀满，干呕短气，头痛目眩，或胸背掣痛不得息，舌苔滑，脉沉弦。②水肿。一身悉肿，尤以身半一下肿甚，腹胀喘满，二便不利。

【方证解析】

主证：悬饮证。

症状与病机：胸胁作痛——水停胸胁，气机阻滞；咳唾引胸胁痛，或胸背掣痛不得息——水饮上迫于肺,肺气不利;心下痞硬,腹胀,干呕短气——饮停心下,气结于中;头痛目眩——饮邪上扰清阳;脉沉弦——饮邪结聚;一身悉肿,腹胀喘满,二便不利——水饮泛溢肢体,内聚脘腹,三焦水道受阻。

治则:攻逐水饮。

方析:君——甘遂,甘寒有毒,善行泛溢水湿。

臣——大戟,苦辛寒有毒,善泄脏腑水湿;芫花,苦辛温有毒,善消胸胁伏饮痰癖。

佐、使——大枣,甘温,益气护胃,缓和药性,培土制水,邪正兼顾。

本方攻逐经络脏腑胸胁积水力专而猛且有毒,多用大枣以缓其毒,兼顾脾胃,邪正兼顾,为疗悬饮之名方。

【应用要点】

(1)本方是治疗悬饮及阳水实证的泻下逐水的代表方。

(2)本方常用于渗出性胸膜炎,结核性胸膜炎,肝硬化,慢性肾炎所致的胸水、腹水或全身水肿。血吸虫病晚期腹水属于里实证亦可使用。

(3)本方是"急则治其标"之法,只可暂用,不可久服,其药性峻猛,甘遂可致剧烈呕吐。体弱者应用要特别注意,若邪实非攻不可时应从小剂量开始;肝肾功能较差、年老体弱者及孕产妇忌用。使用本方,要以三药为散,大枣为汤,清晨空腹,小量开始,下后进食粥饭,不能缺少。

【变方及应用】

1. 控涎丹(《三因极一病证方论》)

〔方组〕甘遂_{去心} 紫大戟 白芥子_{各等分}

〔用法〕上药为末,煮糊丸如梧桐子大,晒干。临卧,淡姜汤或熟水下五七丸至十丸。如痰疾猛气实,加数丸不妨。(现代用法:为米水泛丸,如绿豆大,每服1~3 g,晨起以温开水送服。)

〔功用〕祛痰逐饮。

〔主治〕痰伏胸膈证。忽然胸背、颈项、股胯隐痛不可忍,筋骨牵引钓痛,走易不定;或手足冷痹;或令头痛不可忍;或神志昏倦多睡;或饮食无味;痰唾稠黏,夜间喉中痰鸣,多流涎唾。现代多用于治疗颈淋巴结结核、淋巴结炎、胸腹积液、腹水、精神病、关节痛、慢性支气管炎、哮喘属于痰涎水饮内停胸膈者。

2. 舟车丸(《丹溪心法》)

〔方组〕大黄_{二两} 甘遂_{一两} 大戟_{一两} 芫花_{一两} 青陈皮_{一两} 牵牛子_{四两} 木香_{五钱}(目前成药多加槟榔、轻粉)

〔用法〕上药若为细末,水泛为丸,每服二钱,空腹温开水通下。

〔功用〕行气逐水。

〔主治〕水湿中阻,水肿胀满,气促口渴,二便不利。现代常用于肝硬化腹水属实证者。

(按)逐水剂属于猛烈之剂。十枣汤用于水饮内停,控涎丹用于水饮停于胸膈,舟车丸用于水湿中阻,各有差异。

第三章

和 解 剂

和解剂是"八法"中之"和法"。和法是调整人体功能的方法，人体脏腑、气、血、阴、阳需要相和，所以此类方剂应用十分广泛。其配伍较为独特，如扶正祛邪相配、表里相配、疏肝健脾相配，药物作用缓和，药性平和，无明显寒热之偏，照顾全面，成为临床常用的方剂。临床只有准确辨证论治，正确掌握人体的生理、病理情况，药物配伍才能应用得法，取得良效。

第一节 和解少阳

和解少阳剂适应证：伤寒邪在少阳之证。足少阳胆经病证属于半表半里证，既不同于太阳表证，又不同于阳明里实证，邪不在表，也不在里，邪于半表半里之间，故须和解治疗。少阳证表现为往来寒热、胸胁苦满、默默不欲饮食、心烦喜呕、口苦、咽干、目眩、脉弦等，产生这些症状的原因是邪气影响了胆腑。代表方如小柴胡汤、大柴胡汤。

一、小柴胡汤（《伤寒论》）

【来源】《伤寒论·辨太阳病脉证并治中》："伤寒五六日，中风，往来寒热，胸胁苦满，默默不欲食，心烦喜呕，或胸中烦不呕，或渴，或腹中痛，或胁下痞硬，或心下悸，小便不利，或不渴，身有微热，或咳者，小柴胡汤主之。"

【方名】本方以柴胡为君，透泄少阳之邪，疏泄气机郁滞，和解半表半里之邪。在《伤寒论》中另有一方也可和解少阳，还可内泻热结，名大柴胡汤。本方与大柴胡汤有别，故名小柴胡汤。

【方组】柴胡_{半斤} 黄芩_{三两} 人参_{三两} 甘草_{炙,三两} 半夏_{洗,半斤} 生姜_{切,三两} 大枣_{擘,十二枚}

【功用】和解少阳。

【主治】①伤寒少阳证。往来寒热，胸胁苦满，默默不饮食，心烦喜呕，口苦咽干，目眩，舌苔薄白，脉弦。②热入血室证。妇人伤寒，经水适断，寒热发作有时。③疟疾，黄疸及内伤杂病而见少阳病证者。

【方证解析】

主证：邪郁少阳，半表半里证。

症状与病机：胸胁苦满，心烦口苦，咽干目眩——邪犯少阳，胆火上炎；默默不饮食而喜呕——胆热犯胃，胃失和降；往来寒热——正邪相争。

治则：和解少阳。

方析：君——柴胡，苦辛微寒，苦平入肝胆，疏泄气机。

臣——黄芩，苦寒，苦寒清泄少阳之热。

佐——半夏，辛温有毒；生姜，辛微温。两药和胃降逆止呕。人参，甘苦微温；大枣，甘温。两药扶正祛邪。

使——炙甘草，甘温，调和诸药。

本方扶正与祛邪兼顾，寒热并用，使邪气无内向之机而和解。使之"上焦得通，津液得下"，诸症自除。

【应用要点】

（1）本方为和解少阳的代表方，亦为临床常用的基础方。《伤寒论》曰："伤寒中风，有柴胡证，但见一证便是，不必悉具。"

（2）小柴胡汤临床应用加减非常多。如烦而不呕，去半夏、人参，加焦栀子、淡豆豉；热甚伤津口渴，去生姜加天花粉；腹痛纳差，去黄芩加白芍、白术；胁痛，加香附、川楝子；心下悸、小便不利，加茯苓；咳嗽咳痰，加麻黄、杏仁等。

（3）本方现代常用于感冒、流行性感冒、疟疾、慢性肝炎、肝硬化、急性胆囊炎、胆结石、急性胰腺炎、胸膜炎、中耳炎、产褥热、睾丸炎、胆汁反流性胃炎、胃及十二指肠溃疡、神经性呕吐、神经症等。

（4）本方禁忌证较少，阴虚者慎用。

【变方与应用】

1. 柴胡桂枝汤（《伤寒论》）

〔方组〕柴胡_{四两}　黄芩_{一两半}　人参_{一两半}　半夏_{二两半}　甘草_{炙，一两}　生姜_{一两半}　大枣_{六枚}　桂枝_{一两半}

〔用法〕水煎服。

〔功用〕和解枢机，调和营卫。

〔主治〕少阳证兼太阳表证。发热恶寒，肢节烦痛，微呕，心下支结。

2. 柴胡桂枝干姜汤（《伤寒论》）

〔方组〕柴胡_{半斤}　黄芩_{三两}　甘草_{炙，二两}　干姜_{二两}　栝楼根_{四两}　桂枝_{去皮，三两}　牡蛎_{熬，二两}

〔用法〕水煎服。

〔功用〕和解少阳，温化水饮。

〔主治〕少阳证未解、胸胁下有水饮。往来寒热，心烦，胸胁满微结，小便不利，渴而不呕，但头汗出；如疟状，寒多微有热，或但寒不热。

3. 柴胡加龙骨牡蛎汤（《伤寒论》）

〔方组〕柴胡_{四两}　黄芩_{一两半}　人参_{一两半}　半夏_{洗，二合半}　生姜_{切，一两半}　大枣_{擘，六枚}　牡蛎_{熬，一两半}　龙骨_{一两半}　铅丹_{一两半}　桂枝_{去皮，一两半}　茯苓_{一两半}

〔用法〕水煎服。

〔功用〕和解少阳，通阴泄热，重镇安神。

〔主治〕伤寒误下后胸满烦惊，小便不利，谵语，一身尽重。

4. 旋覆代赭汤 （《伤寒论》）

〔方组〕人参二两　半夏半斤　甘草炙,三两　生姜五两　大枣十二枚　旋覆花三两　代赭石一两

〔用法〕水煎服。

〔功用〕降逆化痰，益气和胃。

〔主治〕痰浊内阻、胃气上逆证。嗳气频作，胃脘痞鞭，或反胃呕吐，或吐涎沫者。

5. 半夏泻心汤 （《伤寒论》）

〔方组〕黄芩三两　人参三两　半夏半升　甘草炙,三两　大枣十二枚　干姜三两　黄连一两

〔用法〕水煎服。

〔主治〕寒热错杂之痞证。本证属于小柴胡汤证误下后，损伤中阳，少阳邪热，乘虚内陷，以致寒热错杂，而成心下痞。"心下"指胃脘，"痞"指闭塞不通。邪热内陷致使脾胃升降失常，肠胃失和而出现上见呕吐、下则肠鸣下利，出现寒热错杂、虚实相兼之证。故张仲景在和解剂小柴胡汤基础上进行化裁后，变为调和肠胃之剂，调其寒热，益气和胃，散结消痞。本方现代常用于急性胃肠炎、慢性结肠炎、慢性肝炎、早期肝硬化。

6. 生姜泻心汤 （《伤寒论》）

〔方组〕黄芩三两　人参三两　半夏半升　甘草炙,三两　生姜四两　大枣十二枚　黄连一两　干姜一两

〔用法〕水煎服。

〔功用〕和胃消痞，宣散水气。

〔主治〕水热互结痞证。心下痞鞭，干噫食臭，腹中雷鸣下利者。

7. 甘草泻心汤 （《伤寒论》）

〔方组〕黄芩三两　人参三两　半夏半升　甘草炙,四两　大枣十二枚　干姜三两　黄连一两

〔用法〕水煎服。

〔功用〕和胃补中，降逆消痞。

〔主治〕胃气虚弱之痞证。下利日数十行，食不化，腹中雷鸣，心下痞鞭而满，干呕，心烦不得安。

8. 黄连泻心汤 （《伤寒论》）

〔方组〕人参二两　半夏半升　甘草炙,三两　大枣十二枚　干姜三两　黄连三两　桂枝三两

〔用法〕水煎服。

〔功用〕寒热并调，和胃降逆。

〔主治〕上热下寒证。胸脘痞闷，烦热，气逆欲呕，腹中痛，或肠鸣泄泻，舌苔白滑，脉弦者。

（按）半夏泻心汤、生姜泻心汤、甘草泻心汤、黄连泻心汤均由小柴胡汤化裁而来，因无表证，故减柴胡，但不失和解之义，以辛开苦降之义调和肠胃为共同点，但各有差异。

水热互结证：生姜泻心汤即半夏泻心汤减干姜加生姜四两组成。取其和胃降逆，宣

散水气，以消脾胃升降失常之痞满。

胃虚气结证：甘草泻心汤即半夏泻心汤重用炙甘草组成。取其补中以益胃气以除寒热错杂之虚痞。

上热下寒证：黄连泻心汤即半夏泻心汤减黄芩加桂枝、黄连组成。取其温清并用以消上热下寒之痞。

寒热错杂证：半夏泻心汤，用于寒热错杂之痞。

综上所述，张仲景从小柴胡汤和解少阳半表半里证，演变出泻心汤四方，虽药有一二味之差，或药量有异，但辛开苦降、寒热并调、调和肠胃不变，用于治疗四种不同类型的病症。

9. 柴平汤（《景岳全书》）

〔方组〕柴胡　黄芩　人参　半夏　甘草　陈皮　厚朴　苍术

〔用法〕水煎服，生姜、大枣做引。

〔功用〕和解少阳，燥湿化痰和胃。（本方为小柴胡汤与平胃散合方。）

〔主治〕湿疟。一身尽痛，手足沉重，寒多热少，脉濡。

10. 柴胡枳桔汤（《通俗伤寒论》）

〔方组〕柴胡_一钱至钱半_　青子芩_钱半_　姜半夏_钱半_　鲜生姜_一钱_　枳壳_一钱半_　桔梗_一钱_新会皮_一钱半_　雨前茶_一钱_

〔用法〕水煎服。

〔功用〕和解表里，疏利气机。

〔主治〕邪在少阳偏于半表者。往来寒热，两头角痛，耳聋目眩，胸胁满痛，舌苔白滑，脉右弦滑，左弦而浮大。

11. 柴胡复生汤（《原机启微》）

〔方组〕柴胡　黄芩　藁本　川芎　白芍　蔓荆子　炙甘草　羌活　独活　白芷薄荷　桔梗　五味子　苍术　茯苓

〔用法〕水煎服。

〔功用〕清肝胆郁火。

〔主治〕目赤羞明，泪多眵少，头项沉重，目赤肿痛。

（按）柴平汤、柴胡枳桔汤、柴胡复生汤三方均由小柴胡汤衍化而来。均用于少阳经病证；但各有侧重，柴平汤适用于湿疟，柴胡枳桔汤适用于头痛病证，柴胡复生汤适用于肝胆郁火之眼疾。

二、大柴胡汤（《金匮要略》）

【来源】《金匮要略·腹满寒疝宿食病脉证并治》："按之心下满痛者，此为实也，当下之，宜大柴胡汤。"

【方名】柴胡证在，又复有里，故立少阳两解法。以小柴胡汤去人参、甘草，加大黄、枳实、芍药而成，亦为小柴胡汤与小承气汤合方加减合成。以和解与泻下并用，较小柴胡汤专于和解少阳一经者为大，故名大柴胡汤。

【方组】柴胡半斤　黄芩三两　芍药三两　半夏洗,半升　生姜切,五两　枳实炙,四枚　大枣十二枚　大黄二两

【用法】上八味，以水一斗二升，煮取六升，去滓，再煮，温服一升，日三服。（现代用法：水煎服）。

【作用】和解少阳，内泻热结。

【主治】少阳阳明合病。往来寒热，胸胁苦满，呕不止，郁郁微热，心下痞硬，或心下满痛，大便不解，或协热下利，舌苔黄，脉弦数有力。

【方证解析】

主证：少阳阳明合病证。

症状与病机：少阳证——往来寒热，胸胁苦满，呕不止，郁郁微热，邪仍在少阳，有入里化热之兆；阳明证——心下痞硬，满痛，便秘或下利，苔黄，脉弦数有力，邪已入里于阳明，化热成实。

治则：和解少阳，内泻热结。

方析：君——柴胡，苦辛微寒，解少阳气机失调。

臣——黄芩，苦寒，清解少阳之热；大黄，苦寒，泄阳明之热；枳实，苦寒，泄阳明之热。

佐——芍药，苦酸微寒，缓急止痛；半夏，辛温有毒，和胃降逆；生姜，辛微温，降逆止呕。

使——大枣，甘温，和解脾胃。

本方既可和解少阳，又可内泻阳明积热，和解与泻下并用。

【应用要点】

（1）本方是治疗少阳阳明合病的常用方，以往来寒热、胸胁苦满、心下满痛、呕吐、便秘、苔黄、脉数有力为应用要点。

（2）胁痛甚，加川楝子、延胡索；呕吐、纳差，加茯苓、"炒三仙"；兼有黄疸，加茵陈、栀子；胆石症，加金钱草、郁金、鸡内金。可随证加减。

（3）本方现代常用于急性胰腺炎、急性胆囊炎、胆石症、胃及十二指肠溃疡、肠易激综合征等，辨证属于少阳阳明合病者。

【变方及应用】

1. 厚朴七物汤（《金匮要略》）

〔方组〕厚朴半斤　甘草三两　大黄三两　大枣十二枚　枳实五枚　桂枝二两　生姜五两

〔用法〕上七味，以水一斗，煮取四升，温服八合，日三服。

〔功用〕解肌发汗，行气通便。

〔主治〕外感表证未罢，里实已成。腹满，大便不通，发热，脉浮而数。

2. 柴胡达原饮（《重订通俗伤寒论》）

〔方组〕柴胡钱半　生枳壳钱半　川朴钱半　青皮钱半　炙草七分　黄芩钱半　苦桔梗一钱　草果六分　槟榔二钱　荷叶梗五寸

〔用法〕水煎服。

〔功用〕宣湿化痰，透达膜原。

〖主治〗痰湿阻于膜原证。胸膈痞满，心烦懊恼，头眩口腻，咳痰不爽，间日发疟，舌苔厚如积粉、扪之糙涩，脉弦而滑。

（按）大柴胡汤和小柴胡汤同有和解少阳之意。但大柴胡汤证少阳证未罢，又有里实证，故在小柴胡汤方基础上减人参、甘草，加小承气汤，以和解少阳与通泄阳明腑实。厚朴七物汤是在大柴胡汤基础上减柴胡，加厚朴、桂枝以解肌发汗兼通里实证。柴胡达原饮据疟疾发病时有少阳证，在大柴胡汤的基础上加草果、槟榔等以截疟。

第二节 调和肝脾

调和肝脾剂适应证：肝脾不和证。肝属木，脾属土，两者相克相生，相互协调，生理功能才能正常，如果肝气郁滞，或脾虚肝旺，就会肝脾失调。出现腹、胸胁胀痛，神疲食少，月经不调，腹痛泄泻，手足不温等。治疗方法是调和肝脾法，代表方如四逆散、逍遥散、痛泻要方。此类方剂在临床应用非常广泛。

一、四逆散（《伤寒论》）

【来源】《伤寒论·辨少阴病脉证并治》："少阴病，四逆，其人或咳，或悸，或小便不利，或腹中痛，或泄利下重者，四逆散主之。"

【方名】外邪致气机郁遏，使阳气内郁，不能达于四肢，而手足不温，称之"四逆"。本方疏理气机，以阳气通达四肢，以解四肢厥冷，故名四逆散。

【方组】炙甘草十分 枳实破水渍,炙干,十分 柴胡十分 芍药十分

【用法】上四味，捣筛，白饮和服方寸匕，日三服。（现代用法：水煎服。）

【功用】透邪解郁，疏肝理脾。

【主治】①厥逆证。阳气内郁致手足不温，或腹痛，或泄利下重，脉弦。②肝脾不和证。胁肋胀闷，脘腹疼痛，脉弦。

【方证解析】

主证：阳气郁里证。

症状与病机：手足不温——阳气内郁不能温煦四肢；腹痛——肝气犯脾；脉弦——肝气郁滞。

治则：透邪解郁，调和肝脾。

方析：君——柴胡，苦辛微寒，疏肝解郁透邪。

臣——芍药，苦酸微寒，养血柔肝敛阴。

佐——枳实，苦辛微寒，行气解郁破结。

使——炙甘草，甘温，调和诸药。

本方共奏透邪解郁，和解肝脾，调理气机、气血之功，为临床疏肝理脾的基础方，易于加减变化。

【应用要点】

（1）本方治厥逆证。厥逆证类型较多，有热厥、寒厥、蛔厥、气厥等，本方主治气厥证，即邪气入里，致阳气郁遏，不能外达四肢的厥逆证。

（2）后世以此方为疏肝理气、健脾和胃的基础方并做加减，应用于人体气机不畅所致的各种证候。若咳，加五味子、干姜以温肺散寒止咳；悸者，加桂枝、茯苓以温阳利水；腹痛甚，加附子以温里散寒；胸胁胀痛，加香附、延胡索以理气止痛；泄下、纳差，加党参、白术以健脾益气；咳数痰甚，加半夏、陈皮以理气化痰；胁痛如刺，加红花、延胡索以理气活血止痛。

（3）本方现代常用于慢性肝炎、慢性胆囊炎、胆石症、胆道蛔虫、慢性胃炎、消化道溃疡、胃神经官能症、肋间神经痛、月经失调、痛经、附件炎、输卵管阻塞、乳腺增生等。属于肝气郁滞、横逆犯脾、肝脾失和、肝胃失和、肝胆郁热者均可使用。

（4）本方组成合理简洁，立法旨在和解，便于随证变化。和解者调理人体气机的调畅，人体气机升降出入存在于人体整个脏腑、气血、津液之间，所以本方应用十分广泛。

【变方及应用】

柴胡疏肝散（《证治准绳》）

〖方组〗柴胡_{醋炒，二钱}　枳壳_{麸炒，一钱半}　芍药_{一钱半}　甘草_{炙，五分}　陈皮_{二钱}　川芎_{一钱半}　香附_{一钱半}

〖功用〗疏肝理气，活血止痛。

〖主治〗肝气郁滞证。胁肋疼痛，胸闷善太息，情志抑郁易怒，脘腹胀满，嗳气等。

（按）本方是四逆散加味变化而来，基本立法与变化仍为疏肝理气、健脾和胃、活血止痛、调畅气机，现代应用基本与四逆汤相似。

二、逍遥散（《太平惠民和剂局方》）

【来源】《太平惠民和剂局方》卷9："治血虚劳倦，五心烦热，肢体疼痛，头目昏重，心悸颊赤，口燥咽干，发热盗汗，减食嗜卧，及血热相搏，月水不调，脐腹胀痛，寒热如疟，又疗室女血弱阴虚，荣卫不和，痰嗽潮热，肌体羸瘦，渐成骨蒸。"

【方名】《医宗金鉴·删补名医方论》卷4录赵羽皇："经云：木郁则达之。遂其曲直之性，故名曰逍遥。"故名逍遥散。

【方组】甘草_{微炙赤，半两}　当归_{去苗，锉，一两}　茯苓_{去皮，白者，微炒，一两}　白芍药_{一两}　白术_{一两}　柴胡_{去苗，一两}

【用法】上为粗末，每服两钱，水一大盏，烧生姜一块切破，薄荷少许，同煎至七分，去渣热服，不拘时候。（现代用法：共为散，每服6～9 g，煨姜、薄荷少许，共煎汤温服，每日3次。亦可作汤剂水煎服，用量按原方比例酌减。亦有丸剂，每服6～9 g，每日2次。）

【功用】疏肝解郁，养血健脾。

【主治】肝郁脾弱血虚证。两胁作痛，头痛目眩，口燥咽干，神疲食少，或月经不调，乳房胀痛，脉弦而虚者。

【方证解析】

主证：肝郁脾弱血虚证。

症状与病机：两胁作痛，头痛目眩——肝郁血虚；口燥咽干——郁而化火；神疲食少——脾胃虚弱；月经不调——肝郁脾虚，气血失调；乳房胀痛——气滞血瘀肝经。

治则：疏肝解郁，养血调经。

方析：君——柴胡，苦辛微寒，疏肝解郁。

　　　臣——当归，甘苦温，养血和血；白芍药，苦酸微寒，养血敛阴。

　　　佐——白术，苦温；茯苓，甘淡平。两药健脾益气、实土御木。薄荷，辛凉，透达肝经郁热。生姜，辛微温，温胃和中。

　　　使——炙甘草，甘温，调和诸药。

　　　诸药合用，使肝气得疏，血虚得养，脾阳得复，气血兼顾，肝脾同调，组方严谨，为调肝养血之名方。

【应用要点】

（1）本方为疏肝健脾的代表方，亦为妇科调经的常用方，以两胁胀痛、神疲食少、妇科月经不调、脉弦而虚为应用要点。

（2）在临床应用中随证加减变化：肝气郁滞较甚，可加香附、郁金；肝郁气滞兼有血瘀疼痛为甚，可加延胡索、红花；肝郁气滞兼有脾虚乏力、纳差，可加党参、黄芪、"炒三仙"；肝郁气滞、郁而化火，可加川楝子、黄芩；肝郁气滞脾虚兼有气血两虚证、月经失调，加熟地黄、益母草、仙鹤草；气血两虚且有虚热、月经失调，可加生地黄、牡丹皮；心烦失眠，可加丹参、酸枣仁。

（3）本方现代常用于慢性肝炎、肝硬化、胆石症、胃及十二指肠溃疡、慢性胃炎、胃肠神经官能症、妇女经前期紧张综合征、乳腺小叶增生、盆腔炎、不孕症、子宫肌瘤、抑郁性神经症、焦虑症、睡眠障碍等。

【变方及应用】

1. 丹栀逍遥散（《古今医统大全》）

〖方组〗当归　芍药　茯苓　白术炒　柴胡　炙甘草　牡丹皮　焦栀子

〖用法〗为粗末，加薄荷、炮姜水煎服。

〖功用〗养血健脾，疏肝清热。

〖主治〗肝郁血虚、内有郁热证。潮热晡热，烦躁易怒，或自汗盗汗，或头痛目涩，或颊赤口干，或月经不调，或小便涩痛，舌红苔薄黄，脉弦虚数。

《内科摘要》加味逍遥散和本方组成相同。

2. 黑逍遥散（《医学六书·女科要旨》）

〖方组〗逍遥散加生地黄或熟地黄。

〖功用〗疏肝健脾，养血调经。

〖主治〗肝郁血虚证。临经腹痛，或崩漏，脉弦虚数。

3. 平肝止血汤（《傅青主女科》）

〖方组〗柴胡一钱　当归一两　白术一两　炙甘草二钱　白芍一两　牡丹皮三钱　生地三钱

黑芥穗_{三钱}　三七_{研末,三钱,冲服}

〔用法〕水煎服。

〔功用〕疏肝健脾，养血止血。

〔主治〕肝郁脾虚之血崩证。胸胁胀满，少腹胀痛，神郁心烦，经血不断。

4. 栀子清肝汤（《医宗金鉴》）

〔方组〕柴胡　当归　白芍　甘草　牡丹皮　川芎　栀子　黄芩　生石膏_{先煎}　牛子　黄连

〔用法〕水煎服。

〔功用〕疏肝清热，清肝泻火。

〔主治〕肝郁化火证。耳鸣耳聋，目赤，胁痛，心烦易怒，口干舌燥，小便黄赤，脉弦有力。为肝郁化火常用方。

5. 芍药清肝散（《原机启微》）

〔方组〕柴胡　白术　芍药　炙甘草　焦栀子　知母　石膏_{先煎}　滑石　大黄　芒硝　川芎　防风　桔梗　羌活　前胡　荆芥

〔用法〕水煎服。

〔功用〕疏肝解郁，清肝泻火。

〔主治〕肝郁化火证。双目眵多，模糊，干涩，怕光，赤脉贯睛，大便秘结，脉弦有力等。为眼科常用方。

三、痛泻要方（《丹溪心法》）

【来源】《丹溪心法》卷2："痛泄。"（原著无方名。）

【方名】《医方考》说："泻责之脾，痛责之肝；肝责之实，脾责之虚，脾虚肝实，故令痛泻。"本方治痛泻，故名痛泻要方。

【方组】白术_{炒,二两}　白芍药_{炒,二两}　陈皮_{炒,一两半}　防风_{一两}

【用法】上细切，分作八服，水煎或丸服。（现代用法：水煎服。）

【功用】补脾柔肝，祛湿止泻。

【主治】脾虚肝旺之痛泻。肠鸣腹痛，大便泄泻，泻必腹痛，泻后痛缓，舌苔薄白，脉两关不调，左弦而右缓者。

【方证解析】

主证：肝旺脾虚证。

症状与病机：肠鸣腹痛、大便泄泻、泻必腹痛、泻后痛缓——肝旺侮土，脾虚失运，内湿为患。

治则：补脾柔肝，祛湿止泻。

方析：君——白术，苦温，健脾燥湿补土。

　　　　臣——白芍药，苦酸微寒，柔肝缓急止痛。

　　　　佐——陈皮，苦辛温，理气燥湿醒脾。

　　　　使——防风，辛甘微温，除湿散邪以引经。

白芍药、白术相佐补土泻木，陈皮、防风相使解郁醒脾，四药合用可补脾以胜湿而止泻，可柔肝以理气而止痛，肝脾润而痛泻止。

【应用要点】

（1）本方用于肝脾不调而致的腹泻腹痛证，以肠鸣腹痛、大便泄泻、泻必腹痛、泻后痛缓、左弦右缓为应用要点。

（2）本方配伍简洁，易于随症加减：脾虚气弱，可加党参、炒山药；腹痛泄泻甚者，可加葛根、黄连、木香；腹泻而小便不利，可加茯苓、车前子；腹痛腹泻且胀满，可加砂仁、厚朴；若腹泻而纳差，可加炒麦芽、炒谷芽；腹痛腹泻而胁痛，可加柴胡、香附。

（3）本方现代常用于急性肠炎、急性结肠炎、肠易激综合征等属于肝旺脾虚者。

第四章

清 热 剂

清热剂来源：《素问·至真要大论》"热者寒之""温者清之"之理论立法，在"八法"中属于清法。

清热剂主要用于里热证，具有清热、泻火、解毒等作用，以性味寒凉的药组成。里热证的发生不外内生与外感，热证变化多端，由于热生火变毒，耗伤人体津液，临床病变较为复杂，所以清热剂应用广泛，方药繁多，大体上分为清气分热、清湿热、清血热、泻火解毒、清脏腑热、清虚热方等。

第一节 清 气 分 热

清气分热剂适应证：热在气分证。症见身热不恶寒、反恶热、多汗、口渴饮冷、舌红苔薄黄、脉数有力。组方药物以气味辛凉苦寒为主。方剂配伍按病情发展而变化：①气分有热病虽入里而表邪未解，治疗应清热而宣透，清气宣透法代表方剂如栀子豉汤、葛根芩连汤等。②气分有大热、大渴、大汗、大脉之阳明经证，则清热药与生津药相配，称清热保津法，代表方剂如白虎汤。③气分热盛，且痰热壅肺、肺气闭塞、咳嗽喘急，则清热与宣肺相配，称清热宣肺法，代表方剂如麻杏石甘汤。清气分热证病变复杂，故方剂变化亦多，常与化湿、泻火解毒、清营凉血方剂相配。

一、栀子豉汤 (《伤寒论》)

【来源】《伤寒论·辨太阳病脉证并治》："发汗吐下后，虚烦不得眠。若剧者，必反复颠倒，心中懊憹。栀子豉汤主之。若少气者，栀子甘草豉汤主之；若呕者，栀子生姜豉汤主之。"

【方名】以栀子和豆豉组方，故名栀子豉汤。

【方组】栀子_{四个} 豆豉_{四合}

【用法】上二味，以水四升，先煮栀子二升半，纳豉，煮取一升半，去滓，分为二服，温进一服，得吐，止后服。

【功用】透邪泻热，除烦解郁。

【主治】外感热病的气分证初期。发热，胸闷，心烦，舌红苔黄。

【方证解析】

主证：热入气分轻证。

症状与病机：发热——热入气分；胸闷心烦——热郁里，扰乱心神；苔黄——热邪入里。

治则：透邪清热。

方析：君——栀子，苦寒，苦寒泄热。

臣——豆豉，苦辛凉，宣散热邪。

本方配伍简单而巧妙，表里兼顾，清宣并用，临床应用加减变化方便而多有收效。

【应用要点】

（1）主方适用于热病气分证初期，以发热、心烦、胸闷、苔黄为应用要点。

（2）本方组方简单，临床应用多有加减：如气分表邪较重，可加牛蒡子、薄荷；热甚伤络，鼻衄，加金银花、芦根、白茅根；兼有里湿、胸闷、恶心、苔腻，加厚朴、半夏、茯苓。

（3）本方意在透邪解热，较少单独使用，多在本方基础上加清热解毒、化湿利湿之药；若热入营血，加清营凉血药，正如"入营，犹可透热转气"之理论。

【变方及应用】

1. 栀子甘草豉汤

〔方组〕栀子_(擘，十四个)　甘草_(炙，二两)　香豉_(绵裹，四合)

2. 栀子生姜豉汤

〔方组〕栀子_(擘，十四个)　生姜_(切，五两)　香豉_(绵裹，四合)

（按）上两方，加甘草补中，加生姜止呕，主证未变。

二、葛根芩连汤（《伤寒论》）

【来源】《伤寒论·太阳病脉证并治》："太阳病，桂枝证，医反下之，利遂不止。脉促者，表未解也；喘而汗出，葛根芩连汤主之。"

【方名】以葛根、黄芩、黄连组方，故名葛根芩连汤。

【方组】葛根_(半斤)　黄芩_(三两)　黄连_(三两)　甘草_(炙，二两)

【用法】上四味，以水八升，先煮葛根，减两升，内诸药，煮取二升，去滓，分温再服。（现代用法：水煎服。）

【功用】解肌透表，清热止痢。

【主治】外感表证未解、热入气分、邪伤阳明下利证。身热下利，胸脘烦热，频渴，汗出，下利，大便秽臭，舌红苔黄，脉数或促。

【方证解析】

主证：邪热下利证。

症状与病机：身热口渴、胸闷烦热、口干作渴——表证未解、里热已盛；喘——里热上蒸于肺；汗出——热蒸于肌表；下利秽臭、肛门灼热——热邪内迫于大肠，传导失司；舌红苔黄、脉数——里热偏盛。

治则：解肌透表，清热止痢。

方析：君——葛根，辛甘凉，既能解表退热，又能升发脾胃阳气而止痢。

臣——黄芩，苦寒，清热燥湿；黄连，苦寒，厚肠止痢。

佐、使——炙甘草，甘温，调和诸药。

本方四药合用外疏内清，表里同治，使表里和，热痢自愈。

【应用要点】

（1）本方是治疗表邪未解，热入气分胁热下利证的常用方，以身热、口渴、胸胁烦热、口干且渴、下利秽臭、肛门灼热、舌红苔黄、脉数为应用要点。

（2）本方临床在主证不变的基础上可随证加减：如腹痛者，加白芍以缓急止痛；里急后重甚，加木香、白头翁以清热解毒；呕吐、恶心甚，加半夏、茯苓以降逆止呕；腹胀、纳差、食滞，加"焦三仙"（焦麦芽、焦山楂、焦神曲）以消滞理气。

（3）本方现代多用于急性肠炎、细菌性痢疾、肠伤寒、胃肠型感冒等属表证未解、里热甚者。

（4）本方为苦寒之方，故虚寒下利者忌用。

【变方及应用】

1. 芍药汤（《素问病机气宜保命集》）

〖方组〗芍药_{一两}　当归_{半两}　黄连_{半两}　黄芩_{半两}　槟榔_{二钱}　木香_{二钱}　炙甘草_{二钱}　大黄_{三钱}　官桂_{二钱半}

〖用法〗上药咬咀，每服半两，水二盏，煎至一盏，食后温服。（现代用法：水煎服。）

〖功用〗清热燥湿，调气和血。

〖主治〗湿热痢疾。腹痛，便脓血，赤白相兼，里急后重，肛门灼热，小便短赤，舌苔黄腻，脉弦数。

本方现代常用于治疗细菌性痢疾、阿米巴痢疾、过敏性结肠炎、急性肠炎等属湿热证者。

2. 黄芩汤（《伤寒论》）

〖方组〗黄芩_{三两}　甘草_{炙，二两}　芍药_{二两}　大枣_{十二枚}

〖用法〗上四味，水一斗，煮取三升，去滓，温服一升，日再，夜一服。

〖功用〗清热止痢。

〖主治〗热泻热痢。身热，口苦，腹痛下利，舌红苔黄。

（按）葛根芩连汤、芍药汤、黄芩汤三方为治疗痢疾的常用方，三方均具有苦寒燥湿的黄芩、黄连。但三方各有侧重：葛根芩连汤主治热痢而兼表证；芍药汤主治湿热痢疾，症见利下赤白、腹痛里急；黄芩汤主治热痢，但燥湿力小。

三、白虎汤（《伤寒论》）

【来源】《伤寒论·辨太阳病脉证并治》："伤寒，脉浮滑，此表有热，里有寒，白虎汤主之。"《伤寒论·辨厥阴病脉证并治》："伤寒，脉滑而厥者，里有热，白虎汤主之。"

【方名】《伤寒论》中有"青龙汤""白虎汤"等方名，以五行之说中方位喻其功效，"白虎"对应"西方"，"西方"属金，性凉肃杀，本方可清热生津，故名白虎汤。

【方组】石膏_{碎,一斤}　知母_{六两}　甘草_{炙,二两}　粳米_{六合}

【用法】上四味，以水一斗，煮米熟汤成，去滓，温服一升，日三服。

【功用】清热生津。

【主治】气分热盛证。壮热面赤，烦渴引饮，汗出恶热，脉洪大有力。本方为阳明经证的主方，后世温病学家以其为治气分热盛的代表方，凡伤寒化热内传阳明之经，或温邪由卫及气者，都可用本方。

【方证解析】

主证：气分热盛证。

症状与病机：壮热不恶寒——里热炽盛；烦渴引饮——胃热伤津；汗大出——热迫津液外泄；脉洪大——热盛于经。

治则：清热生津。

方析：君——石膏，辛甘大寒，入肺胃二经，清解透热。

　　　臣——知母，苦甘寒，助君清肺胃热滋阴润燥。

　　　佐、使——粳米，甘平；炙甘草，甘温。两药益胃生津。

　　　全方共奏清热生津止渴除烦，使热清津复诸证自解。

【应用要点】

（1）本方是治疗阳明经证及气分热盛证的基础方，以身大热、汗大出、口大渴、脉洪大为应用要点。

（2）本方是由清热和保津药物组成的清气热的常用方。在临床使用中，既有阳明经证又有阳明腑实证，可加承气类方以攻积泄下；若气分热盛，引动肝风之象，可加泻肝熄风药如羚羊角、水牛角等；中消之烦渴引饮，可加石斛、天花粉、麦冬以养阴生津。

（3）本方现代常用于感染性疾病，如大叶性肺炎、流行性乙型脑炎、流行性出血热等。此类疾病一般石膏用量较大，最大可用至 200 g，但须在辨证论治的基础上用药。另外，还可用于糖尿病、风湿性关节炎属于气分热甚者，还有人用于牙龈炎、小儿夏季热、中暑等。

（4）真寒假热的阴盛格阳证，本方不宜使用。

（5）有人提出石膏不溶于水，推测石膏用水煎服不能发挥药效。也有人研究认为，石膏有明显的退热作用，但作用短而弱；知母退热作用缓，但持久，两药合用效果显著。但临床中，本方确有良好疗效。据现代药理分析，知母中的杜果苷和石膏中的钙离子均有退热作用。

【变方及应用】

1. 白虎加人参汤（《伤寒论》）

〖方组〗知母_{六两}　石膏_{一斤}　人参_{三两}　甘草_{炙,三两}　粳米_{六合}

〖用法〗上五味，以水一斗，煮米熟，汤成去滓，温服一升，每日三次。

〖功用〗清热，益气，生津。

〖主治〗气分热盛、气阴两伤证。汗出下后里热炽盛而见四大症者，或白虎汤证见有背微恶寒，或饮不解渴，或脉浮大而芤，以及暑热病有身大热属气津两伤者。

2. 白虎加桂枝汤（《金匮要略》）

〔方组〕知母_{六两}　甘草_{炙,二两}　石膏_{一斤}　粳米_{二合}　桂枝_{去皮,三两}

〔用法〕上锉为粗末。每服 15 g，用水 250 mL，煎至 200 mL，去滓温服。汗出愈。

〔功用〕清热通络止痛。

〔主治〕温疟。其脉如平，身无寒但热，骨节疼烦，时呕，风湿热痹，壮热汗出，气粗烦躁，关节肿痛，口渴，苔白，脉弦数。

3. 竹叶石膏汤（《伤寒论》）

〔方组〕甘草_{炙,二两}　石膏_{一斤}　粳米_{半斤}　人参_{二两}　麦冬_{一升}　竹叶_{二把}　半夏_{八两}

〔用法〕此七味，以水一斗，煎取六升，去滓，加粳米，煮米熟，汤成去米，温服一升，日三服。

〔功用〕清热生津，益气和胃。

〔主治〕热病之后余热未清气阴两伤证。口干，唇燥，舌干，纳呆，脉细，舌红，少苔，纳差，泛恶；或胃阴不足、胃火上致逆口舌糜烂、口干渴、舌红绛、脉虚数；或消渴病胃火炽盛、消谷善饥；也可用于暑热证。

4. 麦门冬汤（《金匮要略》）

〔方组〕麦门冬_{七升}　半夏_{七升}　人参_{二两}　甘草_{二两炙}　粳米_{三合}　大枣_{十二枚}

〔用法〕水煎，分二次服。

〔功用〕益气生津，降逆下气。

〔主治〕胃有虚热、肺痿证。津液不足，火气上逆而致咳吐涎沫，气喘短气，咽干口燥，舌干红，少苔，脉虚数。

5. 白虎加苍术汤（《类证活人书》）

〔方组〕知母_{六两}　甘草_{炙,二两}　石膏_{一升}　苍术_{三两}　粳米_{三两}

〔用法〕如麻豆大。每服五钱，水服五钱。水一盛半，煎至八九分，去滓，取六分清汁，温服。

〔功用〕清热祛湿。

〔主治〕湿温病。身热胸痞，汗多，舌红苔白腻；以及风湿热痹，身大热，关节疼痛，汗出恶风，头重如裹，胸闷，口渴引饮。

6. 白虎承气汤（《重订通俗伤寒论》）

〔方组〕石膏_{八钱}　大黄_{三钱}　甘草_{八分}　知母_{四钱}　玄明粉_{二钱}　陈仓米_{三钱,荷叶包}

〔功用〕清热生津，泻腑通便。

〔主治〕阳明经证，气分热甚。高热烦躁，大汗出，口渴多饮；兼有腑实证，大便燥结，小便短赤，甚则谵语狂躁，或昏不识人，舌赤苔老黄起刺，脉弦数有力。

7. 神术平胃散（《症因脉治》）

〔方组〕苍术　防风　甘草　石膏　知母　厚朴　陈皮

〔用法〕水煎服。

〔主治〕感受热邪兼湿气壅阻证。腹痛，身热，额多汗，足冷，口干，舌燥，苔黄白腻，脉滑数。

（按）白虎汤：清热生津，主治气分热盛之证。

白虎加人参汤：清热益气生津，主治气分热盛而又气阴两伤之证。

白虎加桂枝汤：清热生津兼以通络，主治温疟或风湿热证。

竹叶石膏汤：清热生津、益气和胃，主治热病后余热未清气阴两伤或胃阴不足证。

麦门冬汤：清热生津、降逆下气，主治津液受伤肺痿证或胃阴热伤之证。

白虎加苍术汤：清热生津兼以祛湿，主治湿温病或风湿热证。

白虎承气汤：清热生津兼以通腑，主治阳明经证兼有腑实证。

神术平胃散：清热生津兼以除湿，主治气分热盛兼有湿壅之证。

第二节　清营凉血

清营凉血剂适应证：邪热传营或热入血分证。邪热传营证症见身热夜甚、心烦不寐、时有谵语、斑疹隐隐、舌绛而干、脉数等。热入血分症见发斑、昏狂、谵语、舌绛、起刺、脉数等。以清热凉血为原则，由于热从气分而来，故采用清营透热；若热迫血动发生出血，或络伤血瘀，采用凉血散瘀。选药上，清营透热多以有轻宣透达的金银花、连翘、淡竹叶等，凉血多选气味甘寒、咸寒的生地黄、犀角等，热伤营血心神多选可清心开窍豁痰的淡竹叶、石菖蒲、胆南星、郁金等，血瘀多选凉血散瘀之赤芍、牡丹皮等。代表方如犀角地黄汤、清营汤。

一、犀角地黄汤（《外台秘要》）

【来源】《外台秘要》卷2录《小品方》："伤寒及温病应发汗而不汗之，内蓄血者，及鼻衄，吐血不尽，内余瘀血，面黄，大便黑，消瘀血方。"

【方名】本方清热解毒、凉血散瘀，主治热入血分证，故以苦寒之犀角凉血清心以解热毒，以甘苦寒之生地凉血滋阴生津，君臣相配，故名犀角地黄汤。

【方组】犀角一两　生地黄八两　白芍三两　牡丹皮二两

【用法】上四味，㕮咀，以水九升，煮取三升，分三服。（现代用法：水煎服。以水牛角替代犀角，镑片先煎，余药后下。）

【功用】清热解毒，凉血散瘀。

【主治】热入血分证。①热扰心神。身热谵语，舌绛起刺，脉细数。②热伤血络。斑色紫黑，吐血，衄血，便血，尿血，舌绛红，脉数。③蓄血瘀热。喜忘如狂，漱水不欲咽，大便色黑易解。

【方证解析】

主证：热入血分证。

症状与病机：昏狂——心主血、神明，热入血，热扰心神；吐血、衄血、便血、尿血——邪热迫血妄行，使血不循经；发斑——离经之血瘀于体；舌绛紫而干——热伤津血而血毒炽盛于血分证。

治则：清热凉血，解毒散瘀。

方析：君——犀角，苦咸寒，苦寒清心，凉血解毒，使火平热降、毒解血宁。

臣——生地黄，甘苦寒，凉血滋阴生津，助君以清热凉血，亦可止血。

佐——白芍，苦微寒，清热凉血；牡丹皮，苦辛微寒，活血散瘀。

本方诸药相伍，清热解表，凉血散瘀，其凉血活血散瘀并用，可清热而宁血，无耗血动血，凉血止血不留瘀，配伍合理。

【应用要点】

（1）本方是治疗温热病热入血分证的常用方，以各种失血、面色紫黑、神昏谵语、身热、舌绛为应用要点。原著中用白芍，但现在多用赤芍，因赤芍有凉血活血的作用。

（2）若出现喜忘如狂，系热燔血分，邪热与瘀血互结，可加大黄、黄芩以清热散瘀；若心烦目赤、小便黄，系血分证挟有肝火，加黄芩、焦栀子、龙胆草，以清泻肝火；若热迫血溢、吐血、衄血，可酌加凉血止血的白茅根、大蓟、小蓟、侧柏叶。

（3）本方现代常用于重症肝炎、肝昏迷、弥漫性血管内凝血、尿毒症、过敏性紫癜、急性白血病等血分热盛者。

（4）本方属寒凉清滋之剂，故脾不统血、脾胃虚弱者忌用。

【变方及应用】

1. 化斑汤（《温病条辨》）

〔方组〕石膏一两　知母四钱　生甘草三钱　玄参三钱　犀角（水牛角代）二钱　白粳米一合

〔用法〕水八杯，煮取三杯，日三服。滓再煮一盅，夜一服。

〔功用〕清气凉血。

〔主治〕气血两燔之发斑。发热，或身热夜甚，斑疹外透，色赤，口渴或不渴，脉数等。

本方实际是白虎汤和犀角地黄汤两方合用变化而来，清热生津和凉血解毒相配，以治气分热炽且血热又起之气血两燔证，见热迫血溢斑现。

2. 神犀丹（《温热经纬》）

〔方组〕犀角蜜汁，六两　石菖蒲六两　黄芩六两　生地黄打汁，一斤　金银花一斤　金汁十两　连翘十两　板蓝根九两　豆豉八两　玄参七两　天花粉四两　紫草为末，四两

〔用法〕以犀角汁、地黄汁、金汁和捣为丸，每服三至六钱，日二服。

〔功用〕清热凉血，解毒开窍。

〔主治〕治温热暑疫、湿温化燥、邪入营血、热深毒重、耗液伤阴之证。高热神昏谵语，斑疹色紫，口糜咽烂，目赤烦躁，舌质紫绛。

（按）犀角地黄汤重在清热散瘀以治血瘀；化斑汤重在清气凉血以化斑；神犀丹重在解毒以开窍。

二、清营汤（《温病条辨》）

【来源】《温病条辨》卷1："脉虚夜寐不安，烦渴舌赤，时有谵语，目常开不闭，或喜闭不开，暑入手厥阴也。手厥阴暑温，清营汤主之。"

【方名】本方有清热凉血之功，以清热入营血，透热转气，故名清营汤。

【方组】犀角_{三钱} 生地黄_{五钱} 玄参_{三钱} 竹叶心_{一钱} 麦冬_{三钱} 丹参_{三钱} 黄连_{一钱五分} 金银花_{三钱} 连翘_{二钱}

【用法】上药，水八杯，煮取三杯，日三服。（现代用法：犀角多以水牛角替代；磨汁或粉冲服，余药水煎服用。）

【功用】清热解毒，养阴透热。

【主治】热入营分证。身热夜甚，神烦少寐，时有谵语，目常喜开或喜闭，口渴或不渴，斑疹隐隐，舌绛而干，脉细数。

【方证解析】

主证：热入营分证。

症状与病机：身热夜甚——邪热传营，伏于阴分，入夜阳气内归营阴，与热相结而身热夜甚；神烦少寐，时有谵语——营气通于心，热扰心神；口渴或不渴——热蒸营阴津液；目闭或不闭——火热之邪欲从外泄；斑疹隐隐——热伤血络。

治则：清热解毒，养阴透热。

方析：君——犀角，苦咸寒，清营分之热毒。

臣——生地黄，甘苦寒，凉血滋阴；麦冬，甘苦微寒，养阴生津；玄参，苦咸微寒，滋阴降火解毒。

佐使——金银花，甘寒；连翘，苦微寒；竹叶心，甘淡寒。三药清热解毒、清透宣泄。黄连，苦寒，清心解毒。丹参，苦微寒，清热凉血散瘀。

本方以清营解毒为主，配以养阴生津和透热转气，使营之邪透出气分而解，外通于表，神安热退，诸证自愈。

【应用要点】

（1）本方是治疗邪热初入营分证的常用方，以身热夜甚、神烦少寐、斑疹隐隐、舌绛而干、脉数为应用要点。

（2）本方由犀角地黄汤演化而来，加入金银花、连翘、竹叶心以透热转气，黄连解毒，丹参凉血，玄参、麦冬养阴生津，清热解毒较犀角地黄汤为强，但去掉了赤芍、牡丹皮，凉血散瘀作用较弱。

（3）本方在主证不变的情况下，可随症加减变化：舌干甚，去黄连，以免伤阴；邪入心包神昏，可加服安宫牛黄丸以清心开窍；热盛动风抽搐痉厥，可加羚羊角、钩藤、地龙以息风止痉；痰涎壅盛，可加竹沥、天竺黄、川贝母以清热化痰；若有透热转气之象，可重用金银花、连翘、石膏、知母以增清透之力。

（4）本方现代常用于乙型脑炎、流行性脑脊髓膜炎、败血症、肠伤寒或其他热性病证属热入营卫者。

（5）本方使用要特别注意舌象变化，因舌体、舌质可反映营血变化，舌苔可观察透热转气变化。

【变方及应用】

清宫汤（《温病条辨》）

〖方组〗元参心_{三钱} 莲子心_{五分} 竹叶卷心_{二钱} 连翘心_{二钱} 犀角 连心麦冬_{三钱}

〖用法〗水煎服。

〖功用〗清心解毒，养阴生津。

〖主治〗温病液伤、邪陷心包证。症见发热、神昏谵语。"宫"指心包，邪陷心包则心神受损而神昏谵语，故本方重在清心包之热，兼以养阴、辟浊解毒；而清营汤重在清营中之热，兼以透热转气。

第三节　清热解毒

清热解毒剂适应证：瘟疫、温毒、火毒及疮疡疔毒等证。瘟疫毒热症见大热渴饮、神昏谵语、吐衄发斑、舌绛、唇焦等。温毒上攻头面、气滞血壅症见头面红肿热痛、咽喉痛肿、舌苔黄燥等。三焦火毒炽盛症见烦热、错语、吐衄发斑等。痈疡热毒有内外及轻重之别。清热解毒方剂以清热泻火解毒药为主，常用黄连、黄芩、连翘、金银花、蒲公英、大青叶等。若毒热壅于上焦头面，配辛凉疏散药，如薄荷、牛蒡子、僵蚕；聚于上中二焦、腑实，配以泻下之大黄、芒硝；热毒充斥三焦，配以黄连、黄芩、黄柏、栀子；热犯气分，配以石膏、知母；犯于血分，配以生地黄、牡丹皮；痈疮配以消散药。代表方如黄连解毒汤、凉膈散、普济消毒饮、仙方活命饮。

一、黄连解毒汤（《肘后备急方》）

【来源】《肘后备急方》卷 2："烦呕不得眠。"

【方名】以黄连为君，泻火以解三焦之火毒证，故名黄连解毒汤。

【方组】黄连_{三两}　黄芩_{二两}　黄柏_{二两}　栀子_{擘，十四枚}

【用法】上四味切，以水六升，煮取两升，分二服。（现代用法：水煎服。）

【功用】泻火解毒。

【主治】三焦火毒证。大热烦躁，口燥咽干，错语不眠；或热病吐血、衄血，或热甚发斑，或身热下利，或湿热黄疸，或外科痈疡疔毒，小便黄赤，舌红苔黄，脉数有力。

【方证解析】

主证：三焦火毒证。

症状与病机：烦热错语——火毒炽盛，内外皆热，上扰神明；吐血、衄血——血为热迫，随火上逆；发斑——热伤络脉，血溢肌肤；口燥咽干——热盛伤津；痈肿疔毒——热壅肌肉；舌红苔黄、脉数有力——火毒炽盛，湿热火毒。

治则：泻火解毒。

方析：君——黄连，苦寒，大苦大寒，泻心火兼泻中焦之火。

　　　臣——黄芩，苦寒，清泄上焦之火；黄柏，苦寒，泻下焦之火；栀子，苦寒，清泄三焦之火导热下行，热有出路。

　　　本方苦寒合用，直达三焦以解火毒，火邪除则热毒清，诸证愈。

【应用要点】

（1）本方为清热解毒基础方，以大热烦躁、口燥咽干、错语不眠、舌红苔黄、脉数有力为应用要点。

（2）临床加减：热毒盛而大便秘结，加大黄、芒硝以通腑泄热；热盛动血、吐血、衄血、发斑，加玄参、生地黄、牡丹皮以活血散瘀；黄疸湿热熏蒸，加茵陈、车前子以泻热除湿利尿退黄；若疔疮毒热、红肿热痛，加蒲公英、金银花、连翘以清热解毒；若下痢脓血、里急后重，加木香、槟榔、白头翁以缓急止痛；若尿痛、急频，加车前子、木通以利尿通淋。

（3）本方现代常用于败血症、脓毒血症、痢疾、肺炎、泌尿系统感染、流行性脑脊髓膜炎、乙型脑炎等属热毒者。

（4）本方为大苦大寒之剂，非火盛者不宜使用，也不宜久服或过量服用，易伤脾胃。

【变方及应用】

1. 泻心汤（《金匮要略》）

〖方组〗大黄_二两_　黄连_一两_　黄芩_一两_

〖用法〗上药三味，以水三升，煮取一升，顿服之。

〖功用〗泻火消痞。

〖主治〗邪热壅滞心下、气机痞塞证。心下痞满、按之柔软，心烦，口渴，小便黄赤，大便秘结或不爽，或吐血，舌红苔薄黄，脉数。

（按）实际上黄连解毒汤是在泻心汤的基础上发展演化而得。

2. 栀子金花汤（《医宗金鉴》）

〖方组〗黄连_三两_　黄芩　黄柏_各二两_　栀子_擘，十四枚_　大黄

〖用法〗水煎服。

〖功用〗泻火解毒。

〖主治〗黄连解毒汤证兼大便秘结者，也可用于疮、痈、疔、疖属火毒热证。

3. 三黄丸（《太平惠民和剂局方》）

泻心汤方成蜜丸，主治同于泻心汤。

4. 黄连涤暑汤（《医醇剩义》）

〖方组〗黄连　黄芩　栀子　连翘　葛根　茯苓　半夏　甘草

〖用法〗水煎服。

〖功用〗泻火清暑。

〖主治〗中暑。热邪内犯君主，猝然而倒，昏不知人，身热口噤。

5. 黄连消毒饮（《医宗金鉴》）

〖方组〗黄连　黄芩　黄柏　连翘　防风　甘草　知母　防己　羌活　独活　藁本　黄芪　人参　生地　陈皮　泽泻　归尾　苏木

〖用法〗水煎服。

〖功用〗清热解毒，托里消肿。

〖主治〗热毒所致痈疽疮疡。

6. 芍药汤（《素问病机气宜保命集》）

〔方组〕芍药　槟榔　大黄　黄芩　黄连　当归　官桂　甘草　木香

〔用法〕为粗末，水煎服。

〔主治〕痢疾。症见大便脓血、腹痛、里急后重。

7. 芍药黄连汤（《治法机要》）

〔方组〕大黄　芍药　黄连　当归　肉桂　甘草

〔用法〕为粗末，每服五钱，水煎服。

〔功用〕清热解毒，止血。

〔主治〕肠风。大便后下血，腹中痛。

8. 清瘟败毒饮（《疫疹一得》）

〔方组〕生地　黄连　黄芩　丹皮　石膏　栀子　甘草　竹叶　玄参　犀角　连翘　芍药　知母　桔梗

〔用法〕水煎服。

〔功用〕清热解毒，凉血泻火。

〔主治〕温疫热毒、气血两燔证。大热渴饮，头痛如劈，干呕狂躁，谵语神昏，视物错瞀，或发斑疹，或吐血、衄血，四肢或抽搐或厥逆，脉沉数，可沉细而数，或浮大而数，舌绛唇焦。

清瘟败毒饮以白虎汤、犀角地黄汤、黄连解毒汤三方为主，加桔梗、知母、连翘、竹叶组成，其临床应用广泛，现代常用于急性发热性传染病。

（按）清热解毒方有很多均由黄连解毒汤演化而来，其组方更加合理，临床应用更加广泛而有效。

二、凉膈散（《太平惠民和剂局方》）

【来源】《太平惠民和剂局方》卷六："治大人、小儿脏腑积热，烦躁多渴，面热头昏，唇焦咽燥，舌肿喉闭，目赤鼻衄，颔颊结硬，口舌生疮，痰实不利，涕唾稠黏，睡卧不宁，谵语狂妄，肠胃燥涩，便溺秘结。一切风壅，并宜服之。"

【方名】脏腑积热，聚于胸膈上中二焦，以清上泻下并用，故名凉膈散。

【方组】川大黄二十两　朴硝二十两　甘草炙,二十两　山栀子仁十两　薄荷叶去梗,十两　黄芩十两　连翘二斤半

【用法】上粗末，每服二钱，水一盏，入竹叶七片，蜜少许，煎至七分，去滓，食后温服。小儿可服半钱，更随岁数加减服之，得利下，住服。（现代用法：上药共为粗末，每服6～12 g，加竹叶3 g，蜜少许，水煎服。亦可作汤剂煎服。）

【功用】泻火解毒，清上泄下。

【主治】上中焦邪郁生热证。烦躁口渴，面赤唇焦，胸膈烦热，口舌生疮，睡卧不宁，甚则谵语狂妄，或咽痛吐衄，便秘溲赤，或大便不畅，舌红苔黄，脉滑数。

【方证解析】

主证：上焦无形火热炽盛及中焦燥热内结证。

症状与病机：口渴，咽燥，唇焦，面红目赤，口舌生疮，咽痛吐衄——热伤津液火性炎上所致；睡卧不宁，甚则谵语狂妄——火热内扰心神；便秘溲赤——燥热内结；舌红苔黄，脉滑数——火毒炽盛。

治则：泻火解毒，清上泄下。

方析：君——连翘，苦微寒，清热解毒，透散上焦之热。

　　　　臣——黄芩，苦寒，清胸膈郁热；山栀子仁，苦寒，清泄三焦之火；川大黄，苦寒，泻火通便；朴硝，咸寒，荡涤中焦燥热内结。

　　　　佐——薄荷叶，辛凉，清头目，利咽喉；竹叶，甘淡寒，清上焦之热。

　　　　使——炙甘草，甘温，调和诸药；蜂蜜，甘平，生津润燥。

本方配伍清上与泻下并行，上清胸膈郁热，下可通腑以使邪有出路，以泻代清，共奏泻火通便、清上润下之功。

【应用要点】

（1）本方为治疗中上二焦火热炽盛的常用方，以胸膈炽热、面赤、唇燥、烦躁、口渴、舌红苔黄、脉数为应用要点。

（2）若热毒炽盛，可加石膏、知母、桂枝等。

（3）本方现代常用于咽炎、口腔炎、急性扁桃体炎、胆道感染、急性黄疸型肝炎等属上中二焦火热者。

三、普济消毒饮（《东垣试效方》）

【来源】《东垣试效方》卷九："治大头天行，初觉憎寒体重，次传头面肿盛，目不能开，上喘，咽喉不利，口渴舌燥。"

【方名】本方主治热毒壅于上焦的"大头天行"（如腮腺炎），方名寓意救济众多的病人且除热毒，故名普济消毒饮。

【方组】黄芩_{酒炒,五钱}　黄连_{酒炒,五钱}　陈皮_{去白,二钱}　甘草_{生用,二钱}　玄参_{二钱}　柴胡_{二钱}桔梗_{二钱}　连翘_{一钱}　板蓝根_{一钱}　马勃_{一钱}　牛蒡子_{一钱}　薄荷_{一钱}　僵蚕_{七分}　升麻_{七分}（《证治准绳》引东垣方一方无薄荷，有人参三钱）

【用法】上药为末，汤调，时时服之。或蜜拌为丸，噙化。（现代用法：水煎服。）

【功用】清热解毒，疏风散邪。

【主治】大头瘟。恶寒发热，头面红肿焮痛，目不能开，咽喉不利，舌燥口渴，舌红苔白而黄，脉浮数有力。

【方证解析】

主证：风热疫毒壅于上焦证。

症状与病机：头面红肿焮痛，目不能开——疫毒上攻于面；恶寒发热——风邪时毒袭表；咽喉红肿热痛——热毒壅于咽喉；口渴——里热炽盛，津液灼伤；脉数有力——里热炽盛之象。

治则：清热解毒，疏风散邪。

方析：君——黄连，苦寒；黄芩，苦寒。两药清热解毒，解头面热毒清泻上焦之火。

73

臣——牛蒡子，辛苦凉，疏散头面风热；连翘，苦微寒，理气散邪上焦之热；薄荷，辛凉，清散头目之热；僵蚕，咸辛平，疏风散热解毒。

佐——桔梗，苦辛平，清利咽喉，载药上行；甘草，甘平，调和诸药；陈皮，苦辛温，调理中焦气机。

使——升麻，辛甘微寒，疏散风热，引药上行；柴胡，辛苦微寒，疏理气机；玄参，苦咸微寒，滋阴清热；板蓝根，苦寒，清热解毒；马勃，辛平，清利咽喉；蜂蜜，甘平，调和诸药以润燥。

本方组方杂而不乱，以"火郁发之"之意，清热而解毒，清热而疏散，组方合理。

【应用要点】

（1）本方用于大头瘟病，以头面红肿焮痛、恶寒发热、舌红苔白兼黄为应用要点。

（2）若大便秘结，可加酒大黄以泻热通便；腮腺炎并发睾丸炎，可加川楝子、龙胆草以泻肝经湿热。

（3）常用于治疗丹毒、腮腺炎、急性扁桃体炎、淋巴结炎等属风热邪毒者。

四、仙方活命饮（又名真人活命饮）（《校注妇人良方》）

【来源】《校注妇人良方》卷24："治一切疮疡，未成者即散，已成者即溃，又止痛消毒之良剂也。"

【方名】本方被称为"疮疡之圣药，外科之首方"，故冠以仙方活命饮以示本方作用的神奇。

【方组】白芷六分　贝母一钱　防风一钱　赤芍药一钱　当归尾一钱　甘草节一钱
皂角刺炒，一钱　穿山甲炙，一钱　天花粉一钱　乳香一钱　没药一钱　金银花三钱　陈皮三钱

【用法】用酒一大碗，煎至五七沸服。（现代用法：水煎服，或水酒各半煎服。）

【功用】清热解毒，消肿溃坚，活血止痛。

【主治】阳证痈疡肿毒初起。红肿焮痛，或身热凛寒，苔薄白或黄，脉数有力。

【方证解析】

主证：疮疡肿毒阳证之初期证。

症状与病机：痈疡红肿热痛——热毒壅塞，营气郁滞，气滞血瘀而成形；身热凛寒——正邪交争于表，正邪俱盛，相搏于表；口渴——里热炽盛，津液灼伤；脉数有力——里热炽盛之象。

治则：清热解毒，消肿溃坚，活血止痛。

方析：君——金银花，甘寒，清热解毒疗疮，疮疡之圣药。

臣——当归尾，甘辛温，补血良药，补血活血；赤芍药，苦微寒，凉血活血，祛瘀消肿；乳香，辛苦温，活血祛瘀，消肿止痛；没药，苦辛平，活血止痛，消肿生肌。

佐——白芷，辛温，通滞散结；防风，辛甘微温，外透以解毒；贝母，苦微寒，清热化痰，散结消肿；天花粉，甘微寒，清热生津，消肿排脓；

穿山甲，咸微寒，活血通络，消肿排脓；皂角刺，甘温，通行经络，透脓溃坚。

使——甘草节，甘平，调和诸药且解毒；加酒煎，辛温，助药力以行全身。

本方以清热解毒，消肿散结，活血化瘀为主，佐以透表、行气化痰，组方巧妙，配伍合理，用之有效，为外科之首方。

【应用要点】

（1）本方为治疗热毒痈肿的常用方，以局部红肿热痛、身热凛寒、脉数有力为应用要点。前人称本方为"疮疡之圣药，外科之首方"或"此疡门开手攻毒之第一方也"，用于阳证而体实的各类疮疡种毒。用之得当则"脓未成者即消，脓成者即溃"。

（2）红肿痛甚、热毒重，可加蒲公英、连翘、紫花地丁、野菊花等以加强清热解毒之力；便秘，加大黄以泻热通便；血热盛，加牡丹皮以凉血；大热、大渴、有伤津之象，去白芷、陈皮、酒等。还可以根据疮疡肿毒所在部位的不同，据其脏腑经络分布加减用药，使之更有针对性。

（3）本方主治疮疡肿毒初起而属阳证者。现代常用于化脓性炎症，如蜂窝组织炎、化脓性扁桃体炎、乳腺炎、脓疱疮、疖肿、毛囊深部脓肿等属于热毒实证者。

（4）本方在痈肿未溃前使用，已溃不用，阴疮不用，脾胃气血虚弱者慎用。

【变方及应用】

1. **五味消毒饮**（《医宗金鉴》）

〖方组〗金银花_{三钱}　野菊花_{一钱二分}　蒲公英_{一钱二分}　紫花地丁_{一钱二分}　紫背天葵子_{一钱二分}

〖用法〗水一盅，煎八分，加无灰酒半盅，再滚二三沸时，热服，被盖出汗为度。

〖功用〗清热解毒，消散疔疮。

〖主治〗疔疮初起，发热恶寒，疮形如粟，坚硬根深，状如铁钉，及痈疡疖肿，红肿热痛，舌红苔黄，脉数。

本方现代应用于煎剂时较原著剂量明显加量，每味药可用至30～60 g，服药多以水煎服，少用酒，药煎好后服用时兑入酒少许。常用于丹毒、蜂窝组织炎、痈肿、疖、急性淋巴管炎属于阳证者，原方可随证加减。

2. **四妙勇安汤**（《验方新编》）

〖方组〗金银花_{三两}　玄参_{三两}　当归_{二两}　甘草_{一两}

〖用法〗水煎服。连服十剂。药量不可减少，减则不效。

〖功用〗清热解毒，活血止痛。

〖主治〗热毒炽盛之脱疽。患肢暗红微肿灼热，溃烂腐臭，疼痛剧烈，或见发热口渴，舌红脉数。本方现代常用于血栓闭塞性脉管炎，须内服外用，中西医结合治疗。

（按）仙方活命饮、五味消毒饮、四妙勇安汤均为疮疡阳证的常用方，均有清热解毒之功；但临床应用各有侧重，仙方活命饮常用于疮疡初起，五味消毒饮常用于疖肿疔毒热毒壅盛，四妙勇安汤常用于血栓闭塞性脉管炎。

第四节 清 脏 腑 热

清脏腑热剂适应证：热邪偏盛于某一脏腑产生的火热证。脏腑的热证较为复杂，应根据热产生的原因和脏腑生理病理特点为原则组方，例如，肝经郁热用龙胆泻肝汤，胃火热证用清胃散，小肠有热用导赤散。也可根据药物的性味、归经、主治用药，如心经热用黄连、栀子、木通、莲子心等以泻火清心，肝胆实火用龙胆草、夏枯草、青黛等以泻火清肝，肺中有热用黄芩、桑白皮、石膏、知母以清肺之热，胃中有热用石膏、黄连以清胃泻热，热在大肠用白头翁、黄连、黄芩、黄柏等以清热解毒。

一、导赤散（《小儿药证直诀》）

【来源】《小儿药证直诀》卷下："治小儿心热。视其睡，口中气温，或合面睡，及上窜咬牙，皆心热也。心气热则心胸亦热，欲言不能而有就冷之意，故合面睡。"

【方名】《医宗金鉴·删补名医方论》："赤色属心，导赤者，导心经之热从小便而出……故名导赤散。"

【方组】生地黄　木通　生甘草梢　竹叶 各等分

【用法】上药为末，每服三钱，水一盏，入竹叶同煎至五分，食后温服。（现代用法：水煎服，用量按原方比例酌情增减。）

【功用】清心利水养阴。

【主治】心经火热证。心胸烦热，口渴面赤，意欲冷饮，口舌生疮；或心热移于小肠，小便赤涩刺痛，舌红，脉数。

【方证解析】

主证：心经火热证。

症状与病机：心胸烦热，面赤，口舌生疮——心火循经上炎；口渴，意欲冷饮——火热内灼，阴液被耗；小便赤涩刺痛——心移热小肠，泌别失司；舌红，脉数——为内热之象，心火上炎，且阴液不足。

治则：清心利水养阴。

方析：君——生地黄，苦甘寒，甘寒而润入心肾凉血，滋阴以制心火；木通，苦　　　　寒，苦寒入心、小肠经，上清心火，下导小肠之热。

　　　臣——竹叶，甘淡寒，甘淡，清心除烦，淡渗利湿，导心火下行。

　　　佐、使——生甘草梢，甘平，清热解毒，调和诸药，且止茎中痛。

　　　本方清热利水养阴同用，以解心火下移小肠，甘寒苦寒相合，滋阴利水为主泻火而不伐胃，配伍合理。

【应用要点】

（1）本方是主治心经火热证的基础方，清心养阴相配，利水导热下行，滋阴而不恋邪，利水而不伤阴，泻火而不伐胃，以心胸烦热、口渴、口舌生疮、或小便赤涩、舌红、脉数为应用要点。

（2）本方为基础方，可随证加减：心火较盛，可加黄连以清心泻火；心移热于小肠、小便不通，可加车前子、赤茯苓以增清热利水之功；阴虚证较甚，可加麦冬以增清热养阴之功；小便淋涩明显，可加瞿麦、滑石以增利尿通淋之功；血淋，可加白茅根、小蓟、墨旱莲；口舌生疮，可加栀子、连翘；心烦失眠，可加酸枣仁、合欢皮、淡豆豉、焦栀子。

（3）本方现代常用于复发性口腔溃疡、鹅口疮、小儿夜啼属心经有热者，还可用于泌尿系统感染属于心移热于小肠、下焦湿热证者。

（4）脾胃虚弱者慎用。

【变方及应用】

清心莲子饮（《太平惠民和剂局方》）

〖方组〗黄芩_{半两}　麦冬_{去心,半两}　地骨皮_{半两}　车前子_{半两}　甘草_{炙,半两}　石莲肉_{去心,七两半}　白茯苓_{七两半}　黄芪_{蜜炙,七两半}　人参_{七两半}

〖用法〗锉散，每服三钱，水一盏半，煎取八分，去滓，水中沉冷，空腹时服。

〖功用〗清心火，益气阴，止淋浊。

〖主治〗心火偏盛、气阴两虚、湿热下注证。遗精淋浊，血崩带下，遇劳则发；或肾阴不足，口舌干燥，烦躁发热。

二、龙胆泻肝汤（《医方集解》）

【来源】《医方集解·泻火之剂》曰："治肝经实火，湿热，胁痛，耳聋，胆溢口苦，筋痿，阴汗，阴肿阴痛，白浊溲血。"

【方名】以龙胆草为君药组方，其大苦大寒既能泻肝胆实火，又能利肝经湿热，泻火除湿，切中肝经之实火与湿热，故名龙胆泻肝汤。

【方组】龙胆草_{酒炒}6 g　黄芩_炒9 g　栀子_{酒炒}9 g　泽泻12 g　木通6 g　车前子9 g　当归_{酒炒}3 g　生地黄_{酒炒}20 g　柴胡6 g　生甘草6 g（原书无用量）

【用法】水煎服，亦可制成丸剂，每服6～9 g，日两次，温开水送服。

【功用】清泻肝胆实火，清利肝经湿热。

【主治】①肝胆实火上炎证。头痛目赤，胁痛，口苦，耳聋，耳肿，舌红苔黄，脉弦细有力。②肝经湿热下注证。阴肿，阴痒，筋痿，阴汗，小便淋浊，或妇女带下黄臭，舌红苔黄腻，脉弦数有力。

【方证解析】

主证：肝经火热、湿热下注证。

症状与病机：头痛，耳目作痛，听力失聪，两胁疼且口苦——肝火循肝经上炎所致；阴肿，阴痒，筋痿，阴汗，舌红苔黄腻，脉弦数有力——肝经湿热循肝经下注所致。

治则：清泻肝胆实火，清利肝经湿热。

方析：君——龙胆草，苦寒，大苦大寒，既能清利肝胆实火，又能清利肝经湿热。

臣——黄芩，苦寒，苦寒泻火，燥湿清热；栀子，苦寒，清泄三焦实火。

佐——泽泻，甘寒，渗湿泄热，导湿热从水道而去；木通，苦寒，清热泻火通淋；车前子，甘寒，利水通淋；当归，甘辛温，养血滋阴，以防伤阴；生地黄，甘苦寒，滋阴养肾以制火。

使——柴胡，苦辛微寒，疏肝胆气，引诸药归肝经；生甘草，甘平，调和诸药，护胃安中。

本方泻中有补，利中有滋，降中寓升，祛邪而不伤正，泻火而不伐胃，使火降热清，湿浊得利，火热、湿邪循肝经之证皆除而病愈。

【应用要点】

（1）本方治疗肝胆实火证，以头痛目赤、胁痛、口苦、耳聋、舌红苔黄、脉弦细有力为应用要点；治疗肝经湿热下注证，以阴肿、阴痒、筋痿、阴汗、小便淋浊、或妇女带下黄臭、舌红苔黄腻、脉弦数有力为应用要点。

（2）本方配伍合理，故使用时一般多不加减。若有腑实便秘时，可加大黄；湿热较甚，可加苍术、黄柏；小便不利且痛，可加白茅根、薏苡仁；若睾丸肿痛，可加川楝子、连翘；若脾胃较弱，可酌减量或减药性苦寒之品；随证变化。

（3）本方现代多用于顽固性偏头痛、头部湿疹、高血压、急性结膜炎、虹膜睫状体炎、外耳道疖肿、神经性耳鸣、耳聋、鼻炎、急性黄疸型肝炎、急性胆囊炎、急性胃炎、急性膀胱炎、尿道炎、睾丸炎、腹股沟淋巴腺炎、急性盆腔炎、附件炎、带状疱疹等属于肝胆实火、肝经湿热者。

（4）本方多有苦寒药，易伤脾胃，故对脾胃虚寒和阴虚阳亢之证皆非所宜。

（5）本方不宜久服，久服易伤肾功能。方中木通宜用毛茛科植物川木通；而马兜铃科植物关木通肾毒性较强，不用为宜。

【变方及应用】

1. 泻青丸（《小儿药证直诀》）

〔方组〕当归_{去芦头,切,焙}　龙胆草_焙　川芎　山栀子仁　川大黄_{湿纸裹,煨}　羌活　防风_{去芦头,切,焙,各等分}

〔用法〕上药为末，炼蜜为丸，如芡实大（1.5 g），每服半丸至一丸，竹叶煎汤，同砂糖，温开水化下。

〔功用〕清肝泻火。

〔主治〕肝经火郁证。目赤肿痛，烦躁易怒，不能安卧，尿赤便秘，脉洪实，以及小儿急性热盛抽搐。

2. 当归龙荟丸（又名龙脑丸）（《黄帝素问宣明论方》）

〔方组〕当归_{焙,一两}　龙胆草_{一两}　栀子_{一两}　黄连_{一两}　黄芩_{一两}　黄柏_{一两}　芦荟_{五钱}　青黛_{五钱}　大黄_{五钱}　木香_{一分}　麝香_{五分}

〔用法〕炼蜜为丸，如小豆大，小儿如麻子大，每服二十丸，生姜汤下。

〔功用〕清泻肝胆实火。

〔主治〕肝胆实火证。头晕目眩，神志不宁，谵语发狂，或大便秘结，小便赤涩。

三、左金丸（《丹溪心法》）

【来源】《丹溪心法》卷一："肝火胁痛。"

【方名】本方为典型的辛开苦降组合，黄连用量大于吴茱萸六倍剂量，以其泻肝胃之火，以辛反佐黄连之寒，以达清泻肝胃之火，且可降逆止呕，故名左金丸。

【方组】黄连_{六两}　吴茱萸_{一两}

【用法】上药为末，水丸或蒸饼为丸，白汤下五十丸（6 g）。（现代用法：为末，水泛为丸每服2～3 g，温开水送服。亦可用于汤剂，剂量可参考原方比例据临床酌定。）

【功用】清泻肝火，降逆止呕。

【主治】肝火犯胃。胁肋疼痛，嘈杂吞酸，呕吐口苦，舌红苔黄，脉弦数。

【方证解析】

主证：肝火犯胃证。

症状与病机：胁肋胀痛——肝气郁滞经络；嘈杂吞酸——肝郁化火犯胃；呕吐口苦——胃失和降；舌红苔黄，脉弦数——肝经火郁之证。

治则：清肝泻火，降逆止呕。

方析：君——黄连，苦寒，清肝泻火而肝胃和，清胃热使胃火降、胃气和。

　　　臣——吴茱萸，辛苦热，有小毒，少佐辛热以制黄连之苦寒且能和胃降逆，且可疏肝解郁引黄连入肝。

　　　本方配伍辛开苦降，泻火而不凉，降逆而不助火，使肝火得清，胃气得降，则肝胃同治而诸证自愈。

【应用要点】

（1）本方是治疗肝火犯胃、肝胃不和的常用方，以呕吐吞酸、胁痛口苦、舌红苔黄、脉弦数为应用要点。

（2）本方组方简洁，临床常根据病症配他方使用：如合四逆散，以加强调和之功；合乌贝散以加强制酸之功；合柴胡六君子汤，以加强补脾之功。

（3）本方现代常用于慢性浅表性胃炎、反流性食管炎、胃溃疡、十二指肠溃疡属于肝火犯胃证者。

（4）本方在《医方集解》名"萸连丸"，亦有称"回令丸"。

（5）本方与龙胆泻肝汤均可清泻肝经实火，临床表现为胁痛口苦，但本方较龙胆泻肝丸有降逆和胃之功，泻火作用较弱，而无清利湿热作用。

【变方及应用】

1. 戊己丸（《太平惠民和剂局方》）

〖方组〗黄连_{五两}　吴茱萸_{五两}　白芍_{五两}

〖用法〗为末，面糊为丸，如梧桐子大，每服二十丸，浓煎米饮下，空心日三服。（现代用法：水煎服。）

〖功用〗疏肝理脾，清热和胃。

〖主治〗肝脾不和证。胃痛吞酸，腹痛泄泻。

2. 香连丸（《太平惠民和剂局方》）

〖方组〗黄连　吴茱萸_{同炒后去吴茱萸}　木香

〖用法〗为末，醋糊为丸，每服 6 g，日三服。

〖功用〗清热化湿，行气化滞。

〖主治〗湿热痢疾。下痢赤白相兼，腹痛，里急后重。

（按）左金丸、戊己丸、香连丸方组均有黄连、吴茱萸相配，辛开苦降。但其配伍剂量不同，左金丸黄连六倍于吴茱萸，重在清肝泻火；戊己丸黄连、吴茱萸同量，加有白芍，清热开郁同用，兼有缓急；香连丸黄连、吴茱萸同炒后弃吴茱萸，重在清热燥湿，又加木香行气止痛。所以，左金丸主治呕吐吞酸，戊己丸主治腹痛泄泻，香连丸主治里急后重。

四、苇茎汤（《外台秘要》引《古今录验方》）

【来源】《外台秘要》卷10："脓痈，吐如脓。"

【方名】苇茎甘寒，善清肺热，专治肺痈，以苇茎为主药，故名苇茎汤。

【方组】苇茎_{切二升，以水二斗煮取五升，去滓}　瓜瓣_{半升}　薏苡仁_{半升}　桃仁_{三十枚}

【用法】哎咀，内苇汁中，煮取二升，服一升，再服，当吐如脓。（现代用法：方中苇茎多用芦根而少有人用苇茎。瓜瓣，《张氏医通》认为瓜瓣即甜瓜子，现代多用冬瓜子。用量：芦根 30～90 g，薏苡仁 30～60 g，冬瓜仁 15～30 g，桃仁 10～15 g。水煎服。）

【功用】清肺化痰，逐瘀排脓。

【主治】肺痈、热毒壅滞、痰瘀互结证。身有微热，咳嗽痰多，甚则咳吐腥臭脓血，胸中隐隐作痛，舌红苔黄腻，脉滑数。

【方证解析】

主证：肺痈，热毒壅滞，痰瘀互结证。

症状与病机：咳嗽痰多——痰热壅肺，肺失清肃；咳吐腥臭，黄痰脓血——热邪犯肺，伤及血脉，热壅血瘀，致血败肉腐；胸中隐隐作痛——痰热瘀血，结胸；舌红苔黄腻，脉滑数——皆血热之象。

治则：清肺化痰，逐瘀排脓。

方析：君——苇茎（芦根），甘寒，善清肺热，专治肺痈。

臣——瓜瓣（冬瓜仁），甘寒，利湿排脓。

佐——薏苡仁，甘淡微寒，上清肺热而排脓，下利肠胃而渗湿。

使——桃仁，苦甘平，活血逐瘀消痈。

本方配伍合理，结构严谨，药性平和，清热化痰逐瘀排脓为治疗肺痈之良方。

【应用要点】

（1）本方为治肺痈的常用方，无论肺痈已成或未成均可使用，以胸痛、咳嗽、吐脓血或腥臭痰、舌红苔黄腻、脉数为应用要点。

（2）脓未成，加金银花、鱼腥草以增清热解毒之功；脓已成，加桔梗、川贝母、连翘、甘草以增排脓之效。

（3）本方现代常用于肺脓肿、大叶性肺炎、支气管炎等肺热痰瘀互结者。

【变方及应用】

1. 桔梗汤（《金匮要略》）

〖方组〗桔梗一两　甘草二两

〖用法〗两药以水三升，煮取一升，去滓，分温再服，则吐脓血也。

〖功用〗宣肺止咳，祛痰排脓。

〖主治〗肺痈。咳而胸痛，振寒，脉数，咽干不渴，时出浊唾腥臭，久久吐脓如米粥者。

2. 济生桔梗汤（《济生方》）

〖方组〗桔梗五钱　防己二钱　瓜蒌五钱　贝母五钱　当归五钱　枳壳五钱　桑皮五钱　薏苡仁五钱　黄芪一两五钱　杏仁五钱　百合五钱　甘草五钱　生姜三片

〖用法〗为粗末，每服五钱加生姜三片，水煎服。

〖功用〗宣肺止咳，祛痰排脓。

〖主治〗肺痈。口干咽燥，咳吐脓血，胁中隐隐作痛。现代常用于支气管狭窄、肺脓疡等。

3. 桔梗杏仁煎（《景岳全书》）

〖方组〗桔梗　甘草　杏仁　阿胶　银花　百合　麦冬　贝母　连翘　枳壳　夏枯草　红藤

〖用法〗水煎分两次服。

〖功用〗宣肺止咳，祛痰排脓。

〖主治〗肺痈。病邪渐退，或脓未尽，正气伤已虚者。

4. 治脓胸方（《处方手册》）

〖方组〗柴胡三钱　黄柏三钱　蒲公英三钱　鱼腥草五钱　甘草一钱

〖用法〗水煎分两次服。

〖功用〗清热化痰排脓。

〖主治〗肺痈。现代常用于支气管扩张、化脓性脓胸。

5. 桔梗汤（《伤寒论》）

〖方组〗桔梗一两　甘草二两

〖用法〗水煎分两次服。

〖主治〗清热利咽。治少阴咽喉痛。

（按）苇茎汤及上述变方均为治疗肺痈的方剂，现代临床应用于肺脓疡及大叶性肺炎有较好疗效。

五、泻白散（《小儿药证直诀》）

【来源】《小儿药证直诀》卷下："治小儿肺盛，气急喘嗽。"

【方名】肺属金，色主白，肺盛者泻之，泻白即为泻肺，故名泻白散。

【方组】地骨皮_一两　桑白皮_炒,一两　甘草_炙,一钱

【用法】上药锉散，入粳米一撮，水二小盏，煎七分，食前服。（现代用法：水煎服。）

【功用】清泻肺热，止咳平喘。

【主治】肺热喘咳证。气喘咳嗽，皮肤蒸热，日晡尤甚，舌红苔黄，脉细数。

【方证解析】

主证：肺热喘咳证。

症状与病机：喘咳——火热郁于肺，肃降失常，则咳喘；皮肤蒸热——肺热外蒸于肌肤；日晡尤甚——伏热伤阴，故午后为甚，其热忽隐忽现；舌红苔黄，脉细数——热邪伤阴。

治则：泻肺中伏热，止咳平喘。

方析：君——桑白皮，甘寒，甘寒性降，专入肺经，清泻肺热，止咳平喘。

臣——地骨皮，甘寒，甘寒入肺，助君清降肺中伏火。

佐、使——炙甘草，甘温；粳米，甘平。两药养胃和中，以扶肺气。

本方清中有润，泻中有补，清泻肺中伏火，兼以养胃和中以扶肺气，共奏泻肺清热、止咳平喘之功。

【应用要点】

（1）本方是治疗肺热咳喘的常用方，以咳嗽气急、皮肤蒸热、舌红苔黄、脉细数为应用要点。

（2）肺经热重，加黄芩、知母以增清泄肺热之力；燥热咳喘甚，加瓜蒌、杏仁、川贝母以清润止咳；热甚伤津、烦热口渴，加天花粉、芦根以清热生津；阴虚潮热，加银柴胡、青蒿、鳖甲以滋阴退热；肝火犯肺、胁痛咯血，加黛蛤散以清泄肝火。

（3）本方现代常用于小儿麻疹初期、小儿肺炎、支气管炎等属于肺中伏火郁热者。

（4）本方组成药性平和，针对小儿"稚阴稚阳"之体；在成人肺热喘咳使用时需要重用桑白皮，随证加减；风寒咳嗽者不宜使用。

【变方及应用】

葶苈大枣泻肺汤（《金匮要略》）

〔方组〕葶苈_熬令黄色,捣丸,如弹子大　大枣_十二枚

〔用法〕上药先以水三升煮枣，取二升，去枣，纳葶苈煮取一升，顿服。

〔功用〕泻肺行水，下气平喘。

〔主治〕痰水壅实之咳喘胸满。咳喘痰多，气喘，胸胁胀满，或面目浮肿，小便短少等。

本方药味少，较少单独使用，常与他方合用，但本方临床应用效果较好，如用于慢性支气管炎、肺心病。

（按）泻白散与葶苈大枣泻肺汤均可泻肺，但两者临床应用有严格区别，泻白散治疗肺热咳喘，后者治疗痰水壅实咳喘。

六、清胃散（《脾胃论》）

【来源】《脾胃论》卷下："治因服补胃热药，致使上下牙疼痛不可忍，牵引头脑，满面发热，火痛。此阳明之别络入脑也，喜寒恶热，乃是手阳明经中热盛而作也，其齿喜冷恶热。"

【方名】以清胃火热证而治牙痛，故名清胃散。

【方组】生地三分　当归身三分　牡丹皮半钱　黄连六分夏月倍之　升麻一钱

【用法】上药为细末，都作一服。水一盏半，煎至七分，去滓，放冷服之。（现代用法：水煎服。）

【功用】清胃凉血。

【主治】胃火牙痛。牙痛牵引头痛，面颊发热，其齿喜冷恶热，或牙宣出血，或牙龈红肿溃烂，或唇舌腮颊肿痛，口气热臭，口干舌燥，舌红苔黄，脉滑数。

【方证解析】

主证：胃火热证。

症状与病机：牙痛牵引头痛，面颊发热，唇舌腮颊肿痛——胃中热盛，循经上攻所致（足阳明经循鼻入上牙，手阳明大肠经上项贯颊入下齿）；口气热臭——胃热上冲之故；牙宣出血，甚则牙龈溃烂——胃热致血分热，伤及血络；口干舌燥，舌红苔黄，脉滑数——胃热津伤。

治则：清胃凉血。

方析：君——黄连，苦寒，清胃之热。

　　　　臣——生地，甘苦寒，滋阴凉血；牡丹皮，苦辛微寒，凉血清热。

　　　　佐——当归身，甘辛温，养血和血。

　　　　使——升麻，辛甘微寒，引经为使。

　　　　全方共奏清胃凉血，使上炎之胃火得降，血分之热得清，循经外发诸证可解。

【应用要点】

（1）本方为治疗胃火热证牙痛的常用方，以牙痛牵引头痛、口气热臭、舌红苔黄、脉滑数为应用要点。

（2）在《医方集解》中，本方中有石膏，其疗效更好。若腑实便秘时，可加大黄以通腑泄热；口渴热甚，加玄参、天花粉以清热生津；若牙痛、牙衄，可加栀子以清热解毒；若上下牙痛，可加川牛膝以导血热下行。

（3）本方现代常用于口腔炎、牙周炎、三叉神经痛等属胃火上攻证。

（4）属风寒及肾虚牙痛者不宜使用。

【变方及应用】

泻黄散（又名泻脾散）（《小儿药证直诀》）

〖方组〗藿香叶七钱　山栀仁一钱　石膏五钱　甘草三两　防风去庐,切,焙,四两

〖用法〗上药锉，同蜜、酒微炒香，为细末。每服一至二钱，水一盏，煎至五分，

温服清汁，无时。

〖功用〗泻脾胃伏火。

〖主治〗脾胃伏火证。口疮口臭，烦渴易饥，口燥唇干，舌红，脉数，以及脾热弄舌。本方现代多用于口腔溃疡、唇炎、口角炎，以及小儿弄舌等属于脾胃伏火热证者。

七、玉女煎（《景岳全书》）

【来源】《景岳全书》卷51："水亏火盛，六脉浮洪滑大；少阴不足，阳明有余，烦热干渴，头痛牙疼，失血等证如神。"

【方名】本方主治少阴水之不足和阳明热盛有余所致头面，胃热及阴虚诸证，清热与滋补共进，虚实兼治，犹如"玉女"，故名玉女煎。

【方组】石膏三至五钱　熟地三至五钱或一两　麦冬二钱　知母一钱半　牛膝一钱半

【用法】上药用水一盅半，煎七分，温服或冷服。（现代用法：水煎服。）

【功用】清胃热，滋肾阴。

【主治】胃热阴虚证。头痛，牙痛，齿松牙衄，烦热干渴，舌红苔黄而干。亦治消渴，消谷善饥等。

【方证解析】

主证：胃热阴虚证。

症状与病机：头痛，牙疼——胃热循经上攻；牙龈出血——热伤胃经血络；烦热干渴——热耗少阴阴精；舌红苔黄干——火盛水亏互因。

治则：清胃热，滋肾阴。

方析：君——石膏，甘辛大寒，清阳明之火而不伤阴。

臣——熟地，甘微温，滋肾阴之不足。

佐——知母，苦甘寒，滋清兼备，助石膏清胃热止烦渴，助熟地滋养肾阴；麦冬，甘苦微寒，苦寒润胃燥，助熟地以滋阴，清心除烦。

使——牛膝，苦甘平，导热引血下行以补肝肾（牛膝有川牛膝、怀牛膝之不同，现代方中多用怀牛膝）。

本方配伍清热与滋阴共进，虚实兼治，胃热清，肾水足，诸证除。

【应用要点】

（1）本方是治疗胃火热、肾阴虚证牙痛的常用方，以头痛、牙疼、牙龈出血、烦热干渴、舌红苔黄干为应用要点。还可用于消渴证中消属于胃热阴虚者。

（2）火盛，加黄连、栀子以清热泻火；腑实，加大黄以通腑泄热；阴虚内热甚，加玄参、地骨皮以养阴清热；消渴之中消，加石斛、天花粉、黄芪、枸杞子。

（3）本方现代常用于牙龈炎、牙周病、急性口腔炎、舌炎、糖尿病属于胃热阴虚者。

（4）脾虚者不宜使用。

（按）清胃散重在治疗胃火热证之牙痛，故《医方集解》加以石膏；玉女煎重在治疗胃火旺而肾阴虚之牙痛，各有侧重。

八、白头翁汤 (《伤寒论》)

【来源】《伤寒论·辨厥阴病脉证并治》:"热利下重者,白头翁汤主之。""下利欲饮水者,以有热故也,白头翁汤主之。"

【方名】热毒热陷血分,致热毒痢疾,以苦寒清热凉血止痢的白头翁为君组方,故名白头翁汤。

【方组】白头翁_{二两} 黄连_{三两} 黄柏_{三两} 秦皮_{三两}

【用法】上药四味,以水七升,煮取二升,去渣,温服一升,不愈再服一升。(现代用法:水煎服。)

【功用】清热解毒,凉血止痢。

【主治】热毒痢疾。腹痛,里急后重,肛门灼热,下痢脓血,赤多白少,渴欲饮水,舌红苔黄,脉弦数。

【方证解析】

主证:热毒痢疾证。

症状与病机:下痢脓血,赤多白少——热毒深陷血分,下迫大肠,灼伤肠胃,化为脓血;里急后重——热毒阻滞气机;渴欲饮水,舌红苔黄,脉弦数——热邪内盛之象。

治则:清热解毒,凉血止痢。

方析:君——白头翁,苦寒,苦寒而入血分,能清热凉血止痢。

臣——黄连,苦寒,泻火解毒,燥湿厚肠,止痢要药;黄柏,苦寒,清利下焦湿热,上药共助燥湿清热解毒止痢。

佐、使——秦皮,苦涩寒,苦涩而寒,清热收涩止痢。

本方配伍合理,共奏清热解毒、凉血止痢之功,为治疗热毒痢疾之名方。

【应用要点】

(1)本方是治疗热毒血痢的常用方,以下痢脓血、赤多白少、腹痛、里急后重、舌红苔黄、脉弦数为应用要点。

(2)有表邪恶寒发热,加葛根、连翘、金银花以透热解表;里急后重甚,加木香、槟榔、枳壳以理气止痛;脓血多,加赤芍、牡丹皮、地榆以凉血止血;腹胀食滞,加炒山楂、枳实以清热导滞。

(3)本方现代常用于治疗细菌性痢疾、阿米巴痢疾,加鸦胆子冲服。

第五节 清 虚 热

清虚热剂适应证:阴虚发热证。阴虚发热证是由于热病后期、邪伤阴分、阴液已伤、肝肾阴虚、虚火内扰所致。临床常见自觉发热、暮热早凉、舌红少苔,或肝肾阴虚、虚火内扰、骨蒸潮热、盗汗面赤、久热不退。阴虚内热属虚热内扰,宜养阴退热,多用鳖甲、知母、生地黄、赤芍、银柴胡等药,代表方如青蒿鳖甲汤;属阴液耗伤,宜壮水制火，代表方如六味地黄丸。

一、青蒿鳖甲汤（《温病条辨》）

【来源】《温病条辨》卷三："夜热早凉，热退无汗，热自阴来者，青蒿鳖甲汤主之。"

【方名】邪伏阴分，须养阴透邪并举，以鳖甲为君，滋阴透邪退热，入络搜邪，青蒿为臣，清中有透，引邪外出，内清外透，使阴分伏热外达，故名青蒿鳖甲汤。

【方组】青蒿二钱　鳖甲三钱　细生地四钱　知母二钱　丹皮三钱

【用法】水五杯，煮取二杯，日再服。（现代用法：水煎服。）

【功用】养阴清热。

【主治】温病后期、邪伏阴分证。夜热早凉，热退无汗，舌红苔少，脉细数。

【方证解析】

主证：温病后期，邪伏阴分证。

症状与病机：入夜身热，早起身凉——人体卫气，日行于表，夜行于里；阴分伏热，入夜卫气入里，两阳相加，阴不制阳；热退无汗——阴液受损，无以作汗；舌红，苔少，脉细数——阴虚内热之象。

治则：养阴退热。

方析：君——鳖甲，咸微寒，咸寒直入阴分，滋阴退热；青蒿，苦辛寒，苦辛而寒，有清有散，清热透邪外出。

臣——细生地，苦甘寒，滋阴凉血；知母，苦甘寒，滋阴降火。

佐使——丹皮，苦辛微寒，泄血中伏火，滋清兼备，清中有透。

本方滋清兼备，标本兼顾，清中有透，养阴而不留邪，驱邪而不伤正，阴复邪去而热透。

【应用要点】

（1）本方适用于温病后期余热未尽而阴液有伤之虚热证，以夜热早凉、热退无汗、舌红少苔、脉细数为应用要点。

（2）若口渴为甚，加石斛、天花粉以清热生津；干咳无痰，加沙参、麦冬、川贝母以滋阴润肺止咳。

（3）本方可用于原因不明的发热、传染病的恢复期属于阴虚内热者。

（4）脾虚者慎用。

二、清骨散（《证治准绳》）

【来源】《证治准绳·类方》卷一："骨蒸痨热。"

【方名】本方以治疗阴虚骨蒸痨热为主，故名清骨散。

【方组】银柴胡一钱五分　胡黄连一钱　秦艽一钱　鳖甲醋炙，一钱　地骨皮一钱　青蒿一钱　知母一钱　甘草五分

【用法】水二盅，煎八分，食远服。（现代用法：水煎服。）

【功用】清虚热，退骨蒸。

【主治】肝肾阴虚、虚火内扰证。骨蒸潮热，低热日久不退，形体消瘦，唇红颧赤，困倦盗汗，或口渴心烦，舌红少苔，脉细数等。

【方证解析】

主证：肝肾阴虚，虚火内扰证。

症状与病机：骨蒸潮热，心烦口渴——阴虚内热，蕴蒸所致；唇红颧赤——虚火上炎；夜寐盗汗——虚火迫津外泄；形体消瘦——真阴亏损，不养肌肤；舌红少苔，脉细数——阴虚内热之候。

治则：清虚热，退骨蒸。

方析：君——银柴胡，苦微寒，甘苦性微寒，入阴分而清热凉血，善退骨蒸劳热。

　　　臣——知母，苦甘寒，泻火滋阴退虚热；胡黄连，甘微寒，入血分而退虚热；地骨皮，甘寒，凉血而退有汗之骨蒸。

　　　佐——秦艽，辛苦平，辛散退热，使伏热从外而解；青蒿，苦辛寒，清热透邪外出；鳖甲，咸微寒，滋阴潜阳，引药入阴。

　　　使——甘草，甘平，调和诸药。

本方退热除骨蒸，清透伏热，兼顾滋阴养液。组方合理，临床应用多有良效。

【应用要点】

（1）本方为治疗骨蒸的常用方。以骨蒸潮热、形瘦盗汗、舌红少苔、脉细数为应用要点。

（2）血虚，加四物汤以养血；痨肺，加川贝母、百部、麦冬以养阴止咳。

（3）本方现代多用于结核病的潮热盗汗骨蒸，以及其他慢性消耗性疾病属于阴虚内热者。

【变方及应用】

秦艽鳖甲散（《卫生宝鉴》）

〔方组〕地骨皮一两　柴胡一两　鳖甲去裙襕,酥炙,用九肋者,一两　秦艽半两　当归半两　知母半两

〔用法〕上药为粗末。每服五钱，水一盏，加青蒿五叶，乌梅一个，煎至七分，去滓，临卧、温服。

〔功用〕滋阴养血，清热除蒸。

〔主治〕阴虚血亏、风邪传里化热之风痨病。骨蒸盗汗，肌肉消瘦，唇红颊赤，口干咽燥，午后潮热，咳嗽，困倦，舌红少苔，脉细数。

（按）青蒿鳖甲汤与清骨散均用于阴虚发热。青蒿鳖甲汤养阴与透邪并配，重在养阴透邪；清骨散养阴与祛风相配，重在养阴清热，以治骨蒸盗汗。

三、当归六黄汤（《兰室秘藏》）

【来源】《兰室秘藏》卷下："治盗汗之圣药也。"

【方名】以当归和六种带有"黄"字之药组成，故名当归六黄汤。

【方组】当归　黄芩　黄连　黄柏　熟地　生地各等分　黄芪加一倍

【用法】上药为粗末，每服五钱，水二盏，煎至一盏，食前服，小儿减半服之。（现代用法：水煎服。）

【功用】滋阴泻火，固表止汗。

【主治】阴虚火旺之盗汗。发热盗汗，面赤心烦，口干唇燥，大便干结，小便黄赤，舌红苔黄，脉数。

【方证解析】

主证：阴虚火旺证。

症状与病机：发热盗汗——水亏火旺，虚火伏于阴分，寐则与卫气同行，两阳相加，热迫阴液失守；面赤心烦——虚火上炎；口干舌燥——火耗阴津；便秘溲赤，舌红苔黄，脉数——内热之象。

治则：滋阴泻火，固表止汗。

方析：君——当归，甘辛温；生地黄，甘苦寒；熟地黄，甘微温。三药养血增液，滋补肾阴，壮水制火。

臣——黄连，苦寒，清泻心火；黄芩，苦寒，泻火除烦；黄柏，苦寒，清泻相火。

佐、使——黄芪，甘微温，益气实卫固表止汗。

本方养血育阴与泻火清热配伍，益气固表与泻火清热相配，标本兼顾，共奏滋阴泻火、固表止汗之功。

【应用要点】

（1）本方为阴虚火旺盗汗证的常用方，以盗汗面赤、心烦溲赤、脉数、舌红苔黄为应用要点。

（2）阴虚为甚，可加知母以滋阴液；若脾气虚弱，可酌减黄连、黄柏，加生麦芽、熟麦芽；若汗出为甚，可加浮小麦、山茱萸以止汗；若潮热为甚，可加龟板、地骨皮以退热。

（3）本方现代常用于甲状腺功能亢进、结核病、糖尿病、更年期综合征等病属于阴虚火旺者。

（4）脾胃虚弱者不宜使用。

第五章

祛　暑　剂

凡以祛暑药组方，具祛湿除暑作用治疗暑病的方剂，称为祛暑剂。

暑邪为六淫之一。《素问·热论》云："先夏至日者为病温，后夏至日者为病暑。"故夏天感受暑邪而发生的多种病，统称暑病。暑为阳邪，其性炎热，故暑病表现为身热、面赤、心烦、小便短赤、舌红脉数或洪大。暑邪升发，易伤津耗气，故多口渴喜饮、体倦少气；暑月地热、地蒸，暑热交蒸，故易夹湿，常见胸闷、泛恶、苔白腻；夏令人易贪凉露卧，人体腠理疏松，故易感外邪。

治暑方法差异较大，单纯感暑受热，宜清热；夹湿，宜配祛湿；湿易化火，不宜用药过温；甘寒祛暑用药要得当，以免阴柔妨碍祛湿。

一、清络饮（《温病条辨》）

【来源】《温病条辨》卷1："手太阴暑温，发汗后，暑证悉减，但头微胀，目不了了，余邪不解者，清络饮主之。""凡暑伤肺经气分之轻证皆可用之。"

【方名】暑伤脉络气分，以芳香轻清药清其暑热之邪，故名清络饮。

【方组】鲜荷叶边_二钱　鲜银花_二钱　丝瓜皮_二钱　西瓜翠衣_二钱　鲜扁豆花_一枚
鲜竹叶心_二钱

【用法】以水二杯，煮取一杯，日二服。（现代用法：水煎服。）

【功用】祛暑清热。

【主治】暑伤肺经气分轻证。身热口渴不甚，头目不清，昏眩微胀，舌淡红，苔薄白。

【方证解析】

主证：暑伤肺经气分轻证。

症状与病机：身热口渴不甚——暑邪伤气；头目不清，昏眩微胀——暑热上扰清窍；舌淡红，苔薄白——邪气较浅之象。

治则：祛暑清热。

方析：君——鲜银花，甘寒，清解暑热；鲜扁豆花，甘平，解暑祛湿。

臣——西瓜翠衣，甘寒，清热解暑，生津解渴；丝瓜皮，甘平，清肺通络。

佐、使——鲜荷叶边，甘寒，祛湿清热；鲜竹叶心，甘寒，清心利水。

本方六药多用鲜药，清热解暑之效更佳，药效清凉芳香，轻清走上，为清透肺中暑热之良方。

【应用要点】

（1）本方为治疗暑热伤肺轻证的常用方，以身热口渴不甚、头目不清、舌苔薄白为应用要点。

（2）微咳，加杏仁、沙参；身热，加石膏、知母。

（3）常用于夏月中暑、感冒轻证。

二、香薷散（《太平惠民和剂局方》）

【来源】《太平惠民和剂局方》卷2：“治脏腑冷热不调，饮食不节，或食腥脍、生冷过度，或起居不节，或路卧湿地，或当风取凉。”

【方名】夏月乘凉饮冷后感受寒凉所发阴暑之证，以香薷为主药，以其辛温芳香解表散寒，祛暑化湿，故名香薷散。

【方组】香薷_{去土一升}　白扁豆_{微炒}　厚朴_{去粗皮姜制,各半斤}

【用法】上为细末，每服三钱，水一盏，入酒一分，煎七分，去滓，水中沉冷。连吃二服，不拘时候。（现代用法：水煎服，或加酒少量同煎。）

【功用】祛暑解表，化湿和中。

【主治】阴暑。恶寒发热，头痛身重，无汗，腹痛吐泻，胸脘痞闷，舌苔白腻，脉浮。

【方证解析】

主证：阴暑证。

症状与病机：恶寒发热，无汗——感受寒湿邪气；头痛身痛——寒湿困束；胸闷不舒——寒湿困脾；腹痛——胃失和降；呕吐——胃气上逆；泄泻——湿浊下注大肠；苔白腻，脉浮——寒湿在表之象。

治则：祛暑解表，化湿和中。

方析：君——香薷，辛微温，夏月解表之要药，解表祛暑化湿。

臣——厚朴，甘辛温，辛温香燥行气，为化湿和中之要药。

佐、使——白扁豆，甘微温；酒，辛温。共用可健脾和中以助散湿之力。

本方辛温与渗湿消暑共举，以消阴暑，配伍合理。

【应用要点】

（1）本方是治疗夏月乘凉饮冷、外感风寒、内伤阴邪之阴暑的常用方，以恶寒发热、头痛身重、无汗、腹痛吐泻、胸脘痞闷、舌苔白腻、脉浮为应用要点。

（2）若内热较甚，可加焦栀子、淡豆豉以清热；湿气较盛，可加茯苓、苍术以化湿；若脾胃失和、纳差，可加炒白术、炒茯苓、炒薏苡仁、陈皮以健脾和中。

（3）本方现代常用于夏季感冒、内伤外感、急性胃肠炎属于表寒里湿者。本方组成简洁，故临床应用多要加减，或合方使用。

【变方及应用】

新加香薷饮（《温病条辨》）

〖方组〗香薷_{二钱}　银花_{三钱}　鲜扁豆花_{三钱}　厚朴_{二钱}　连翘_{二钱}

〖用法〗水五杯，煮取两杯，先服一杯，得汗，止后服，不汗再服，服尽不汗，更作服。

〖功用〗祛暑解表，清热化湿。

〖主治〗暑温挟湿、复感于寒证。头痛发热，恶寒无汗，口渴面赤，胸闷不舒，舌苔白腻，脉浮数。

（按）香薷散和新加香薷饮均为祛暑之方。前方组较简以散寒化湿为主；后方组成有辛凉之品，故能内清暑热。

三、六一散（《黄帝素问宣明论方》）

【来源】《黄帝素问宣明论方》卷10："治身热吐痢，泄泻肠癖，下痢赤白，癃闭淋痛。利小便，偏主石淋。"

【方名】本方原名"益元散"，一名"天水散"，后人统称为"六一散"，即取"天一生水，地六成之"之义，又说明方药用量比例，以区别加朱砂之益元散。

【方组】滑石_{六两}　甘草_{一两}

【用法】为细末，每服三钱，加蜜少许，温水调下，无蜜亦可，每日三服。或欲冷饮者，新井、泉水调亦得。（现代用法：为细末，每服9～18 g，包煎，或温开水调下，每日2～3次；也有加其他方中煎服。）

【功用】清暑利湿。

【主治】暑湿证。身热烦渴，小便不利，或泄泻。

【方证解析】

主证：暑湿证。

症状与病机：身热烦渴——暑为阳邪，暑气迫于心，伤暑故见此证，热伤津液故口渴；小便不利——暑多挟湿，湿阻膀胱气化不利；泄泻——湿走肠间所致。

治则：清暑利湿。

方析：君——滑石，甘淡性寒，清解暑热，通利水道。

臣——甘草，甘平，清热泻火，益气和中。

两药相伍，清暑利湿，清热而不留湿，利水而不伤阴，使三焦之暑热从下焦渗泄，为治疗暑温、湿热壅滞、热、渴、淋证之基础方。

【应用要点】

（1）本方是治疗暑湿及湿热壅滞所致小便不利的基础方，以身热口渴、小便不利为应用要点。

（2）以本方为基础方，临床上多增药味，加强疗效：暑热较重者，加淡竹叶、金银花以祛暑清热；热伤津液口渴，加玄参、麦冬、石斛以养阴生津；心烦，加黄连、灯心草、淡竹叶以清心泻火除烦；小便不利热痛，加白茅根、大蓟、小蓟、车前子以清热利尿；若有砂淋，加海金沙、金钱草、鸡内金以排石通淋；若热伤气阴见头晕乏力，加太子参或西洋参以益气养阴。亦可与其他方配伍使用，如小便不利，可与五苓散配用；如口渴，可与沙参麦冬饮配用。

（3）本方现代多用于膀胱炎、尿道炎属于湿热者。

（4）阴虚、内无湿热者不宜使用。

【变方及应用】

1. **益元散**（《伤寒直格》）

〖方组〗 即六一散加朱砂，灯心汤调服。

〖功用〗 清心解暑。

〖主治〗 暑湿证兼心悸怔忡、失眠多梦。

2. **碧玉散**（《伤寒直格》）

〖方组〗 即六一散加青黛，令如浅碧色。

〖功用〗 清解暑热。

〖主治〗 暑湿证兼有肝胆郁热。

3. **鸡苏散**（《伤寒直格》）

〖方组〗 即六一散加薄荷。

〖功用〗 疏风解暑。

〖主治〗 暑湿证兼微恶风寒、头痛头胀、咳嗽不爽。

（按）上三方均是在六一散的基础上变化而来，都有祛暑清热利湿的功用，但各有安神、清肝、解表之不同。

四、苓桂甘露散（《黄帝素问宣明论方》）

【来源】《黄帝素问宣明论方》卷6："治伤寒中暑，冒风饮食，中外一切所伤，传受湿热内甚，头痛、口干、吐泻、烦渴，不利间小便赤涩，大便急痛，霍乱吐下，腹满痛闷，及小儿吐泻惊风。"

【方名】以茯苓、官桂、甘草、白术调理脾胃升降气化之职，配以清石、石膏、寒水石大寒清热，作用如甘露而降而清暑解热，故名苓桂甘露散。

【方组】茯苓_{一两} 甘草_{炙,二两} 白术_{半两} 泽泻_{一两} 官桂_{去皮,二两} 石膏_{二两} 寒水石_{二两} 滑石_{四两} 猪苓_{半两}

【用法】上为末。每服三钱，温汤调下，新汲水亦得，生姜汤尤良。小儿每服一钱，用如上法（现代用法：水煎服，用量按原方剂量酌减。）

【功用】清暑解热，化气利湿。

【主治】暑湿证。发热头痛，烦渴引饮，小便不利，以及霍乱吐下。

【方证解析】

主证：暑湿证。

症状与病机：发热头痛——暑热内侵；烦渴引饮——热盛伤津；小便不利——湿盛于里，致膀胱气化不利；霍乱吐下——暑湿伤及脾胃，升降失常。

治则：清暑解热，化气利湿。

方析：君——滑石，甘淡寒，重用为君以清解暑热，利水渗湿。

      臣——石膏，甘辛大寒，大寒质重，以增强清暑解热；寒水石，咸寒，清热解暑。

      佐——猪苓，甘平，利水渗湿；茯苓，甘平，化脾利湿；泽泻，甘寒，淡渗利湿；白术，苦温，健脾益运化水湿；官桂，辛温，助下焦气化以利小便。

　　使——炙甘草，甘温，调和诸药。

　　本方清暑解热，化气利湿，调理脾胃升降之机，则暑清湿去，诸证自愈。

【应用要点】

（1）本方为祛暑利湿的常用方，以发热头痛、烦渴引饮、小便不利为应用要点。

（2）暑热较轻减石膏、寒水石，加西瓜翠衣、芦根、淡竹叶；水湿中阻、呕恶腹胀，加厚朴、藿香、佩兰；水泻如注，加人参、葛根、车前子。

（3）本方现代多用于中暑、尿路感染、急性肠炎属于暑湿证者。

（4）暑伤气阴者不宜使用。

五、清暑益气汤（《温热经纬》）

【来源】《温热经纬》卷四："湿热证，湿热伤气，四肢困倦，精神减少，身热气高，心烦溺黄，口渴自汗，脉虚者。"

【方名】以西瓜翠衣清热解暑，以西洋参益气生津，养阴清热为主药共奏清暑益气之功，以治暑热气津两伤证，故名清暑益气汤。

【方组】西洋参　石斛　麦冬　黄连　竹叶　荷梗　知母　甘草　粳米　西瓜翠衣（原方未著用量，可据临床病情酌选药量）

【用法】水煎服。

【功用】清暑益气，养阴生津。

【主治】暑热气津两伤证。身热多汗，口渴心烦，小便短赤，体倦少气，精神不振，脉虚数。

【方证解析】

主证：暑热气津两伤证。

症状与病机：身热——暑为阳邪，暑热伤体；心烦——暑气通心，伤人心烦；汗多——暑性升散，伤人腠理开泄；口渴、尿少而黄——暑热伤津；体倦少气——暑热耗气；精神不振，脉虚数——气伤之象。

治则：清暑益气，养阴生津。

方析：君——西瓜翠衣，甘寒，清热解暑；西洋参，甘微苦凉，益气生津、养阴生津。

　　　　臣——荷梗，甘寒，清热解暑以助西瓜翠衣；石斛，甘微寒，养阴生津以助西洋参；麦冬，甘苦微寒，养阴清热。

　　　　佐——黄连，苦寒，苦寒泻火；知母，苦甘寒，滋阴降火；竹叶，甘淡，清热除烦。

　　　　使——甘草，甘平，益胃和中；粳米，甘平，健脾养胃。

　　本方配伍清暑透气，养阴生津，邪正兼顾，组方合理，为治疗暑热气津而伤证之良方。

【应用要点】

（1）本方主治夏月伤暑、气阴两伤证，以体倦少气、口渴多汗、脉虚数为应用要点。

（2）若暑热较重，加石膏；夹湿较甚，减麦冬、石斛，加藿香、六一散；暑热不甚，可去黄连；小儿夏季发热者，可去知母、黄连，加白薇、地骨皮。

（3）本方现代多用于小儿夏季热、成人夏季中暑属于气阴两伤者。

（4）暑病夹湿者不宜使用本方。

【变方及应用】

清暑益气汤（《脾胃论》）

〖方组〗黄芪_{一钱五分,汗少则减五分}　苍术_{泔浸去皮,一钱五分}　升麻_{一钱}　人参_{去芦,五分}　泽泻_{五分}　炒曲_{五分}　橘皮_{五分}　白术_{五分}　麦冬_{去心,三分}　当归身_{三分}　甘草_{炙,三分}　青皮_{去皮,三分半}　黄柏_{酒洗,去皮,二分或三分}　葛根_{二分}　五味子_{九枚}

〖用法〗水煎服。

〖功用〗清暑益气，除湿健脾。

〖主治〗平素气虚、又受暑湿证。身热头痛，口渴自汗，四肢困倦，不思饮食，大便溏薄，小便短赤，苔腻，脉虚。

（按）上述两个清暑益气汤名同方异，前者重在养阴生津，后者重在健脾燥湿，各有侧重。

第六章

温 里 剂

以温热药为主组方，具有温里助阳、散寒通脉作用，主治里寒证的方剂，称为温里剂，其治疗方法属"八法"中之"温法"。立法原则据"寒者热之""治寒以热"而立。寒证有表寒与里寒之分。表寒属人体外感寒邪而发，治以辛温解表发散，在解表剂中论述。里寒的发生原因有外寒直入于里，或过食生冷损伤阳气，或由于素体阳虚，寒从中发生。里寒证表现复杂，由于寒证发生的脏腑、经络及其程度不同，所以治疗也有不同。脾胃虚寒可见脾肾阳虚、寒凝肝经、阳气衰微、阴寒内盛，甚则阳气欲脱。温里剂大体分为温中祛寒、回阳救逆、温经散寒三类。

温里剂应用时需注意：①阴寒内盛，易导致血行不畅、气机不畅，故常酌加温通、理气血及调理气机之药。②阳气欲脱须加固脱之药。③温里剂药性温热，易伤阴液，配伍须兼顾阴液之滋养。④须分清真假寒热证，用药因人、因时、因地注意变化。

第一节　温中祛寒

温中祛寒剂适应证：中焦虚寒证。症见腹胀疼痛、呕恶下利、不思饮食、肢体倦怠、手足不温、舌苔白滑、脉沉细或沉迟。

一、理中丸（《伤寒论》）

【来源】《伤寒论·辨霍乱病脉证并治》："霍乱，头痛，发热，身疼痛，热多，欲饮水者，五苓散主之；寒多，不用水者，理中丸主之。"《伤寒论·辨阴阳易差后劳复病脉证并治》："大病差后，喜唾，久不了了，胸上有寒，当以丸药温之，宜理中丸。"

【方名】本方温补并用，温中阳、益脾气，助运化调理中焦脾胃之虚寒，故名理中丸。

【方组】人参三两　干姜三两　甘草炙，三两　白术三两

【用法】上四味，捣筛，蜜和为丸，如鸡子黄许大。以沸汤数合，和一丸，研碎，温服之，日三服，夜二服。腹中未热，益至三四丸，然不及汤。汤法：以四物依两数切，用水八升，煮取三升，去滓，温服一升，日三服。服汤后，如食顷，饮热粥一升许，微自温，勿发揭衣被。（现代用法：上药共研细末，蜜丸9 g，每日服2～3次，每次1丸，温开水送服。汤剂以原方比例酌减，水煎服。）

【功用】温中祛寒，补气健脾。

【主治】①脾胃虚寒证。脘腹绵绵作痛，喜温喜按，呕吐，大便稀溏，脘痞食少，

畏寒肢冷，口不渴，舌淡，苔白润，脉沉细或沉迟无力。②脾虚失血证。便血、吐血、衄血或崩漏等，血色略淡，质清稀。③脾胃虚寒所致的胸痹，或病后多涎唾，或小儿慢惊。（脾统血，若脾气阳虚统血之职失司，则可吐衄或便血崩漏，均有面色㿠白、气短神疲、脉细或虚大阳虚之证。胸痹证：乃由胸中阳气不振，阴邪上乘，痹阻胸阳，故以理中温阳祛寒以除痹阻。病后多生涎唾证。久久不已乃脾气虚不能摄津，上溢于口，以理中温脾摄津使津不上溢。小儿慢惊证：由先天或后天不足，致小儿羸瘦，手足不温，呕吐泄泻，神疲食少，中焦虚寒所致，故以理中以除慢惊。

本方治病虽然较多，但均为异病同治。虽病不同，但病机同，均由中焦脾胃虚所致，故本方在《金匮要略》中称"人参汤"。）

【方证解析】

主证：脾胃虚寒证。

症状与病机：畏寒肢冷——阳气虚弱失温；脘腹绵绵作痛——寒从中生；喜温喜按，脘痞食少——中阳不振，脾失健运；呕吐便溏——脾胃升降失常；舌淡苔白润，口不渴，脉沉细或沉迟无力——均为虚寒之象。

治则：温中祛寒，补气健脾。

方析：君——干姜，辛热，温脾阳，祛寒邪，扶阳抑阴。

臣——人参，甘苦微温，补气健脾。

佐——白术，苦温，健脾燥湿。

使——炙甘草，甘温，调和诸药。

本方温补并用，重在温脾阳、益脾气。在《伤寒论》《金匮要略》中治病主证较多，异病同治，病机均属中焦虚寒，乃良法名方。

【应用要点】

（1）本方是治疗中焦脾胃虚寒证的基础方。以畏寒肢冷、脘腹绵绵作痛、呕吐、大便稀溏、舌淡、苔薄、脉沉细为应用要点。

（2）本方组方简洁，临床应用多有加减：如阴寒盛阳气虚，可加附子、肉桂；气逆呕吐，加半夏、茯苓；下利较甚，加茯苓、炒山药；阳虚失血则据其失血不同加减，呕血减干姜加炮姜、黄芪，衄血加藕节炭，便血加地榆炭，崩漏加黄芪、仙鹤草、益母草；胸痹加瓜蒌、薤白、枳壳、丹参、桂枝。

（3）本方现代常用于急性胃肠炎、消化性溃疡、胃痉挛、胃下垂、慢性结肠炎等属于脾胃虚寒证者。

（4）湿热内蕴或脾胃阴虚者不宜使用。

【变方及应用】

1. 桂枝人参汤（《伤寒论》）

〖方组〗桂枝四两　甘草炙,四两　白术三两　人参三两　干姜三两

〖用法〗上五味，以水九升，先煮甘草、白术、人参、干姜四味，取五升，纳桂更煮，取三升，去滓，温服一升，日再，夜一服。

〖功用〗温阳健脾，解表散寒。

〖主治〗脾胃虚寒，复感风寒表证。恶寒发热，头身疼痛，腹痛，下利便溏，口不

渴，舌淡，苔白腻，脉浮虚者。

2. 附子理中丸（《太平惠民和剂局方》）

〖方组〗附子_{炮，去皮脐，三两}　人参_{去芦，三两}　白术_{三两}　干姜_{炮，三两}　甘草_{炙，三两}

〖用法〗上为细末，炼蜜为丸，每两作十丸，每服一丸，以水一盏，化开，煎至七分，稍热服之，空心食前。

〖功用〗温阳祛寒，补气健脾。

〖主治〗脾胃虚寒较甚，或肾阳虚证。脘腹疼痛，下利清谷，恶心呕吐，畏寒肢冷，或霍乱吐利转厥等。

3. 连理汤（《张氏医通》）

〖方组〗人参　炒白术　茯苓　炙甘草　炮姜　黄连

〖用法〗水煎服。

〖功用〗温阳健脾，调和肠胃。

〖主治〗中焦寒热错杂证。腹泻，呕吐，反酸。本方现代多用于慢性肠炎、痢疾等属于中焦寒热错杂者。

4. 治中汤（《类证活人书》）

〖方组〗人参　白术　甘草　干姜　陈皮　青皮_{各等分}

〖用法〗为粗末，每服三钱，水煎服。

〖功用〗温阳健脾，理气和中。

〖主治〗脾胃虚寒兼气滞证。脘腹胀满，纳差，脉沉细，舌淡苔薄白。本方现代多用于慢性胃炎、消化性溃疡等属于脾胃虚寒兼气滞者。

5. 枳实理中丸（《太平惠民和剂局方》）

〖方组〗人参_{二两}　白术_{二两}　茯苓_{二两}　炙甘草_{二两}　炮姜_{二两}　枳实_{一两}

〖用法〗为末，成蜜丸，每服一丸，每日2～3次。

〖功用〗温理中焦，除痞止痛。

〖主治〗中焦痞满兼有痰饮。心膈，实满作痛，手不得近。

6. 枳实消痞丸（《兰室秘藏》）

〖方组〗人参_{三钱}　白术_{二钱}　茯苓_{二钱}　炙甘草_{二钱}　干姜_{二钱}　枳实_{五钱}　黄连_{五钱}
厚朴_{四钱}　半夏曲_{四钱}　麦芽_{二钱}

〖用法〗糊丸，梧桐子大，每服五十丸。

〖功用〗温阳健脾，消痞和中。

〖主治〗脾胃虚寒证。心下痞满，恶食倦怠。

（按）桂枝人参汤、附子理中丸、连理汤、治中汤、枳实理中丸、枳实消痞丸，均是在理中丸的基础上根据不同的变证在温中祛寒、补气健脾的原则下加减变化，主证不变，治疗各有不同。

理中丸主治中焦脾胃虚证；桂枝人参汤即理中丸加入桂枝，除温阳健脾外，兼能解表，表里同治，主治脾胃虚寒而兼外感风寒；附子理中丸即理中丸加附子，温中散寒之力更强，亦可温肾，主治脾胃虚寒重证，或脾胃虚寒；连理汤即理中丸加黄连、茯苓，针对中焦虚寒错杂证；治中汤即理中丸加青皮、陈皮，针对脾胃虚寒证兼有气滞；枳实理中丸即理中丸加茯苓、枳实，针对脾胃虚寒证兼痞满；枳实消痞丸即理中丸加茯苓、枳实、黄连、厚朴、半夏曲、麦冬，针对脾胃虚寒证兼有脾运失常之化湿、化热、纳差、乏力诸证。

二、吴茱萸汤（《伤寒论》）

【来源】《伤寒论·辨阳明病脉证并治》："食谷欲呕，属阳明也，吴茱萸汤主之。"
《伤寒论·辨厥阴病脉证并治》："干呕，吐涎沫，头痛者，吴茱萸汤主之。"

【方名】吴茱萸辛苦而性热，能下三阴之逆气，为君以治浊阴上逆为主药，故名吴茱萸汤。

【方组】吴茱萸洗，一升　人参三两　生姜切，六两　大枣十二枚

【用法】上四味，以水七升，煮取二升，去滓，温服七合，三次服。（现代用法：水煎服。）

【功用】温中补虚，降逆止呕。

【主治】肝胃虚寒，浊阴上逆证。食后泛泛欲吐，或呕吐酸水，或干呕，或吐清涎冷沫，胸满脘痛，巅顶头痛，畏寒肢冷，甚则伴手足逆冷，大便泄泻，烦躁不宁，舌淡苔白滑，脉沉弦或迟。

【方证解析】

主证：肝胃虚寒，浊阴上逆证。

症状与病机：食后泛泛欲吐，或呕吐酸水，或干呕，或吐清涎冷沫——肝胃虚寒致胃失和降，浊阴上逆；巅顶头痛——厥阴之脉夹胃属肝，上行与督脉会于头顶，浊阴上逆循经上扰于头；胸满脘痛——浊阴阻滞致气机不利；畏寒肢挛——肝胃虚寒，阳虚失温；大便泄泻——脾胃失和，脾不升清；舌淡苔白滑，脉沉弦或迟——虚寒之象。

治则：温中补虚，降逆止呕。

方析：君——吴茱萸，辛苦热，有小毒，归肝胃脾肾四经，温胃暖肝祛寒，和胃降逆止呕。

臣——生姜，辛微温，重用温胃散寒，降逆止呕。

佐——人参，甘苦微温，益气健脾。

使——大枣，甘温，合人参健脾益气。

本方配伍温中与降逆相配，寓补益于温降之中，共奏温中补益、降逆止呕之功，组方合理，用之有效。

【应用要点】

（1）本方是治疗肝胃虚寒、浊阴上逆的常用方，以食后即吐或巅顶头痛、干呕吐涎沫、畏寒肢冷、舌淡苔白滑、脉弦细而迟为应用要点。

（2）本方组方合理，易于加减使用：若呕甚，合小半夏加茯苓汤及砂仁；头痛甚者，加川芎、蔓荆子；肝胃虚寒，加小茴香、荜澄茄；兼有脾虚，加白术、黄芪；兼气滞，加香附、陈皮、川楝子。

（3）本方现代常用于治疗慢性胃炎、神经性呕吐、神经性头痛、耳源性眩晕、妊

娠恶阻呕吐等属于肝胃虚寒者。

(4) 胃热、胃阴虚之呕吐、肝阳上亢之头痛者禁用。

第二节 回阳救逆

回阳救逆剂适应证：阳气衰微、阴寒内盛，或阴盛格阳戴阳，甚则阳气骤脱的危重病症。症见四肢厥逆、精神萎靡、恶寒蜷卧，甚则冷汗淋漓、脉微欲绝等。本类方剂多由大温大热药物组成，如附子、干姜等，或配以人参。代表方剂如四逆汤、回阴救急汤。

一、四逆汤（《伤寒论》）

【来源】《伤寒论·辨少阴病脉证并治》："少阴病，脉沉者，急温之，宜四逆汤。"

《伤寒论·辨霍乱病脉证并治》："吐利汗出，发热恶寒，四肢拘急，手足厥冷者，四逆汤主之。"

【方名】对于阳气衰微所致四肢厥逆，本方能够回阳救逆，以治四肢厥逆，故名四逆汤。

【方组】甘草_{炙,二两}　干姜_{一两半}　附子_{生用,去皮,破八片,一枚}

【用法】上三味，以水三升，煮取一升二合，去滓，分温再服。强人可用大附子一枚，干姜三两。（现代用法：水煎服。）

【功用】回阳救逆。

【主治】心肾阳衰寒厥证。四肢厥逆，恶寒蜷卧，神衰欲寐，面色苍白，腹痛下利，呕吐不渴，舌苔白滑，脉微细。

【方证解析】

主证：心肾阳衰寒厥证。

症状与病机：四肢厥逆，恶寒蜷卧——阳气衰微不能温煦周身四末；脉微细——阳气衰不能鼓动血行；神衰欲寐——心阳衰，心神失养；腹痛吐利——脾肾阳虚，升降失调。

治则：回阳救逆。

方析：君——附子，辛甘大热，有毒，入心脾胃，温壮元阳破散阴寒，回阳救逆，生用力大。

　　　　臣——干姜，辛热，入心肝肺，温中散寒，助阳通脉，君臣相佐，同温先后天之阳气。

　　　　佐、使——炙甘草，甘温，补中益气，甘缓药性之烈，调和诸药。

本方干姜、附子同用相得益彰，回阳救逆力专，姜草辛甘同用以化阳而制附性之烈，配伍巧妙，为回阳救逆的基础方。

【应用要点】

（1）本方是回阳救逆的基础方，以四肢厥逆、神衰欲寐、面色苍白、脉微细为应用要点。

（2）本方现代常用于心肌梗死、心力衰竭，或某些急症之休克属于阳衰阴盛证者。

（3）真热假寒忌用。

【变方及应用】

1. 通脉四逆汤（《伤寒论》）

〖方组〗甘草_{炙，二两}　附子_{大者一枚生用，去皮，破八片}　　干姜_{三两}

〖用法〗上三味，以水三升，煮取一升二合，去滓，分温再服，其脉即出者愈。

〖功用〗破阴回阳，通达内外。

〖主治〗少阴病，阴盛格阳证。下利清谷，里寒外热，手足厥逆，脉微欲绝，身反不恶寒，其人面色赤，或腹痛，或干呕，或咽痛，或利止，脉不出者。

2. 通脉四逆加猪胆汁汤（《伤寒论》）

〖方组〗通脉四逆汤方，加猪胆汁半合。

〖用法〗分温再服，无猪胆汁，以羊胆汁代之。

〖功用〗破阴回阳，虚阳复归。

〖主治〗吐已不断，汗出而厥，四肢拘急不解，脉微欲绝者。

3. 白通汤（《伤寒论》）

〖方组〗葱白_{四茎}　干姜_{一两}　附子_{生用，去皮，破八片，一枚}

〖用法〗上三味，以水三升，去滓，分温再服。

〖功用〗破阴回阳，宣通上下。

〖主治〗少阴病阴盛戴阳证。手足厥逆，下利，脉微，面赤者。

4. 白通加猪胆汁汤（《伤寒论》）

〖方组〗白通汤加猪胆汁一合，人尿五合。

〖用法〗上五味，以水三升，煮取一升，去滓，内胆汁、人尿，和令相得，分温再服。若无胆，亦可用。

〖功用〗破阴回阳，滋阴和阳。

〖主治〗利不止，厥逆无脉，干呕，烦者。

5. 四逆加人参汤（《伤寒论》）

〖方组〗甘草_{炙，二两}　附子_{生用去皮，破八片，一枚}　干姜_{一两半}　人参_{一两}

〖用法〗上四味，以水三升，煮取一升二合，去滓，分温再服。

〖功用〗回阳救逆，益气固脱。

〖主治〗少阴病。四肢厥逆，恶寒蜷卧，脉微而复自下利，利虽止而余症仍在。

6. 参附汤（《正体类要》）

〖方组〗人参_{四钱}　附子_{炮，去皮，三钱}

〖功用〗益气回阳固脱。

〖主治〗阳气暴脱证。四肢厥逆，冷汗淋漓，呼吸微弱，脉微欲绝。

（按）（1）四逆汤与上述六方的组方基本相同，主证肾阳虚厥逆证，主要用于回阳救逆。

（2）但七方各有不同。四逆汤主治阴盛阳衰但其证较轻者。四逆加人参汤主治阴盛阳衰但其证较重者，有虚阳外脱之象，故可益气固脱。参附汤由四逆加人参汤化裁而来，其方更加简而力专，用于阳气暴脱证。通脉四逆汤、通脉四逆加猪胆汁汤，均是治疗阴盛格阳、真阳脱证，较四逆汤证更为复杂，属真寒假热之象，前者方中干姜、附子用量较四逆汤也有增加；后者加猪胆汁以防寒邪格拒，又有引虚阳复归于阴中、反佐之妙用。白通汤、白通加猪胆汁汤，用四逆汤去炙甘草，减少干姜用量，主要用于阴盛戴阳证，其下利为甚，阴液必伤，减少干姜以防燥热，寓意护阴，加猪胆汁、人尿滋阴以和阳，为反佐之法。

（3）通脉四逆汤组方中药之增量、白通汤药之减量，启示药量增减的重要性。

（4）通脉四逆加猪胆汁汤、白通加猪胆汁汤，启示寒证用热药、加入阴寒之药以反佐、防格拒的重要性。

（5）阴盛格阳证、阴盛戴阳证均为真寒假热的证候，临床需要仔细辨证。

二、回阳救急汤（《伤寒六书》）

【来源】《伤寒六书》卷三："治寒邪直中阴经真寒证，初病起无身热，无头痛，止恶寒，四肢厥冷，战栗腹疼，吐泻不渴，引衣自盖，蜷卧沉重，或手指甲唇青，或口吐涎沫，或至无脉，或脉来沉迟而无力者，宜用。"

【方名】对寒邪直中三阴、真阳衰微之急证，本方有回阳以救急之作用，故名回阳救急汤。

【方组】熟附子 9 g　干姜 6 g　人参 6 g　炙甘草 6 g　炒白术 9 g　肉桂 3 g　陈皮 6 g　五味子 3 g　茯苓 9 g　制半夏 9 g（原方未著用量）

【用法】水二盅，姜三片，煎之，临服入麝香 0.1 g 调服。中病以手足温和即止，不得多服。（现代用法：水煎服，麝香冲服。）

【功用】回阳救逆，益气生脉。

【主治】寒邪直中三阴、真阳衰微证。四肢厥冷，神衰欲寐，恶寒蜷卧，吐泻腹痛，口不渴，甚则身寒战栗，或指甲口唇青紫，或吐涎沫，舌淡苔白，脉沉微，甚或无脉。

【方证解析】

主证：寒邪直中三阴，真阳衰微证。

症状与病机：腹痛，吐泻，肢厥，神衰，脉微——素体阳虚，寒邪直中，三阴受寒；身寒战栗，唇甲青紫，无脉——阴寒内盛，阳微欲脱之兆。

治则：回阳救逆，益气生脉。

方析：君——人参，甘苦微温；熟附子，辛甘大热，有毒。两药益气固脱，回阳救逆，参附汤为君。

臣——麝香，辛温；肉桂，辛甘大热。两药通行十二经脉，祛寒通脉，共助药行全身。

佐——炒白术，苦温；茯苓，甘淡平；陈皮，苦温；制半夏，辛温；干姜，辛热；炙甘草，甘温。六药实为六君子汤，补益脾胃，固守中州。

使——五味子，酸甘温，益心气生津。

本方实乃参附汤合六君子汤加麝香、五味子而组方，以回阳生脉，除厥而救急，以解寒邪直中三阴，以救真阳衰微。

【应用要点】

（1）本方是治疗寒邪直中三阴、真阳衰微证的常用方，以四肢厥逆、神衰欲寐、下利腹痛、脉微或无脉为应用要点。

（2）本方组成全面，故临床加减无须多变，只要随证略做调整即可。

（3）本方现代常用于急性胃肠炎吐泻过多、休克、心力衰竭等属亡阳欲脱者。

（4）本方中麝香是名贵药品，临床根据实际情况应用，如无药时可加重人参、熟附子、肉桂用量。麝香在使用中一定要注意用量，不宜多用，病止即停。

【变方及应用】

回阳救急汤（《重订通俗伤寒论》）

〖方组〗黑附片三钱　紫瑶桂五分　别直参二钱　原麦冬辰砂染，三钱　川姜二钱　姜半夏一钱　湖广术一钱半　北五味三分　炒广皮八分　清炙草八分　真麝香三厘，冲

〖用法〗水煎服，冲服麝香。

〖功用〗回阳救逆，益气生脉。

〖主治〗少阴病，阳衰阴竭证。下利脉微，甚则利不止，肢厥无脉，干呕心烦者。

（按）《伤寒六书》与《重订通俗伤寒论》中回阳救急汤方名同而组方异。两方均可回阳固脱；方中用辰砂染麦冬，可养阴除烦。

两方附子与半夏同用，据"十八反"属相反配伍，临床须酌情使用。

第三节　温经散寒

温经散寒剂适应证：寒凝经脉证。寒凝经脉证多由阳气虚弱、寒邪入侵经脉、血行不畅所致。寒证见肢体疼痛，或发阴疽等。温经散寒剂常用温经散寒药如桂枝、细辛等与补益营血药当归、白芍、熟地黄等配伍组方。代表方剂如当归四逆汤、阳和汤。

一、当归四逆汤（《伤寒论》）

【来源】《伤寒论·辨厥阴病脉证并治》："手足厥寒，脉细欲厥者，当归四逆汤主之。"

【方名】当归四逆汤主治血虚受寒、寒凝经脉、血行不畅致手足厥逆，以当归为君药，温通经脉，故称当归四逆汤。

【方组】当归三两　桂枝去皮，三两　芍药三两　细辛三两　甘草炙，二两　通草二两　大枣擘，二十五枚

【用法】上七味，以水八升，煮取三升，去滓。温服一升，日三服。（现代用法：水煎服。）

【功用】温经散寒，养血通脉。

【主治】血虚寒厥证。手足厥寒，或腰、腹、腿、足、肩臂疼痛，口不渴，舌淡苔白，脉沉细或细而欲绝。

【方证解析】

主证：血虚寒厥证。

症状与病机：手足厥寒，脉细欲绝——素体阳虚，经脉寒，寒邪凝滞，血行不畅，阳气及营血不能充养经脉；腰、腹、腿、足，肩臂疼痛——寒凝经脉，肢体百骸失养；口不渴，舌淡苔白——虚寒之象。

治则：温经散寒，养血通脉。

方析：君——当归，甘辛温，养血活血；桂枝，辛甘温，温经散寒，温通经脉。

　　　　臣——细辛，辛温，有小毒，温经散寒以助桂枝温通；芍药，苦酸微寒，养血调经以助当归补益营血。

　　　　佐——通草，甘淡微寒，通经脉以畅血行；大枣，甘温，益气健脾养血。

　　　　使——炙甘草，甘温，调和诸药。

　　　　本方相伍，温阳与散寒，养血与通脉并用，温而不燥，补而不滞，共奏温经散寒、养血通脉之功。

【应用要点】

（1）本方是养血温经散寒的常用方，以手足厥寒、舌淡苔白、脉细欲厥为应用要点。

（2）腰、腹、腿、足血虚寒凝，加黄芪、柏子仁、红花、熟附子、怀牛膝、川牛膝以加强益气治血止痛；寒凝肝经之寒疝，可加吴茱萸、川楝子、茴香、乌药、荔核、橘核以温经散寒；妇女之痛经，可加桃仁、红花、延胡索以活血止痛；手足之冻疮，可加红花、山柰。

（3）本方现代应用广泛，如血栓闭塞性脉管炎、无脉症、雷诺综合征、小儿麻痹、冻疮、妇女痛经、肩周炎、风湿性关节炎等属于血虚寒凝证者。

【变方及应用】

1. 当归四逆加吴茱萸生姜汤（《伤寒论》）

〖方组〗当归_三两　芍药_三两　甘草_炙,二两　通草_二两　桂枝_去皮,三两　细辛_三两　生姜_切,半斤　吴茱萸_二两　大枣_擘,二十五枚

〖用法〗上九味，以水六升，清酒六升和，煮取五升，去滓，温分五服。

〖功用〗温经散寒，养血通脉，和中止呕。

〖主治〗血虚寒凝，手足厥冷，兼寒邪在胃，呕吐腹痛者。

2. 桂枝加黄芪汤（《金匮要略》）

〖方组〗桂枝_三两　芍药_三两　甘草_二两　生姜_三两　大枣_十二枚　黄芪_二两

〖用法〗上六味，以水八升，煮取二升，温服一升。须更饮热稀粥一升余，以助药力，温服取微汗，若不汗，更服。

〖功用〗益气温经，活血通络。

〖主治〗血痹。肌肤麻木不仁，脉微细而紧。

（按）当归四逆汤、当归四逆加吴茱萸生姜汤、桂枝加黄芪汤均是在桂枝汤基础上演化而来。三方均温经散寒，共调营卫；当归四逆汤主治寒凝经脉的手足厥及痹痛；当归四逆加吴茱萸生姜汤主治除前证外兼寒邪在胃的呕吐腹痛；桂枝加黄芪汤主治血痹、肌肤麻木不仁，腰以下汗出，腰髋弛痛。

《金匮要略·水气病脉证并治第十四》："黄汗之病，两胫自冷；假令发热，此属历节。食已汗出，又身常暮卧盗汗出者，此荣气也，若汗出已，反发热者，久久其身必甲错。发热不止者，必生恶疮。若身重，汗出已辄轻者，久久必身瞤。瞤即胸中痛，又从腰以上必汗出，下无汗，腰髋弛痛，如有物在皮中状，剧者不能食，身疼重，烦躁，小便不利，此为黄汗，桂枝加黄芪汤主之。"《金匮要略·血痹虚劳病脉证并治第六》："血痹，阴阳俱微，寸口关上微，尺中小紧，外证身体不仁，如风痹状，黄芪桂枝五物汤主之。"黄芪桂枝五物汤较桂枝加黄芪汤减去甘草、倍用生姜，功效明显不同，前者重在通阳行痹以治血痹，后者重在通阳散邪以治血痹及黄汗。

二、阳和汤（《外科治则全生集》）

【来源】《外科治则全生集》卷4："鹤膝风，贴骨疽及一切阴疽。"

【方名】阴疽一证多由素体阳虚，营血不足，寒凝痰滞，痹阻于肌肉、筋骨、血脉而成。本方有温阳补血、散寒通滞之功，治疗阴疽犹如仲春温暖和煦之气普照大地，驱散阴霾，而布阳和，故名阳和汤。

【方组】熟地黄_一两　麻黄_五分　鹿角胶_三钱　白芥子_炒研,二钱　肉桂_去皮,研粉,一钱
生甘草_一钱　炮姜炭_五分

【用法】水煎服，鹿角胶烊化服。

【功用】温阳补血，散寒通滞。

【主治】阴疽。如贴骨疽、脱疽、流注、痰核、鹤膝风等，患处漫肿无头，皮色不变，酸痛无热，口中不渴，舌淡苔白，脉沉细或迟细。

【方证解析】

主证：阳虚阴疽证。

症状与病机：局部肿势弥漫，皮色不变，酸痛无热，并可伴全身虚寒证，舌淡，苔白，脉沉细——素体阳虚，营血不足，寒凝痰滞痹阻于肌肉、筋骨、血脉。

治则：温阳补血，散寒通滞。

方析：君——熟地黄，甘微温，温补营血；鹿角胶，甘咸温，温肾阳，益精血。

臣——肉桂，辛甘大热，温阳散寒；姜炭，辛微温，温通血脉。

佐——白芥子，辛温，达皮里膜外；麻黄，辛苦温，开腠理达全身，通络散寒。

使——生甘草，甘平，调和诸药。

本方温阳与补血并用，祛痰与通络相伍，可使阳虚得补，营血得充，寒凝痰滞得除。

【应用要点】

（1）本方是治疗阴疽的常用方，以患处漫肿无头、皮色不变、酸痛无热为应用要点。

（2）气虚甚，加黄芪、党参；阴寒甚，加附子；有血瘀之象，加乳香、没药。

（3）本方现代常用于骨结核、腹膜结核、慢性骨髓炎、骨膜炎、慢性淋巴结炎、类风湿关节炎、血栓闭塞性脉管炎、肌肉深部脓肿等属于阴寒凝滞者。

（4）阳证疮疡溃破、阴虚有热、疽已溃破者不宜使用。

第七章

补　益　剂

　　具有补益人体气血、阴阳等作用，以补益气血、阴阳的药物组方，治疗各种虚证的方剂，称为补益剂。补益剂据《内经》"虚者补之""损者益之""形不足者，温之以气""精不足者，补之以味"组方，属"八法"中的"补法"。

　　人体虚损诸证的发生原因分为先天不足和后天失养两种；五脏受损必伤气血、阴阳。所以本类方剂中有补气、补血、气血双补、补阳、补阴、阴阳双补六类。

　　补气、补血、气血双补三类方剂各有侧重点，但组方中必须以气、血相互关系组方。"气能生血""血能养气""气为血帅""血为气母"。

　　补阳、补阴、阴阳双补三类方剂同样要以"阴阳互根""孤阴不生""孤阳不长"的相互关系组方。如张景岳所说："善补阳者，必于阴中求阳，则阳得阴助而生化无穷；善补阴者，必于阳中求阴，则阴得阳升而泉源不竭。"

　　在调补五脏虚损时，有直接补益脏腑或依据脏腑间相互关系之调补两种。如中气虚，直接补益中气（如补中益气汤）；间接补益依据五脏相关理论和五行学说中相生相克理论，如肺气虚补脾土、培土生金的"补母法"。

　　应用补益剂须注意虚证的实质，分清气血阴阳及脏腑之不足；注意虚实真假；注意先天、后天之补益关系；注意补不碍胃等原则。

第一节　补　气

　　补气剂适应证：脾肺气虚证。补气剂的常用药有人参、党参、黄芪、白术、山药、甘草等，常配以健脾渗湿利水药如茯苓、薏苡仁等，健脾行气药如陈皮、砂仁、木香等，消食药如神曲、麦芽、内金等。代表方剂如四君子汤、参苓白术散、补中益气汤、生脉散、玉屏风散。

一、四君子汤（《太平惠民和剂局方》）

　　【来源】《太平惠民和剂局方》卷3："荣卫气虚，脏腑怯弱。心腹胀满，全不思食，肠鸣泄泻，呕哕吐逆，大宜服之。"

　　【方名】汪昂《医方集解·补养之剂》解释六君子汤"名曰六君，以其皆中和之品，故曰君子也"，然四君子汤方组用药同于六君子汤之义，由四药组成，故名四君子汤。

　　【方组】人参_{去芦}　白术　茯苓_{去皮}　甘草_{炙,各等分}

【用法】上为细末。每服两钱，水一盏，煎至七分，通口服，不拘时候，入盐少许，白汤点亦得。（现代用法：水煎服。）

【功用】益气健脾。

【主治】脾胃气虚证。面色萎白，语声低微，气短乏力，食少便溏，舌淡苔白，脉虚弱。

【方证解析】

主证：脾胃气虚证。

症状与病机：纳差食少——脾胃气虚受纳无力；大便溏薄——湿浊内生；四肢无力——脾主肌肉，脾虚则四肢无力；面色萎白——气血生化不荣于面；语言低微——脾虚则肺失所养，故见气短、语微。

治则：益气健脾。

方析：君——人参，甘温，益气，健脾养胃。

臣——白术，苦温，健脾燥湿，以复受纳之功。

佐——茯苓，甘淡，健脾渗湿以助术健脾。

使——炙甘草，甘温，益气和中，调和诸药。

四药配伍，益气健脾，温而不燥，补而不滞，为补气健脾的基础方。

【应用要点】

（1）本方是治疗脾胃气虚的基础方。由《伤寒论》中的理中丸演化而来，两方组方仅有一药之差，理中丸中有干姜意在温中祛寒，而四君子汤以茯苓易干姜健脾。故四君子汤为中和之方，是调理脾胃的常用之方，且组方合理，方药简洁，易于加减变化。其应用正如《医方考》所说："夫面色萎白，则望之而知其气虚矣；言语轻微，则闻之而知其气虚矣；四肢无力，则问之而知其气虚矣；脉来虚弱，则切之而知其气虚矣。"

（2）本方为基础方，加减变化诸多，亦为后世之名方。

（3）本方现代常用于慢性胃炎、胃及十二指肠溃疡等属于脾胃气虚者。

【变方及应用】

1. 异功散（《小儿药证直诀》）

〔方组〕人参切,去顶　茯苓去皮　白术　陈皮锉　甘草各等分

〔用法〕上为细末。每服二钱，用水一盏，加生姜五片、大枣二枚，同煎至七分，食前温服。

〔功用〕益气健脾，行气化滞。

〔主治〕脾胃气虚兼气滞证。饮食减少，大便溏薄，胸脘痞闷不舒，或呕吐泄泻。

2. 六君子汤（《医学正传》）

〔方组〕四君子汤加陈皮一钱　半夏一钱五分

〔用法〕上为细末，作一服，加大枣二枚，生姜三片，新汲水煎服。

〔功用〕益气健脾，燥湿化痰。

〔主治〕脾胃气虚兼痰湿证。食少便溏，胸脘痞闷，呕逆等。

3. 香砂六君子汤（《古今名医方论》）

〔方组〕人参一钱　白术二钱　茯苓二钱　甘草十分　陈皮八分　半夏一钱　砂仁八分

107

木香_{七分}　生姜_{二钱}

〖用法〗水煎服。

〖功用〗益气健脾，行气化痰。

〖主治〗脾胃气虚，痰阻气滞证。呕吐痞闷，不思饮食，脘腹胀痛，消瘦倦怠，或气虚肿满。

4. 七味白术散 (《小儿药证直诀》)

〖方组〗人参_{二钱半}　白术_{一钱半}　茯苓_{一钱半}　甘草_{一钱}　藿香叶_{五分}　木香_{二钱}

葛根_{五钱至一两}

〖用法〗共为细末，水二盏，三钱煎服。（现代用法：水煎服。）

〖功用〗健脾益气，生津止泻。

〖主治〗脾气虚，津伤内虚证。津液内耗，呕吐泄泻，脱热烦渴。

5. 温胃饮 (《景岳全书》)

〖方组〗人参　炒白术　甘草　陈皮　炒扁豆　炮姜　当归

〖用法〗水煎服。

〖功用〗温中健脾。

〖主治〗脾胃虚寒证。中寒呕吐，纳差，恶阻。

6. 七珍散 (《普济方》)

〖方组〗人参　白术　茯苓　甘草　黄芪　山药　粟米

〖功用〗健脾益气。

〖主治〗脾虚证。心悸，神疲，失眠或脾不统血之唾血。

7. 金水六君煎 (《景岳全书》)

〖方组〗茯苓_{二钱}　甘草_{炙，一钱}　陈皮_{一钱半}　半夏_{二钱}　当归_{二钱}　熟地_{五钱}

〖用法〗加生姜三片水煎服。

〖功用〗补肾益肺。

〖主治〗肺肾虚寒，水泛为痰，咳嗽恶阻，喘逆多痰。痰带咸味。

8. 活中汤 (《类证活人书》)

〖方组〗人参　白术　甘草　陈皮　青皮　干姜

〖用法〗各等分为粗末，每服三钱，水煎服。

〖功用〗健脾和胃。

〖主治〗脾胃虚寒气滞证。胸腹痞满，纳差，口中无味。

9. 香砂六君子汤 (《时方歌括》)

〖方组〗人参_{二钱}　白术_{二钱}　茯苓_{二钱}　甘草_{炙，一钱}　陈皮_{一钱}　木香_{八分}　砂仁_{八分}

生姜_{三片}和大枣_{二枚}为引

〖功用〗健脾益气，温胃化痰。

〖主治〗脾胃气虚兼痰湿证。脘腹胀满，四肢无力，纳谷不香，咳嗽有痰，舌淡苔白。

10. 香砂六君子汤 (《万病回春》)

〖方组〗白术　茯苓　甘草　陈皮　砂仁　香附　枳实　蔻仁　藿香　厚朴　生姜

和大枣为引

〔用法〕可为水丸，亦可水煎服。

〔功用〕健脾和胃。

〔主治〕脾胃失和证。脘腹满胀，胃脘隐痛，恶心，食呆纳差，舌淡苔白滑。

11. 六郁汤 （《医学入门》）

〔方组〕苍术　赤苓　甘草　陈皮　半夏　砂仁　香附　川芎　栀子

〔用法〕水煎服。

〔功用〕健脾疏肝和胃。

〔主治〕肝脾失调、脾胃失和证。胸胁胀满，脘腹痞闷，心烦纳差，脉弦，舌淡苔薄。

12. 六和汤 （《医方考》）

〔方组〕人参　白术　茯苓　甘草　半夏　砂仁　扁豆　杏仁　藿香　厚朴

〔用法〕水煎服。

〔功用〕健脾和胃化湿。

〔主治〕夏月暑湿伤脾证。恶心呕吐，腹泻。

13. 枳实消痞丸 （《兰室秘藏》）

〔方组〕人参_{三钱}　白术_{二钱}　茯苓_{二钱}　甘草_{二钱}　半夏曲_{三钱}　麦芽_{二钱}　干姜_{二钱}
枳实_{五钱}　黄连_{五钱}　厚朴_{四钱}

〔用法〕糊丸如桐子大，每服十丸。

〔功用〕健脾和胃消痞。

〔主治〕脾胃失和、寒热错杂证。心下痞满，恶食倦怠。右关脉弦。

14. 枳实理中丸 （《和剂局方》）

〔方组〕人参_{二两}　白术_{二两}　茯苓_{二两}　炙甘草_{二两}　炮姜_{二两}　炒枳实_{一两}

〔用法〕炼蜜为丸，每服一丸。

〔功用〕健脾和胃温中。

〔主治〕脾胃气虚、寒湿滞于中焦证。脘腹胀满且痛，纳差厌食，嗳气，呕吐，泄泻。

15. 和中汤 （《证治准绳》）

〔方组〕人参_{五分}　茯苓_{五分}　甘草_{五分}　白术_{八分}　半夏_{八分}　陈皮_{一钱}　砂仁_{一钱}

〔用法〕加生姜，清水煎服。

〔功用〕除痰理气止呕。

〔主治〕小儿痘疹，虚脱不止。

16. 和中散 （《证治准绳》）

〔方组〕厚朴_{姜制，一钱五分}　人参_{一钱}　白术_{一钱}　茯苓_{一钱}　干姜_{炮制，六分}　甘草_{炙，六分}

〔用法〕加生姜，清水煎服。

〔功用〕治疗脘腹胀满、纳食不佳、大便不畅。

〔主治〕脾胃不和。

17. 和中散（《阎氏小儿方论方》）

〖方组〗人参_{去芦} 茯苓 白术 甘草_炙 干葛 黄芪_炙 白扁豆_炒 藿香叶_{各等分}

〖用法〗研为细末，每服三钱，清水一盏半，加大枣二枚，去核，生姜五片，煎至八分，食前温服。

〖功用〗和胃气，止吐泻，定烦渴。

〖主治〗小儿腹痛、吐泻、烦渴不食。

二、参苓白术散（《太平惠民和剂局方》）

【来源】《太平惠民和剂局方》卷3："脾胃虚弱，饮食不进，多困少力，中满痞噎，心忪气喘，呕吐泄泻及伤寒咳噫。"

【方名】本方由四君子汤基础演化而来，健脾益气用四君子汤之人参、白术、白茯苓，再配以渗湿止泻之药以治脾虚湿盛证，以散剂服用，故名参苓白术散。

〖方组〗莲子肉_{去皮，一斤} 薏苡仁_{一斤} 缩砂仁_{一斤} 桔梗_{炒令深黄色，一斤}
白扁豆_{姜汁浸，去皮微炒，一斤半} 白茯苓_{一斤} 人参_{二斤} 甘草_{炒，二斤} 白术_{二斤} 山药_{二斤}
（《古今医鉴》所载多陈皮）

〖用法〗上为细末，每服二钱，枣汤调下，小儿量岁数加减服之。（现代用法：可作汤剂，剂量以此比例，水煎服。）

〖功用〗益气健脾，渗湿止泻。

〖主治〗脾虚湿盛证。饮食不化，胸脘痞闷，肠鸣泄泻，四肢乏力，形体消瘦，面色萎黄，舌淡苔白腻，脉虚缓。

【方证解析】

主证：脾虚湿盛证。

症状与病机：饮食不化——脾胃虚弱，纳运无力；肠鸣泄泻——水谷不化，清浊不分；胸脘痞闷——湿阻中焦，气机被阻；四肢无力，形体消瘦，面色萎黄——脾失健运，则气血生化不足，肌体肌肤失于濡养；舌淡，苔白腻，脉虚缓——脾虚湿盛之象。

治则：益气健脾，渗湿止泻。

方析：君——人参，甘苦微温，大补元气；白术，苦温，健脾燥湿；白茯苓，甘淡平，健脾利湿。

臣——山药，甘平，健脾益气，兼能止泻；莲子肉，甘温平，健脾养肺；白扁豆，甘微温，健脾养胃；薏苡仁，甘淡微寒，健脾利湿。

佐——缩砂仁，辛温，醒脾和胃，行气化滞。

使——桔梗，苦辛平，宣利肺气，通调水道，载药上行；炒甘草，甘温，健脾和中，调和诸药。

本方配伍可补中益气健脾渗湿，行气化滞，共奏益气健脾、理气祛湿之功，则脾气运，湿邪去，诸证可愈。

【应用要点】

（1）本方是治疗脾虚湿盛泄泻的常用方，以泄泻、舌淡苔白腻、脉虚缓为应用要点。

（2）本方药性平和，温而不燥，故无论老幼或体质强弱均可使用，临床随证加减使用。

（3）本方现代常用于慢性胃肠炎、贫血、慢性气管炎、慢性胃炎、妇女带下属于脾虚湿盛证者。

三、补中益气汤（《内外伤辨惑论》）

【来源】《内外伤辨惑论》卷中："气高而喘，身热而烦，其脉洪大而头痛，或渴不止，其皮肤不任风寒而生寒热。"

【方名】以补益中气为组方原则，以治中气虚弱，故名补中益气汤。

【方组】黄芪_{病甚、劳役热甚者一钱}　甘草_{炙，五分}　人参_{去芦，三分}　当归_{酒焙干或晒干，二分}　橘皮_{不去白，二分或三分}　升麻_{二分或三分}　柴胡_{二分或三分}　白术_{三分}

【用法】上药咬咀，都作一服。水二盏，煎至一盏，去滓，空腹时稍热服。（现代用法：水煎服。或作丸剂，每次10～15 g，每日2～3次，温开水或姜汤服。）

【功用】补中益气，升阳举陷。

【主治】①脾虚气陷证。饮食减少，体倦肢软，少气懒言，面色萎黄，大便稀溏，舌淡，脉虚，以及脱肛、子宫脱垂、久泻久痢、崩漏。②气虚发热证。身热自汗，渴喜热饮，气短乏力，舌淡，脉虚大无力。

【方证解析】

主证：脾虚气陷证。

症状与病机：饮食减少，少气懒言，大便稀溏——饮食劳伤，损伤脾胃，致脾胃气虚，清阳下陷，营血生化不足；脱肛、子宫脱垂——清阳陷于下焦，中气不能升举；身热不甚，病程长，手心热于手背——清阳陷于下焦，郁遏不升所致；自汗——气虚腠理不固，阴液外泄。

治则：补中益气，升阳举陷。

方析：君——黄芪，甘微温，入脾肺经，补中益气，升阳固表。

　　　臣——人参，甘苦微温，健脾补气，助君黄芪以补中气；白术，苦温，健脾燥湿。

　　　佐——当归，甘辛温，气血之生，补气虚以养血和营，气血共生；橘皮，苦温，理气和胃，补而不滞；升麻，甘辛微寒，善升脾胃阳气；柴胡，苦辛微寒，引少阳清气上行。

　　　使——炙甘草，甘温，调和诸药。

　　　全方配伍合理，使气虚得补，气陷得升，诸症自除。

【应用要点】

（1）本方是补气升阳、甘温除热的代表方，以体倦乏力、少气懒言、面色萎黄、脉虚无力为应用要点。

（2）本方是李东垣所创名方，亦为"甘温除大热""阴火"学说的重要环节。李东垣在《内外伤辨惑论》卷中说："是热也，非表伤寒邪皮毛间发热也，乃肾间脾胃下流之湿气，闷塞其下，致阴火上冲，作蒸蒸而燥热。"又说："既脾胃虚衰，元气不足，而心火独盛。心火者，阴火也，起于下焦，其系系于心，心不主令，相火代之；相火，下焦胞络之火，元气之贼也。火与元气不两立，一胜则一负。"历代医家对"阴火"学说争论颇多。大多数学者认为其实质是脾胃元气虚弱、升降失常、清阳下陷、脾湿下流、下焦阳气郁而生热上冲，加之血之化源不足、心失血养，致心火过旺之热象。李东垣甘温除热，立方补中益气汤，正和此说。故非真热，若为实火则必用苦寒之药。

（3）本方临床应用随证加减变化较多，掌握其主证及次证之理即可。

（4）本方现代用途较广，尤其是内脏下垂（胃下垂、子宫下垂、脱肛、肾下垂、眼睑下垂等）、慢性肠炎久泻久痢、重症肌无力、慢性肝炎、妇科妊娠及产后癃闭、胎动不安、月经过多、神经性头痛、小便失禁等属于脾胃气虚或中气下陷者。

（5）阴虚发热、内火炽盛者忌用。

【变方及应用】

1. 升阳益胃汤（《内外伤辨惑论》）

〔方组〕黄芪_{二两} 半夏_{洗，一两} 人参_{去芦，一两} 甘草_{炙，一两} 独活_{五钱} 防风_{五钱} 白芍药_{五钱} 羌活_{五钱} 橘皮_{四钱} 茯苓_{三钱} 柴胡_{三钱} 泽泻_{三钱} 白术_{三钱} 黄连_{一钱}

〔用法〕上㕮咀，每服三至五钱，加生姜五片，大枣二枚，用水三盏，煎至一盏，去滓，早饭后温服。

〔功用〕益气升阳，清热除湿。

〔主治〕脾胃气虚、湿郁生热证。怠惰嗜卧，四肢不收，肢体重痛，口苦舌干，饮食无味，食不消化，大便不调。

2. 升陷汤（《医学衷中参西录》）

〔方组〕生黄芪_{六钱} 知母_{三钱} 柴胡_{一钱五分} 桔梗_{一钱五分} 升麻_{一钱}

〔用法〕水煎服。

〔功用〕益气升陷。

〔主治〕大气下陷证。气短不足以息，或努力呼吸，有似乎喘，或气息将停，危在顷刻，脉沉迟微弱，或叁伍不调。

3. 举元煎（《景岳全书》）

〔方组〕人参_{三至五钱} 黄芪_{炙，三至五钱} 甘草_{炙，一至二钱} 升麻_{五至七分} 白术_{一至二钱}

〔用法〕水一盅半，煎七八分，温服。如兼阳气虚寒者，桂枝、附子、干姜俱宜佐用；如兼滑脱者，加乌梅一个，或文蛤七八分。

〔功用〕益气升提。

〔主治〕气虚下陷、血崩血脱、亡阳垂危等证。

4. 益气聪明汤（《证治准绳》）

〔方组〕黄芪_{一钱二分五厘} 人参_{一钱二分五厘} 升麻_{七钱五分} 葛根_{三钱} 蔓荆子_{一钱五分} 芍药_{一钱} 黄柏_{一钱} 甘草_{炙，五分}

〔用法〕为粗末，每服四钱，水煎服。

〔功用〕补中气，升清阳，散风热。

〖主治〗中气不足，清阳不升，风热上扰，头痛眩晕，或内障初起，视物不清，或耳鸣耳聋，或齿痛。

（按）上述四方与补中益气汤立方原则基本相同。补中益气汤以黄芪、人参、白术健脾益气，佐以柴胡、升麻升清举陷；升阳益胃汤有除湿之用；升陷汤重在对大气下陷、脾肺极虚者；举元煎主要用于气不统血之失血证；益气聪明汤重在升清阳、散风热，用于头目疾患。

四、生脉散（《医学启源》）

【来源】《医学启源》卷下："补肺中元气不足。"

【方名】《医方集解》说："人有将死脉绝者，服此能复生之，其功甚大。"本方之药合用，一补一润一敛，益气养阴，生津止渴，敛阴止汗，使气复津生，汗止阴存，气充脉复，如《医方集解》所论，故名生脉散。

【方组】人参_{五分}　麦门冬_{五分}　五味子_{七粒}

【用法】长流水煎，不拘时服。（现代用法：水煎服。）

【功用】益气生津，敛阴止汗。

【主治】①温热、暑热、耗气伤阴证。汗多神疲。体倦乏力，气短懒言，咽干口渴，舌干红少苔，脉浮数。②久咳伤肺，气阴两虚证。干咳少痰，短气自汗，口干舌燥，脉虚细。

【方证解析】

主证：气阴两虚证。

症状与病机：汗多——暑伤肺气，津液外泄；气短懒言，神疲乏力——肺气受损所致；咽干口渴——阴伤津损不能上承；舌干红少苔，脉虚数或细——气阴两伤之象；咳嗽——日久伤肺，气阴不足。

治则：益气生津，敛阴止汗。

方析：君——人参，甘苦微温，益元气，补肺气，生津液。

臣——麦门冬，甘苦微寒，养阴清热，润肺生津。

佐使——五味子，酸甘温，敛阴止汗，生津止咳。

本方三药合用，一补一润一敛，益气养阴，敛阴止汗，使气复津生，汗止阴存，气充脉复。亦可益气养阴，敛肺止咳，令气阴两复，肺润津生，久咳可愈。组方合理，临床应用有良效。

【应用要点】

（1）本方是治疗气阴两虚证的常用方，以体倦、气短、咽干、舌红、脉虚数为应用要点。

（2）本方组方简洁，故临床随证加减变化即可。现在多以西洋参替代人参，以增益气养阴生津之功。

（3）本方现代应用广泛，如慢性支气管炎、神经衰弱诸病、肺结核、心律失常、低血压等。

五、玉屏风散（《医方类聚》）

【来源】《医方类聚》卷150："腠理不密，易于感冒。"

【方名】本方有益气固表、扶正祛邪之功用，其作用似御风屏障，珍贵如玉，故名玉屏风散。

【方组】防风_一两_ 黄芪_炙，二两_ 白术_二两_

【用法】上㕮咀，每服三钱用水一盏半，加大枣一枚，煎至七分，去滓，食后热服。（现代用法：可用散剂，每次6～9 g，每日2次，大枣汤送服。也可用作汤剂，水煎服。）

【功用】益气固表止汗。

【主治】表虚自汗。汗出恶风，面色㿠白，舌淡苔薄白，脉浮虚，亦治虚人腠理不固、易感风邪。

【方证解析】

主证：卫气虚弱，不能固表证。

症状与病机：自恶风，易感冒——卫虚腠理不固，易为风邪所袭所致；自汗——卫气虚，营失守，津外泄；面色㿠白，舌淡苔薄白，脉浮虚——皆为气虚之象。

治则：益气固表止汗。

方析：君——黄芪，甘微温，内可补脾肺之气，外可固表止汗。

臣——白术，苦温，健脾益气，助黄芪益气固表。

佐、使——防风，辛甘微温，走表而散风邪御邪。

本方益气固表，配以祛风解表，补中有敛，是治疗卫气虚弱、不能固表所致的易感冒、自汗多的基础方。

【应用要点】

（1）本方是治疗表虚自汗的常用方，以自汗恶风、面色㿠白、舌淡、脉浮为应用要点。

（2）随证加减变化：自汗较严重，可加止汗类药，如麻黄根、浮小麦、五味子、山茱萸；若兼有血虚，酌加当归、熟地黄；若兼纳运失常酌加茯苓、陈皮、"焦三仙"；若兼有肾阳虚之畏寒者，酌加枸杞子、淫羊藿等。

（3）本方现代常用于易患感冒、易出汗者，还可用于过敏性鼻炎、肾小球肾炎等，属于气虚者酌加变化应用。

六、完带汤（《傅青主女科》）

【来源】《傅青主女科》卷上："白带下。"

【方名】妇女带下者是由于带脉不能约束所致，带脉功能失常者多有湿邪伤及脾气，脾气受损，摄气功能失常，带脉失约。本方可健脾除湿、恢复带脉功能，故名完带汤。

【方组】白术_{炒,一两土}　　山药_{炒,一两}　　人参_{二钱}　　白芍_{酒炒,五钱}　　车前子_{酒炒,三钱}　　苍术_{制,二钱}　甘草_{一钱}　陈皮_{五分}　黑芥穗_{五分}　柴胡_{六分}

【用法】水煎服。

【功用】补脾疏肝，化湿止带。

【主治】脾虚肝郁，湿浊带下。带下色白，清稀如涕，面色㿠白，倦怠便溏，舌淡苔白，脉缓或濡弱。

【方证解析】

主证：脾虚肝郁，湿浊带下证。

症状与病机：面色㿠白——脾虚气血化生不足所致；倦怠便溏——脾虚水湿停留，清气不升所致；带下色白量多，清稀如涕——脾虚肝郁，湿浊下注致带脉不固；舌淡白，脉濡弱——脾虚湿盛之象。

治则：补脾疏肝，化湿止带。

方析：君——白术，苦温，补脾祛湿；山药，甘平，健脾养肾。

　　　　臣——人参，甘苦微温，补中益气以助补脾；苍术，辛苦温，健脾燥湿；白芍，苦酸微寒，柔肝醒脾，木疏脾运；车前子，甘寒，利湿清热，分清利浊。

　　　　佐——陈皮，苦温，理气燥湿；柴胡，苦辛微寒，疏理气机；黑芥穗，辛微温，疏散湿邪。

　　　　使——甘草，甘平，调和诸药。

本方配伍寓补于散，寄消于升，培土抑木，肝脾同治使肝气得疏，脾运得健，湿浊得化，带脉得常，诸证自愈。配伍巧妙。

【应用要点】

（1）本方是治疗脾虚肝郁、湿浊下注所致白带的常用方，以带下清稀色白、舌淡苔白、脉濡缓为应用要点。

（2）若带下稍有黄色，酌加清热燥湿的黄柏、龙胆草；若有腰酸固痛，加强腰固肾止带的炒杜仲、川续断、金樱子、山茱萸等；若有月经不调、腹痛，可酌加养血的当归、川芎；若有胃脘不适，酌加健脾疏肝的砂仁、香附、延胡索。

（3）本方现代常用于阴道炎、宫颈炎、附件炎、盆腔炎等妇科疾病属于脾虚肝郁、湿浊下注者。

（4）带下证属湿热下注者不宜使用本方。

第二节　补　　血

补血剂适应证：血虚证。症见面色无华、头晕眼花、心悸失眠、唇甲色淡、脉细等。补血剂组方中常用补血药如熟地黄、白芍、当归、阿胶等。组方过程还须依据气血关系的理论，如"气能生血""气能摄血""血虚易滞""补血药易碍脾胃"等理论巧妙配方。如益气生血常配人参、黄芪，祛瘀生新常配川芎、红花，补血理气和胃常配陈皮、木香等。代表方剂如四物汤、归脾汤、当归补血汤。

一、四物汤（《仙授理伤续断秘方》）

【来源】《仙授理伤续断秘方》："伤重，肠内有瘀血者。"

【方名】本方以四味药物组方，故名四物汤。

【方组】当归_{去芦,酒浸,炒}　川芎　白芍　熟干地黄_{酒蒸,各等分}

【用法】上为粗末，每样三钱，水一盏半，煎至八分，去渣，空心食前热服。（现代用法：水煎服。）

【功用】补血调血。

【主治】营血虚滞证。头晕目眩，心悸失眠，面色无华，妇人月经不调，经闭不行，脐腹作痛，甚或瘕块硬结，舌淡，口唇、爪甲色淡，脉细弦或细涩。

【方证解析】

主证：营血虚滞证。

症状与病机：头晕目眩——血虚失养，无以上荣；心悸失眠——心血不足，无以安神；面色无华——营血亏虚失于濡养；唇甲色淡，月经失调，先后无定期；或经闭不行；或腰酸痛；或成瘕结——冲主血海，任主胞宫，血虚致冲任二脉失养；脉细弦或细涩——营血不足象。

治则：补血调血。

方析：君——熟干地黄，甘温味厚，入肝肾，长于益养阴血。

　　　　臣——当归，甘辛温，入肝心脾，补血要药，活血养血。

　　　　佐——白芍，酸寒，养血益阴。

　　　　使——川芎，辛温，活血行气。

　　　　四物相伍，动静相宜；补而不滞，行而不伤；理而不燥，滋而不腻。为补血基础方。

【应用要点】

（1）本方以《金匮要略》中芎归胶艾汤方减阿胶、艾叶、甘草化裁而来，可用于外伤瘀血作痛、妇科及血虚诸证。本方俗称"熟四物汤"，主要用于妇科疾病；另有"生四物汤"，由生地黄、当归、赤芍、川芎组成，主要用于伤科血瘀诸证。

（2）本方是补血调血的基础方。临床应用以面色无华，唇甲色淡，舌质淡，脉细为使用要点。

（3）本方为基础方，临床使用广泛，加减繁多，在后世演变出许多名方、效方，故不述加减变化。

（4）本方可用于妇科多种疾病、皮肤科荨麻疹、内科诸病属营血虚滞证者。

（5）阴虚、血崩、气脱者不宜使用。

【变方及应用】

1. 胶艾汤（芎归胶艾汤）（《金匮要略》）

〖方组〗熟地_{六两}　当归_{三两}　芍药_{四两}　川芎_{二两}　阿胶_{二两}　艾叶_{三两}　甘草_{二两}

〔用法〕以水五升，清酒三升，合煮，取三升，去渣，内胶，令消尽，温服一升，日三服，不瘥更作。

〔功用〕养血止血，调经安胎。

〔主治〕妇人冲任虚损、血虚有寒证。崩漏不止，月经过多，淋漓不止，产后或流产损伤冲任，下血不绝；或妊娠胞阻，胎漏下血，腹中疼痛。

2. 圣愈汤（《医宗金鉴》）

〔方组〕熟地_{七钱二分}　当归_{酒洗，五钱}　白芍_{酒拌，七钱二分}　川芎_{七钱二分}　人参_{七钱二分}　黄芪_{炙，五钱}

〔用法〕水煎服。

〔功用〕补气，摄血，补血。

〔主治〕气血虚弱、气不摄血证。月经先期而至，量多色淡，四肢乏力，体倦神衰。

3. 养精种玉汤（《傅青主女科》）

〔方组〕熟地　当归　白芍　山萸

〔用法〕水煎服。

〔功用〕补血益肾，养精受孕。

〔主治〕血虚不孕症。久病、失血伤阴，冲任受损，久不受孕。

4. 芩连四物汤（《杂病源流犀烛》）

〔方组〕生地　当归　白芍　川芎　黄连　黄芩

〔用法〕水煎服。

〔功用〕补血清血。

〔主治〕血虚血热经行先期证。月经先期，来经量多，色红，口渴喜饮，大便秘结，小便黄赤。

5. 六神汤（《御药院方》）

〔方组〕生地　当归　白芍　川芎　黄芪　地骨皮

〔用法〕水煎服。

〔功用〕补血养阴清热。

〔主治〕血虚行经发热证。来经发热，潮热盗汗，手足心热。

6. 三黄四物汤（《医宗金鉴》）

〔方组〕生地　当归　白芍　川芎　黄连　黄芩　大黄

〔用法〕水煎服。

〔功用〕凉血清热，引血下行。

〔主治〕血热行经吐血、逆经倒经证。血虚损伤胃络，血气上行，来经吐血、衄血、倒经，行经周期长。

7. 顺经汤（《傅青主女科》）

〔方组〕熟地　当归　白药　丹皮　茯苓　沙参　黑芥穗

〔用法〕水煎服。

〔功用〕养血顺经。

〖主治〗血虚倒经证。来经周期性衄血。

8. 四物汤（《证治准绳》）

〖方组〗熟地　当归　白芍　羌活　桂枝

〖用法〗水煎服。

〖功用〗养血调经，通络止痛。

〖主治〗血虚营卫失和证。来经周身疼痛，汗多，全身不适。

9. 四物连附汤（《竹林女科证治》）

〖方组〗熟地　当归　白芍　川芎　黄连　香附

〖用法〗水煎服。

〖功用〗养血清热调经。

〖主治〗血虚肝郁来经胁痛证。来经心烦，胁痛，月经色黑有紫色血块。

10. 举胎四物汤（《医宗金鉴》）

〖方组〗熟地　当归　白芍　川芎　人参　白术　陈皮　升麻

〖用法〗水煎服。

〖功用〗养血补气保胎。

〖主治〗气血虚弱转胞证。妊娠七八月，小腹骶部痛急，小便不通，饮食如常。

11. 过期饮（《济阴纲目》）

〖方组〗熟地　当归　白芍　川芎　香附　桃仁　红花　莪术　木通　肉桂　甘草_炙

〖用法〗水煎服。

〖功用〗养血活血温经。

〖主治〗血虚气滞，行经周期错后。

12. 益母草膏（《处方手册》）

〖方组〗生地　当归　赤芍　川芎　益母草

〖用法〗炼蜜成膏。

〖功用〗养血活血。

〖主治〗血虚血瘀证。产后或行经腹痛。

13. 艾附暖宫丸（《寿世保元》）

〖方组〗生地　当归　赤芍　川芎　黄芪　香附　吴茱萸　续断　肉桂　艾叶

〖用法〗共为细末，炼蜜为丸或水煎服。

〖功用〗养血温经暖宫。

〖主治〗月经失调，宫寒久不受孕。

14. 生化汤（《景岳全书》引钱氏方）

〖方组〗熟地_{三钱}　当归_{五钱}　川芎_{二钱}　桃仁_{九粒}　炮姜_{三分}　甘草_{炙，五分}

〖用法〗水煎服。

〖功用〗活血化瘀，温经止痛。

〖主治〗产后恶露不尽、小腹疼痛。

15. 生化汤（《傅青主女科》）

〖方组〗当归　川芎　桃仁　炮姜　甘草_炙

〖用法〗水煎服。

〖功用〗活血化瘀止痛。

〖主治〗产后恶露不行、腹痛。

16. 安神生化汤（《傅青主女科》）

〖方组〗当归　川芎　干姜　桃仁　红花　人参　茯神　益智仁　柏子仁　陈皮

〖用法〗水煎服。

〖功用〗活血化瘀安神。

〖主治〗产后妄言、妄见，产后失血，心失所养，或瘀血攻心，神志恍惚。

17. 保产无忧汤（《傅青主产后编》）

〖方组〗当归　川芎　炒白芍　黄芪　艾叶　甘草　菟丝子　羌活　芥穗　厚朴　枳壳　生姜　川贝母

〖用法〗水煎服。

〖功用〗养血理气保胎。

〖主治〗血虚气滞之胎动不安、胎位不正、先兆流产、难产。

18. 慈航丹（《全国中药成药处方集》）

〖方组〗当归$_{十六两}$　川芎$_{十二两}$　益母草$_{二十四两}$　香附$_{四两}$　红花$_{二两}$

〖用法〗先用黄酒、童便蒸制，晒干后再粉为细面，炼蜜为丸，重三钱，每次一丸，每天2～3次，白开水送服。

〖功用〗活血调经。

〖主治〗月经不调，胸闷胁痛。

19. 调经种玉汤（《傅青主女科》）

〖方组〗熟地$_{三钱}$　当归$_{三钱}$　白芍$_{三钱}$　川芎$_{二钱}$　吴茱萸$_{一钱半}$　香附$_{一钱半}$　丹皮$_{一钱半}$　元胡$_{一钱半}$　茯苓$_{三钱}$　陈皮$_{二钱}$

〖用法〗水煎服，在月经前后服二至三剂，连服三月。

〖功用〗补血温经。

〖主治〗月经失调，赶前错后，腹胀腹痛。

20. 平肝降逆汤（《处方手册》）

〖方组〗生地　当归　酒芍　丹皮　川牛膝　茜草　芥穗　茯苓

〖用法〗水煎服。

〖功用〗养血清热顺经。

〖主治〗血热衍经逆行，来经吐血、衄血，腹痛。

21. 八物汤（《医垒元戎》）

〖方组〗熟地　当归　白芍　川芎　元胡　川楝　槟榔　木香

〖用法〗水煎服。

〖功用〗补血理气调经。

〖主治〗来经腹痛如绞属血虚气滞者。

22. 桃红四物汤（《医宗金鉴》）

〖方组〗生地　当归　赤芍　川芎　桃仁　红花

〔用法〕水煎服。

〔功用〕养血活血。

〔主治〕血虚兼血瘀证。妇女月经不调、多有血块、色紫黏稠、腹痛。

23. 红花桃仁煎（《秦庵医要》）

〔方组〕生地　当归　赤芍　川芎　桃仁　红花　丹参　制香附　延胡　乳香　青皮

〔用法〕水煎服。

〔功用〕补血活血，理气止痛。

〔主治〕妇女月经不调，经行腹痛，或停经。

24. 双和散（《医学发明》）

〔方组〕熟地_{二两半}　当归_{二两半}　白芍_{二两半}　川芎_{二两半}　黄芪_{二两}　人参_{二两}　甘草_{二两}　肉桂_{二两}

〔用法〕为粗末，每服五钱，加姜枣水煎服。

〔功用〕养血益气。

〔主治〕气血虚弱之虚劳，乏力，头晕等证。

25. 当归饮子（《证治准绳》）

〔方组〕生地_{一钱半}　当归_{一钱半}　杭芍_{一钱半}　川芎_{一钱半}　荆芥_{一钱半}　防风_{一钱半}　白蒺藜_{一钱半}　甘草_{一钱半}　黄芪_{一钱}　首乌_{一钱}

〔功用〕养血祛风。

〔用法〕水煎服。

〔主治〕阴虚血燥所致疮疥风癣、湿毒瘙痒。

26. 四物消风饮（《外伤科学》）

〔方组〕生地 15 g　当归 9 g　赤芍 12 g　川芎 6 g　荆芥穗 6 g　防风 6 g　白鲜皮 15 g　生苡仁 18 g

〔用法〕水煎服。

〔功用〕养血祛风。

〔主治〕慢性湿疹、神经性皮炎、荨麻疹等。

27. 活血散瘀汤（《医宗金鉴》）

〔方组〕当归　赤芍　川芎　桃仁　大黄　苏木　丹皮　枳壳　瓜蒌仁　槟榔

〔用法〕水煎服。

〔功用〕活血化瘀，清热利湿。

〔主治〕胆经湿热积于膀胱经所致委中痈。

28. 清肝汤（《类证治裁》）

〔方组〕当归_{一钱}　白芍_{一钱半}　川芎_{一钱}　丹皮_{四分}　柴胡_{八分}　焦栀子_{四分}

〔用法〕水煎服。

〔功用〕活血理气止痛。

〔主治〕肝气郁滞、气滞血瘀之胁痛、胸闷、心烦等。

29. 小营煎 (《景岳全书》)

〖方组〗熟地_{二钱}　当归_{二钱}　白芍_{二钱}　甘草_{二钱}　山药_{三钱}　枸杞_{三钱}

〖用法〗水煎服。

〖功用〗养血滋阴。

〖主治〗血虚阴亏之眩晕、心悸、心烦、盗汗等。

30. 化瘀汤 (《罗氏会约医镜》)

〖方组〗熟地　当归　白芍　川芎　桃仁　红花　肉桂

〖用法〗水、酒煎服。

〖功用〗活血化瘀止痛。

〖主治〗血积小腹疼痛，或血瘀气滞，经血下行酸痛。

31. 红花桃仁汤 (《症因脉治》)

〖方组〗当归尾　赤白芍　桃仁　红花　枳壳　大黄　厚朴

〖用法〗水煎服。

〖主治〗瘀血停留所致胁痛、跌仆、闪挫或便秘。

（按）四物汤是补血剂中的基础方，因其配伍合理、组方简洁，所以后世在其基础上创新了很多有效方剂，其使用范围仍是血虚、气血虚、血瘀、气滞血瘀所致病症，大体有三个方面：①妇科多种病证。②伤科、骨科病症。③血虚所致的各种内科病、皮肤病。

二、当归补血汤 (《内外伤辨惑论》)

【来源】《内外伤辨惑论》卷中："治肌热、燥热、口渴引饮，目赤面红，昼夜不息，其脉洪大而虚，重按全无。"《内经》曰："脉虚血虚。"又云："血虚发热证象白虎，惟脉不长，实有辨耳，误服白虎汤必死，此病得之于饥困劳逸。"

【方名】吴昆《医方考》："当归味厚，为阴中之阴，故能养血；而黄芪味甘补气者也，今黄芪多于当归数倍，而曰补血汤者，有形之血不能自生，生于无形之气故也。《内经》曰：'阳生阴长'，是之谓尔。"故名当归补血汤。

【方组】黄芪_{一两}　当归_{酒洗,二钱}

【用法】以水二盏，煎至一盏，去渣，空腹时温服。

【功用】补血生气。

【主治】血虚阳浮发热证。肌热面赤，烦渴欲饮，脉洪大而虚，重按无力，也治妇人经期、产后血虚发热头痛；或疮疡溃后，久不愈合者。

【方证解析】

主证：血虚阳浮发热证。

症状与病机：肌热面赤，烦渴引饮——血虚气弱，阴不维阳。时烦时止，渴喜热引；脉洪大而虚，重按无力——阳气浮越之象。经期、产后发热头痛——清阳失养。疮疡溃后，久不收口——气血虚弱。

治则：补气生血。

方析：君——黄芪，甘温，重用补气而专固肌表，大补脾肺，以资化源，使气旺血生。

臣——当归，甘辛温，养血和营，则浮阳秘敛，阳生阴长，虚热自退。

本方为益气生血的基础方，体现气血，阴阳互生关系之代表方。

【应用要点】

（1）本方是补气生血的基础方，也是体现李东垣"甘温除热"治法的代表方，以肌热、面赤、脉大而虚、重按无力为应用要点。

（2）若经期、产后感冒发热，加荆芥、防风、川芎以解表散寒；若疮疡久溃不愈，可加皂角刺、穿山甲以去腐生肌；若余毒化热未清，加金银花、连翘、紫花地丁、甘草；疮口出血不止、久不收口，可加煅牡蛎、煅龙骨、山茱萸、阿胶。

（3）本方现代多用于妇人经期、产后发热属血虚阳浮者，各种贫血、过敏性紫癜属血虚阴亏者，疮科疮疡久不收口、易患感冒者，以本方为基础方，使用中须随证加减。

（4）阴虚发热忌用。

三、归脾汤（《正体类要》）

【来源】《正体类要》卷下："跌扑等症，气血损伤；或思虑伤脾，血虚火动，寤而不寐；或心脾作痛，怠惰嗜卧，怔忡惊悸，自汗，大便不调；或血上下妄行。"

【方名】本方是补脾益心、心脾同治，重点在益气补脾，使之脾旺，气血生化之源充沛，使之血旺而归脾统，故名归脾汤。

【方组】白术_钱　当归_钱　白茯苓_钱　黄芪炒,一钱　远志_钱　龙眼肉_钱

酸枣仁炒,一钱　人参_钱　木香五分　甘草炙,三分

【用法】加生姜、大枣水煎服。

【功用】益气补血，健脾养心。

【主治】①心脾气血两虚证。心悸怔忡，健忘失眠，盗汗，体倦食少，舌淡，苔薄白，脉细弱。②脾不统血证。便血，皮下紫癜，妇女崩漏，月经错前，量多色淡，或淋漓不止，舌淡脉细弱。

【方证解析】

主证：心脾气血亏虚证；脾虚而不统血证。

症状与病机：体倦，食少——脾气亏虚；惊悸，怔忡，健忘，不寐——心血不足；面色萎黄，舌质淡，苔薄白，脉细缓——气血亏虚。吐血，衄血，月经失调，血崩漏不止——脾虚而失统摄。

治则：益气补血，健脾养心。

方析：君——人参，甘平，大补元气；黄芪，甘温，补中益气。

臣——白术，甘温，健脾和胃；白茯苓，甘平，健脾利湿安神；当归，甘温，滋补心血；龙眼肉，甘温，滋阴养血。

佐——酸枣仁，酸平，养血安神；远志，辛温，安神定志；木香，辛温，理

气醒脾。

使——甘草，甘温，调和诸药。生姜，辛温；大枣，甘温。两药调和脾胃。

共奏益气养血、宁心安神之功，为治疗思虑过度、劳心伤脾、心慌不寐、脾虚而失统之便血、崩漏之良方。

【应用要点】

（1）本方是治疗心脾气血两虚证的常用方，以心悸失眠、体倦食少、思虑过度、健忘、便血、妇女崩漏、舌质淡、脉细弱为应用要点。

（2）本方配伍合理，治疗心悸、心慌、思虑过度、健忘，只需略以加减；治疗崩漏时，据寒热侧重不同而加减。

（3）本方现代多用于心律失常、神经症、胃及十二指肠溃疡出血、功能性子宫出血、再生障碍性贫血、血小板减少性紫癜属于心脾气血两虚及脾不统血者。

【变方及应用】

1. **黑归脾丸**

即归脾汤加熟地黄，其补血作用更佳。

2. **养心汤（《证治准绳》）**

〔方组〕黄芪炙，一钱五分　茯神一钱五分　白茯苓一钱五分　半夏曲一钱五分　当归一钱五分

川芎一钱五分　远志一钱　酸枣仁一钱　肉桂一钱　五味一钱　人参一钱　甘草炙，五分　生姜五片

大枣二枚

〔用法〕水煎服。

〔功用〕益气补血，健脾养心。

〔主治〕心血不足所致怔忡、惊悸、心慌、气短等。

3. **养心汤（《傅青主产后编》）**

〔方组〕黄芪炙，一钱　柏子仁一钱　茯神八分　川芎八分　远志八分　麦冬一钱八分

人参一钱五分　甘草炙，四分　五味子十粒

〔用法〕加生姜水煎服。

〔功用〕益气养血宁神。

〔主治〕产后心血不足、神志不宁。

（按）归脾汤与养心汤均有养心安神作用，用药大体相同。归脾汤用白术，重在补养心脾气血；《证治准绳》之养心汤用柏子仁、五味子以养心血、敛心阴，少用肉桂以通心阳，重在宁心安神；《傅青主产后编》之养心汤用黄芪透气，针对产后心血不足诸症。

第三节　气血双补

有补气补血作用的方剂称气血双补剂。气血双虚证多见面色无华、头晕目眩、心悸怔忡、食少体倦、气短懒言、舌淡、脉虚细弱无力。气血双补剂以人参、党参、白术、甘草等补气药，以及熟地黄、当归、白芍、阿胶等补血药组成。依其配方原则而组

方。临床气虚与血虚病人各有侧重，须分主次，补气必养血，养血必补气，以阴阳互生的理论为指导。

一、八珍汤（《瑞竹堂经验方》）

【来源】《瑞竹堂经验方》卷4："脐腹疼痛，全不思食，脏腑怯弱，泄泻，小腹坚痛，时作寒热。"

【方名】本方由益气健脾基础方四君子汤与补血调血基础方四物汤相组，可滋养人体气血；"气旺则百骸之以生，血旺则百骸之以养"；其处方用药珍贵，以八味药组成，故名八珍汤。

【方组】人参一两　白术一两　白茯苓一两　甘草炙,一两　当归一两　熟地一两　川芎一两　杭芍一两

【用法】上咬咀，每服三钱，水一盏半，加生姜五片，大枣一枚，煎至七八分，去渣，不拘时候，通口服。（现代用法：水煎服，加姜枣为引，剂量视病情而定。）

【功用】益气补血。

【主治】气血两虚证。面色苍白或萎黄，头晕目眩，四肢倦怠，气短懒言，心悸怔忡，饮食减少，舌淡苔薄白，脉细弱或虚大无力。

【方证解析】

主证：气血两虚证。

症状与病机：体倦乏力，头晕目眩——久病失于调理。面色苍白，心悸怔忡——久病气血双虚。饮食无味，气短懒言——气血两虚。舌淡苔白，脉细无力——心脾双虚。

治则：益气补血。

方析：君——人参，甘温；熟地，甘温，益气养血并举。

臣——白术，甘温；白茯苓，甘平。两药健脾渗湿。当归，甘温；白芍，酸寒。两药养血和营。

佐——川芎，辛温，活血行气；炙甘草，甘温，调和诸药；生姜，辛温，大枣，甘温，调和脾胃。

八珍汤组方为四君子汤和四物汤两方之合方，为治疗气血双虚的基础方。吴昆《医方考》："气旺则百骸资之以生，血旺则百骸资之以养。形体既充，则百邪不入，故人乐有药饵焉。"

【应用要点】

（1）本方是治疗气血两虚的常用方。以气短乏力、心悸眩晕、舌淡、脉细无力为使用要点。

（2）本方为基础名方，加减变化非常多，后世有很多方均以其为基础化裁而来，故不列加减变化。

（3）本方现在应用广泛，用于各种慢性病，或病后体质虚弱需要恢复等内科病变；对妇科也应用广泛，尤其月经不调等属于气血两虚者。

【变方及应用】

1. 十全大补汤（《太平惠民和剂局方》）

〔方组〕人参_{去芦}　肉桂_{去皮}　川芎　干地黄　茯苓　白术　甘草_炒　黄芪　当归_{去芦}

白芍药_{各等分}

〔用法〕上为细末，每服二大钱，用水一盏，加生姜三片，大枣二枚，同煎至七分，不拘时候温服。（现代用法：水煎服。）

〔功用〕温补气血。

〔主治〕气血两虚证。面色萎黄，倦怠食少，头晕目眩，神疲气短，心悸怔忡，自汗盗汗，四肢不温，舌淡，脉细弱；及妇女崩漏，月经不调，疮口不敛等。

2. 人参养荣汤（《三因极一病证方论》）

〔方组〕黄芪_{一两}　当归_{一两}　桂心_{一两}　甘草_{炙，一两}　橘皮_{一两}　白术_{一两}　人参_{一两}

白药_{三两}　熟地_{三分}　五味_{三分}　茯苓_{三分}　远志_{去心，炒，半两}

〔用法〕上锉为散，每服四钱，用水一盏半，加生姜三片，大枣二枚，煎至七分，去渣，空腹服。

〔功用〕益气补血，养心安神。

〔主治〕心脾气血两虚证。倦怠无力，食少无味，惊悸健忘，夜寐不安，虚热自汗，咽干唇燥，形体消瘦，皮肤干枯，咳嗽气短，动则喘甚；或疮疡溃后气血不足，寒热不退，疮口久不收敛。

3. 泰山磐石散（《古今医统大全》）

〔方组〕人参_{一钱}　黄芪_{一钱}　白术_{二钱}　甘草_{炙，五分}　当归_{二钱}　川芎_{八分}　白芍_{八分}

熟地_{八分}　川续断_{一钱}　糯米_{一撮}　黄芩_{一钱}　砂仁_{五分}

〔用法〕上用水一盅半，煎至七分，食远服。但觉有孕，三五日常用一服，四月之后，方无虑也。

〔功用〕益气健脾，养血安胎。

〔主治〕气血虚弱所致堕胎、滑胎。胎动不安，或屡有堕胎宿疾，面色淡白，倦怠乏力，不思饮食，舌淡苔薄白，脉滑无力。

4. 补气黄芪汤（《圣济总录》）

〔方组〕人参　白术　茯神　甘草　黄芪　当归　熟地　白芍　牛膝　阿胶　陈皮　麦冬　五味　桂枝

〔用法〕水煎服。

〔功用〕益气养血，滋阴止咳。

〔主治〕气血两虚、阴虚肺痨证。消瘦乏力，发热，纳差，面肿，胸闷气短，咳嗽，吐血，咽干，声哑。

5. 胃风汤（《太平惠民和剂局方》）

〔方组〕人参　白术　茯苓　当归　川芎　白芍　肉桂

〔用法〕上为粗末。每服二钱，加粟米百余粒，水煎服。

〔功用〕益气养血止泻。

〔主治〕风冷乘虚，入客肠胃，水谷不化，泄泻注下，腹胁虚满，肠鸣腹痛，以及肠胃湿毒，下如豆汁，或下瘀血，日夜无度。

6. 保真汤（《证治准绳》）

〖方组〗人参　白术　茯苓　甘草　当归　生熟地　杭芍　知母　黄柏　麦冬　五味　柴胡　地骨皮　天冬　陈皮　莲心　生姜和大枣为引　黄芪

〖用法〗水煎服。

〖功用〗补益气血，滋阴退热。

〖主治〗虚痨骨热、发热证。

7. 人参滋血汤（《产宝百问》）

〖方组〗人参　山药　茯苓　当归　熟地　川芎　白芍

〖用法〗水煎服。

〖功用〗益气养血。

〖主治〗血虚证。头晕，目眩，月经过少，舌质淡，苔白。

8. 滋荣活络汤（《傅青主女科》）

〖方组〗人参　黄芪　茯神　炙甘草　当归　熟地　川芎　荆芥　防风　羌活　天麻　川连　陈皮

〖用法〗水煎服。

〖功用〗益气养血，祛风通络。

〖主治〗产后血虚类中风证。产后突发口噤、项强、手足拘挛等。

9. 托里消毒散（《外科正宗》）

〖方组〗人参　白术　茯苓　甘草　当归　川芎　白芍　双花　白芷　桔梗　皂刺　黄芪

〖用法〗水煎服。

〖功用〗益气养血，托里排脓。

〖主治〗气血俱虚，痈疽已成，不能内消，其痈疽不能溃，或溃后久不收口。

10. 托里透脓散（《医宗金鉴》）

〖方组〗人参　白术　甘草　黄芪　当归　山甲　白芷　升麻　皂刺　青皮

〖用法〗水煎，兑温酒服。

〖主治〗气血亏损证之痈疽。痈疽将溃，紫隔无脓，根脚散大。

11. 神功内托散（《外科正宗》）

〖方组〗人参　白术　茯苓　甘草　黄芪　当归　芍药　川芎　附子　木香　陈皮　山甲　煨姜　大枣

〖用法〗水煎服。

〖功用〗益气养血，温阳内托。

〖主治〗气血俱虚，疮疡痈疽，久不腐溃，身冷脉细。

12. 凉血地黄汤（《外科正宗》）

〖方组〗人参　白术　茯苓　甘草　生地　当归　芍药　川芎　黄连　地榆　山栀子　花粉

〖用法〗水煎服。

〔功用〕益气凉血。

〔主治〕血虚、血热之先天性面部、颈部、躯干部血痣。

13. 和荣散坚丸 （《外科正宗》）

〔方组〕人参 白术 茯神 当归 熟地 丹皮 香附 橘红 贝母 南星 远志 枣仁 柏仁 芦荟 白沉 龙齿 朱砂

〔用法〕共为细末，水丸，每服 3 g，每日 2 次。

〔功用〕益气养血。

〔主治〕颈淋巴结核，溃破流水，久不封口。

（按）八珍汤是气血双补的常用基础方，上述十三方均是在八珍汤的基础上化裁而来的名方，用于气血两虚所致诸病。

二、炙甘草汤（复脉汤）（《伤寒论》）

【来源】《伤寒论·辨太阳病脉证并治》："伤寒脉结代，心动悸，炙甘草汤主之。"

【方名】本方以炙甘草、人参补益心气，因重用炙甘草，故名炙甘草汤。本方重点在于补心气、通心阳。心阳通、心气复是解除结代脉的必要前提；再配合补血滋阴药以充盈血脉，使阳气有所依附而不溃散，则心悸自能停止，结代脉也能恢复正常，故又名复脉汤。

【方组】甘草炙，四两 生姜切，三两 桂枝去皮，三两 人参二两 生地黄一斤 阿胶二两 麦门冬去心，半斤 火麻仁半斤 大枣三十枚

【用法】上以清酒七升，水八升，先煮八味，取三升，去滓，内胶烊消尽，温服一升，日三服。（现代用法：水煎服，阿胶烊化。）

【功用】益气滋阴，通阳复脉。

【主治】①阴血阳气虚弱、心脉失养证。脉结代，心动悸，虚赢少气，舌光少苔，或质干而瘦小者。②虚劳肺痿。干咳无痰，或咳吐涎沫，量少，形瘦短气，虚烦不眠，自汗盗汗，咽干舌燥，大便干结，脉虚数。

【方证解析】

主证：阴血阳气虚弱，心脉失养证。

症状与病机：脉结代——阴血不足，心失所养；或心阳虚弱，不能温养心脉，无力鼓动血脉；脉气不相接续所致。心动悸——阴血不足，心血失养；或心阳虚弱，不能温养心脉。

治则：益气养阴，通阳复脉。

方析：君——生地黄，甘寒，滋阴养血。

　　　　臣——炙甘草，甘温；人参，甘温；大枣，甘温。三药益心气，补肺气，以资气血生化之源。阿胶，甘温；麦冬，甘微苦微寒；火麻仁，甘平。三药滋心阴，养心血，充血脉。

　　　　佐——桂枝，辛温；生姜，辛温。两药温心阳，通血脉。

　　　　使——清酒，辛温，温通血脉，佐使可抑制君臣药滋腻之性。

本方是《伤寒论》之名方，配伍合理，滋而不腻，温而不燥，使气血充足，

阴阳调和，对心动悸、脉结代使用，屡用屡效。

【应用要点】

（1）本方是《伤寒论》中治疗心动悸、脉结代的名方，为阴阳气血平补之剂，以脉结代、心动悸、虚羸少气、舌光色淡少苔为应用要点。

（2）本方使用可随证变化：心慌较甚，可加酸枣仁、柏子仁；心气、心阳虚甚，加黄芪、人参；心阴、心血虚甚，加当归、芍药；阴虚而内热，酌减桂枝、生姜、大枣、清酒，酌加知母、炒酸枣仁。

（3）本方现代常用于功能性心律不齐、期外收缩、冠心病、风湿性心脏病、病毒性心肌炎、甲状腺功能亢进等而有心悸气短、脉结代等属于阴血不足、阳气虚弱者。

【变方及应用】

1. 加减复脉汤（《温病条辨》）

〖方组〗甘草_{炙,六钱}　干地黄_{六钱}　生白芍_{六钱}　麦冬_{不去心,五钱}　阿胶_{三钱}　火麻仁_{三钱}

〖用法〗上以水八杯，煮取三杯，分三次服。

〖功用〗滋阴养血，生津润燥。

〖主治〗温热病后期，邪热久羁，阴液亏虚证。身热面赤，口干舌燥，脉虚大，手足心热甚于手足背者。

2. 一甲复脉汤（《温病条辨》）

〖方组〗甘草_{炙,六钱}　生地_{六钱}　白芍_{六钱}　麦冬_{五钱}　生牡蛎_{一两}

〖用法〗水煎服，分三次。

〖功用〗滋阴养血，潜阳熄风。

〖主治〗下焦温病、热邪伤阴之证。

3. 二甲复脉汤（《温病条辨》）

〖方组〗甘草_{炙,三钱}　生地_{六钱}　白芍_{六钱}　麦冬_{五钱}　阿胶_{三钱}　生鳖甲_{四钱}

〖用法〗水煎服，分三次。

〖功用〗滋阴养血，柔肝熄风。

〖主治〗下焦温病，热邪伤阴证。四肢蠕动，舌干齿黑，脉促数。

4. 三甲复脉汤（《温病条辨》）

〖方组〗甘草_{炙,六钱}　生地_{六钱}　白芍_{六钱}　麦冬_{五钱}　阿胶_{三钱}　生牡蛎_{三钱}　生鳖甲_{八钱}　生龟板_{一两}　火麻仁_{三钱}

〖用法〗水煎服，分三次。

〖功用〗滋阴养血，柔肝熄风。

〖主治〗下焦温病，热邪伤阴，痉厥；心悸，舌干绛，龟裂，脉促细。

（按）上述四方均由《伤寒论》中的复脉汤演化而来，减去益气温阳的人参、桂枝、生姜、清酒，加入白芍及镇肝潜阳之药，用于温病后期邪热伤阴、动风之证，由阴阳气血两补剂变为滋阴养血、柔肝潜阳之剂。

第四节 补 阴

具补阴功效，治疗阴虚证的方剂称补阴剂。阴虚证多见形体消瘦、头晕耳鸣、潮热颧红、五心烦热、盗汗失眠、腰酸遗精、咳嗽咯血、咽干口燥、舌红少苔、脉细数。阴虚有肺阴虚、胃阴虚、肾阴虚三类。补阴剂常用药有生地黄、麦冬、阿胶、白芍、石斛、百合、玉竹等。滋补肺阴方如百合固金汤，滋补肾阴方如六味地黄丸、大补阴丸。

一、六味地黄丸（《小儿药证直诀》）

【来源】《小儿药证直诀》卷1："地黄丸，治肾怯失音，囟开不合，神不足，目中白睛多，面色㿠白等症。"

【方名】以"三补""三泻"六药和合组方，地黄为君药，故名六味地黄丸。

【方组】熟地黄_{八钱}　山萸肉_{四钱}　干山药_{四钱}　泽泻_{三钱}　牡丹皮_{三钱}　茯苓_{去皮,三钱}

【用法】上为末，如梧桐子大，空心温开水化下三丸。（现代用法：水煎服。）

【功用】滋补肝肾。

【主治】肝肾阴虚证。腰膝酸软，头晕目眩，耳鸣，耳聋，盗汗，遗精，消渴，骨蒸潮热，手足心热，口燥咽干，牙齿动摇，足跟作痛，小便淋漓，以及小儿囟门不合，舌红少苔，脉沉细数。

【方证解析】

主证：肝肾阴虚证。

症状与病机：腰膝酸无力，牙齿动摇，小儿囟门不合——腰为肾府，肾主骨，肾阴虚故也；头晕目眩——肝肾阴虚，不能上荣；耳聋，耳鸣——肾精虚不能上承；遗精——肾阴虚，相火内扰精室；骨蒸盗汗，消渴，潮热，小便淋漓——阴虚内热，虚火所致；舌红少苔，脉沉细数——阴虚之象。

治则：滋补肝肾。

方析：君——熟地黄，甘温，滋阴补肾，填精益髓。

　　　　臣——山萸肉，酸温，养肝滋肾，涩精敛汗；干山药，甘平，滋肾固精。

　　　　肝、脾、肾三阴并补，谓"三补"。

　　　　佐——泽泻，甘寒，利渗湿浊，减熟地之腻；牡丹皮，苦寒，清泄虚热，制
　　　　　　　山萸肉之温涩；茯苓，甘平，淡渗脾湿，助干山药之健运。

　　　　泻湿浊而降相火，谓"三泄"。

　　　　本方正如费伯雄解说："药止六味，而大开大合，三阴并治，洵补方之正鹄也。"实乃常用而有效之良方。

【应用要点】

（1）本方是以《金匮要略》中的肾气丸化裁而来之名方。宋代钱乙以本方为儿科补肾专药。后世临床应用非常广泛，是治疗肝肾阴虚的基础方，以腰膝酸软、头晕目

眩、口燥咽干、舌红少苔、脉沉细数为应用要点。

（2）本方应用病证很多，后世在其基础上有很多创新方，故不列举加减变化。

（3）本方现在常用于慢性肾炎、高血压病、糖尿病、肺结核、肾结核、甲状腺功能亢进、中心性视网膜炎、无排卵性功能性子宫出血、围绝经期综合征等属于肝肾阴虚者。

（4）脾虚泄泻者慎用。

【变方及应用】

1. 知柏地黄丸（《医方考》）

〖方组〗六味地黄丸加知母_{盐炒} 黄柏_{盐炒，各二钱}

〖用法〗上为细末，炼蜜为丸，如梧桐子大，每服二钱，温开水送下。（现代用法：亦可水煎服。）

〖功用〗滋阴降火。

〖主治〗肝肾阴虚、虚火上炎证。头目昏眩，耳鸣耳聋，虚火牙痛，五心烦热，腰膝酸软，血淋尿痛，遗精梦泄，骨蒸潮热，盗汗，颧红，咽干口燥，舌质红，脉细数。

2. 杞菊地黄丸（《麻疹全书》）

〖方组〗六味地黄丸加枸杞_{三钱} 菊花_{三钱}

〖用法〗上为细末，炼蜜为丸，如梧桐子大，每服三钱。 （现代用法：亦可水煎服。）

〖功用〗滋肾养肝明目。

〖主治〗肝肾阴虚证。两目昏花，视物模糊，或眼睛干涩，迎风流泪。

3. 麦味地黄丸（《医部全录》引《体仁汇编》）

〖方组〗六味地黄丸加麦冬_{五钱} 五味子_{五钱}

〖用法〗上为细末，炼蜜为丸，如梧桐子大，每服三钱，白开水送下。

〖功用〗滋补肺肾。

〖主治〗肺肾阴虚证。虚烦劳热，咳嗽吐血，潮热盗汗。

4. 都气丸（《症因脉治》）

〖方组〗六味地黄丸加五味子_{二钱}

〖用法〗上为细末，炼蜜为丸，如梧桐子大，每服三钱，空腹。

〖功用〗滋肾纳气。

〖主治〗肺肾两虚证。咳嗽气喘，呃逆滑精，腰痛。

5. 明目地黄丸（《审视瑶函》）

〖方组〗生熟地_{各四两} 山药_{二两} 山萸_{二两} 泽泻_{二两} 茯神_{二两} 丹皮_{二两} 当归_{二两} 五味_{二两} 柴胡_{二两}

〖用法〗上为细末，炼蜜为丸，每服三钱，也可以水煎服。

〖功用〗滋肾养肝，明目。

〖主治〗肝肾阴虚，视物不清，明暗不清。

6. 明目地黄丸（《万病回春》）

〖方组〗熟地_{八两} 山药_{四两} 山萸_{四两} 泽泻_{二两} 丹皮_{二两} 枸杞_{三两} 菊花_{三两}

中医名方解析与应用

当归_(三两) 白芍_(三两) 刺蒺藜_(三两) 石决明_(三两)

〖用法〗上为细末，蜜丸，每服三钱。

〖功用〗滋肾养肝，清热明目。

〖主治〗肝肾阴虚、虚火上扰证。目涩羞明，视物模糊，内障云翳，迎风流泪。

7. 当归地黄丸（《北京市中药成方选》）

〖方组〗熟地 山药 山萸 泽泻 茯苓 丹皮 当归 白芍

〖用法〗为末，炼蜜为丸，每服三钱，或水煎服。

〖功用〗滋肾养肝。

〖主治〗肝肾阴虚，头晕目眩，腰膝酸软等。

8. 滋水清肝饮（《医宗己任编》）

〖方组〗熟地 山药 山萸 泽泻 茯苓 丹皮 柴胡 白芍 栀子 当归

〖用法〗水煎服。

〖功用〗滋肝肾，清肝火。

〖主治〗肝肾阴虚、虚火上扰证。发热胁痛，耳聋，口干，手足头面似觉发热、肿胀感。

9. 益阴汤（《类证治裁》）

〖方组〗生地 山药 山萸 泽泻 茯苓 丹皮 当归 白芍 五味 麦冬
地骨皮 莲子 灯心草

〖用法〗水煎服。

〖功用〗滋阴养肝，清退虚热。

〖主治〗肝肾阴虚、虚火上扰证。盗汗、发热、口干、脉细数。

10. 耳聋左慈丸（《小儿药证直诀》）

〖方组〗熟地 山药 山萸 泽泻 茯苓 丹皮 柴胡 磁石

〖用法〗蜜丸，每服9g。

〖功用〗滋补肝肾。

〖主治〗肝肾阴亏证。头晕目眩，耳聋耳鸣。

（按）上述十方均是在六味地黄丸的基础上根据临床不同的证候变化而来的名方。

二、左归丸（《景岳全书》）

〖来源〗《景岳全书》卷51："治真阴肾水不足，不能滋养营卫，渐至衰弱，或虚热往来，自汗盗汗，或神不守舍，血不归原，或虚损伤阴，或遗淋不禁，或气虚昏晕，或眼花耳聋，或口燥舌干，或腰酸腿软。凡精髓内亏，津液枯涸等证，俱速宜壮水之主，以培左肾之元阴，而精血自充矣。宜此方主之。"

〖方名〗张景岳认为肾为水火之脏，在"真阴论"中反复强调左肾藏有"元阴""真精"。本方填补肾精，治疗真阴肾水之不足，归于左肾之脏，使真精得以归原，故名左归丸。

〖方组〗大怀熟地_(八两) 山药_(炒，四两) 枸杞_(四两) 山茱萸_(四两) 川牛膝_(酒洗，蒸熟，三两)

鹿角胶_{敲碎,炒珠,四两}　　龟板胶_{切碎,炒珠,四两}　　菟丝子_{制,四两}

【用法】上药先将熟地蒸烂，杵膏，炼蜜为丸，如梧桐子大。每食前用滚汤或淡盐汤送下百余丸（9 g）。（现代用法：亦可水煎服，用量按原方比例酌减。）

【功用】滋阴补肾，填精益髓。

【主治】真阴不足证。头晕目眩，腰酸腿软，遗精滑泄，自汗盗汗，口燥舌干，舌红少苔，脉细。

【方证解析】

主证：真阴不足证。

症状与病机：头晕目眩，腰膝酸软，遗精滑泄——肾阴亏虚，精髓不充，封藏失职；自汗、盗汗——阴虚阳气迫津外泄；口干舌燥——阴血津液不能上承；舌红少苔，脉细——真阴不足之象。

治则：滋阴补肾，填精益髓。

方析：君——大怀熟地，甘温，重用滋肾填精，大补真阴。

臣——山茱萸，酸温，养肝滋肾，涩精敛汗；山药，甘平，补脾益阴，滋肾固精；枸杞，甘平，滋肾补肝，养肝明目；龟板胶，甘寒，血肉有情之品，填精补肾阴；鹿角胶，甘温，血肉有情之品，填精补肾阳。

佐、使——菟丝子，甘平，益肝肾，强筋骨；川牛膝，苦平，强腰膝，壮筋骨。

本方纯阴壮水，补而无泻，补力较峻，共奏滋阴补肾、填精益髓之功。正如王旭高所说："左归丸是育阴以涵阳，不是壮水以制火。"

【应用要点】

（1）本方由六味地黄丸化裁而来，亦为滋阴补肾之方。但立法不同，六味地黄丸以补肾阴为主证，但组方补中有泻，药力平和，阴虚并无虚热；而左归丸组方减泻，以峻补真阴之不足及精髓亏损，为育阴以涵阳之剂。本方是治疗真阴之不足证的常用方，以头晕目眩、腰腿酸软、舌光少苔、脉细为应用要点。

（2）临证可随证变化：若虚火之证较重，酌减枸杞、鹿角胶，加女贞子、麦冬；干咳少痰，加百合、川贝母；夜骨蒸热，加地骨皮、白薇；小便不利，加茯苓、车前子；大便秘结，加肉苁蓉、当归。

（3）本方现代常用于老年性痴呆、围绝经期综合征、老年骨质疏松症、闭经、月经量少等属于肾阴不足、精髓亏虚者。

（4）本方久服碍胃，故脾虚者酌用。

【变方及应用】

左归饮《景岳全书》

〖方组〗熟地_{二三钱,或加之一二两}　　山药_{二钱}　　枸杞_{二钱}　　甘草_{炙,一钱}　　茯苓_{一钱半}山茱萸_{一二钱,畏酸者少用之}

〖用法〗以水二盅，煎至七分，食远服。

〖功用〗补益肾阴。

〖主治〗真阴不足证。腰酸遗泄，盗汗，口燥咽干，口渴欲饮，舌尖红，脉细数。

（按）左归丸与左归饮同治肾阴不足之证。左归丸在滋阴中配伍血肉有情之药以助阳，补力较峻，适用于肾阴亏损较重者；左归饮皆以纯甘壮水之品滋阴填精，补力较慢，适用于肾阴不足较轻者。

三、大补阴丸（《丹溪心法》）

【来源】《丹溪心法》卷3："大补阴丸降阴火，补肾水。"

【方名】本方以熟地黄、猪脊髓大补肝肾精血，兼以龟板、黄柏、知母滋阴潜阳，培本清源以补阴虚之根本，故名大补阴丸。

【方组】熟地黄_{酒蒸,六两}　龟板_{酥炙,六两}　黄柏_{炒褐色,四两}　知母_{酒浸炒,四两}

【用法】上为末，猪脊髓蒸熟，炼蜜为丸，每服七十丸，空心热白汤运下。（现代方法：猪脊髓蒸熟，捣烂如泥状，炼蜜，入药粉混合制成药丸，每服15 g，早晚各服一次，淡盐水送服。亦可制作汤剂，水煎服，剂量按比例酌减。）

【功用】滋阴降火。

【主治】阴虚火旺证。骨蒸潮热，盗汗遗精，咳嗽咯血，心烦易怒，足膝疼热，舌红少苔，尺脉数而有力。

【方证解析】

主证：阴虚火旺证。

症状与病机：骨蒸潮热，盗汗遗精，足膝疼热——真阴不足，相火偏亢，虚火上炎；咳嗽，咯血——虚火灼伤肺金；心烦易怒——虚火上扰心神；舌红少苔，脉数有力——阴虚之象。

治则：滋阴降火。

方析：君——熟地黄，甘温，滋阴潜阳；龟板，甘寒，壮水制火。

　　　　臣——黄柏，苦寒，泄相火以坚阴；知母，苦寒，滋肾水，清肺金。

　　　　佐、使——猪脊髓，甘平，填精益髓；蜂蜜，甘温，滋养气血。

　　　　本方滋阴与清热降火相伍，培本清源、滋阴培本为主，降火清源为辅，乃滋阴之名方。

【应用要点】

（1）本方是朱丹溪补阴学派"阴常不足，阳常有余"理论滋阴学术思想中治疗立法的代表方剂，滋阴药与清热药相配，培本清源，两相兼顾，方剂药物用量"滋三泻二"，体现出滋为本、泻为辅。本方是治疗阴虚火旺证的基础方，以骨蒸盗汗、潮热遗精、舌红少苔、尺脉数而有力为应用要点。

（2）应用时虚热盗汗较甚，可加地骨皮、青蒿、白薇；若燥咳为甚，可加天冬、麦冬、百合；若咯血咳血，可加仙鹤草、墨旱莲、三七；遗精、滑精均有，可加金樱子、山茱萸。

（3）本方现代多用于甲状腺功能亢进、肾结核、骨结核、糖尿病等属于阴虚火旺者。

（4）若脾胃虚弱、食少便溏、火热属于实证者不宜使用。

【变方及应用】

虎潜丸（《丹溪心法》）

〖方组〗黄柏_{酒炒,半斤}　龟板_{酒炙,四两}　知母_{酒炒,二两}　熟地黄_{二两}　陈皮_{二两}　白芍_{二两}　锁阳_{一两半}　虎骨_{炙,一两}　干姜_{半两}　（《医方集解》所载虎潜丸尚多当归、牛膝、羊肉三味；还有方加金箔一片，有方加生地黄，有方加山药。虎骨现多用狗骨代。）

〖用法〗上为末，酒糊丸。（现代用法：蜜丸，每服9g，每日2次，淡盐水或温开水送下。亦可用煎服。）

〖功用〗滋阴降火，强壮筋骨。

〖主治〗肝肾不足，阴虚内热之痿证。腰膝酸软，筋骨痿弱，腿足消瘦，步履乏力，或眩晕，耳鸣，遗精，遗尿，舌红少苔，脉细弱。

（按）六味地黄丸、大补阴丸、虎潜丸均为滋补肝肾阴虚之方，但各有侧重。六味地黄丸功专滋补肝肾之阴；大补阴丸滋阴而降虚火；虎潜丸滋阴而强壮筋骨，是治痿证之专方。

四、一贯煎（《续名医类案》）

【来源】《续名医类案》卷18："胁痛，吞酸，吐酸，疝瘕，一切肝病。"

【方名】本方立法滋阴疏肝，主治肝肾阴虚诸证。肝藏血，肾藏精，肝肾同源；以其一理贯穿于组方，重用生地黄滋阴柔肝，以当归、枸杞子补血养肝，以沙参、麦冬养阴生津，少佐川楝子疏肝泄热，故名一贯煎。

【方组】北沙参　麦冬　当归身　生地黄　枸杞　川楝子

【用法】水煎服。

【功用】滋阴柔肝，疏肝和胃。

【主治】肝肾阴虚、肝胃失和证。胃脘胁痛，吞酸，口燥咽干，舌红少津，或疝气瘕聚，脉细弦。

【方证解析】

主证：肝肾阴虚，肝胃失和证。

症状与病机：胃痛，胁痛，吞酸——肝阴不足，肝气犯胃；疝气，瘕聚——肝气久郁，经气不利；口干舌燥——阴虚津伤；脉细数——阴虚肝郁之象。

治则：滋阴柔肝，疏肝和胃。

方析：君——生地黄，甘寒，滋阴柔肝，滋水涵木。

臣——当归身，甘温，滋阴养血；枸杞，甘平，养肾补肝；沙参，甘寒，养阴生津；麦冬，甘寒，佐金平木。

佐、使——川楝子，苦寒，疏肝泻热，理气止痛。

本方配伍以甘寒滋阴养血药为主，以应"肝体阴而用阳"的生理特点，滋阴养肝，配以疏肝理气药使肝郁得疏，补疏结合，滋不碍胃，燥不伤阴，组方严谨，实乃名方。

【应用要点】

（1）本方立意体现了"肝体阴而用阳"的理论，滋肝肾之阴以养肝体，佐疏肝之药以理气，故常用于肝肾阴虚、肝气犯胃之证，以脘胁胃痛、吞酸、咽干口燥、舌红少津、脉细弦为应用要点。

（2）临证加减使用：阴虚口干过甚，加石斛；胁痛剧，加延胡索；胃纳差，加焦麦芽；腹胀满，加白术、砂仁；大便秘结，加瓜蒌仁、槟榔；夜寐欠安，加炒酸枣仁、合欢皮、夜交藤等。

（3）本方现代常用于慢性肝炎、慢性胃炎、慢性胆囊炎、反流性胃炎、食管炎、胃及十二指肠溃疡、肋间神经痛、神经官能症等属于肝肾阴亏、肝胃、肝脾失和者。

（4）脾虚胃弱者慎用，或须化裁应用。

第五节　补　阳

具有补阳功效、治疗阳虚证的方剂称补阳剂。阳虚证多见面色苍白、形寒肢冷、腰膝酸痛、下肢软弱无力、小便不利或小便频数淋漓不尽、少腹拘急、男子阳痿早泄、女子宫寒不孕、舌淡苔白、脉沉细、尺脉尤甚。补阳剂常用的药有附子、肉桂、巴戟、肉苁蓉、淫羊藿、仙茅等。补阳剂最好配伍滋阴药以助阴中求阳之生化，以制阳药的温燥，如熟地黄、山茱萸、女贞子等。阳虚易致气不化水，水湿停留，故多配温阳利水之药，使阳气得复，水湿得化。代表方剂如肾气丸、右归丸。

一、肾气丸（《金匮要略》）

【来源】《金匮要略·消渴小便不利淋病脉证并治》："男子消渴，小便反多，以饮一斗，小便一斗，肾气丸主之。"《金匮要略·血痹虚劳病脉证并治》："虚劳腰痛，少腹拘急，小便不利者，八味肾气丸主之。"

【方名】柯琴云："此肾气丸纳桂、附于滋阴剂中十倍之一，意不在补火，而在微微生火，即生肾气也。"故名肾气丸。

【方组】干地黄_{八两}　薯蓣_{四两}　山茱萸_{四两}　茯苓_{三两}　泽泻_{三两}　丹皮_{三两}　桂枝_{一两}　附子_{炮，一两}

【用法】上为细末，炼蜜和丸，如梧桐子大。酒下十五丸，日再服。（现代用法：亦用水煎服，以此比例剂量减之。）

【功用】补肾助阳。

【主治】肾阳虚证。腰痛脚软，身半以下常有冷感，少腹拘急，小便不利或小便反多，入夜尤甚，阳痿早泄，舌淡而胖，脉虚弱，尺部沉细；痰饮，水肿，消渴，脚气，转胞。

【方证解析】

主证：肾阳虚证。

症状与病机：腰痛脚软，身半以下常有冷感——肾阳不足；少腹拘急，甚则转胞

——阳虚则气化不利；消渴——津液不能上承；水肿——阳虚气化失常；痰饮——气不化水；阳痿、早泄——肾虚失养；脉沉细，或虚弱——阳虚之象。

治则：补肾助阳。

方析：君——附子，辛甘大热，温阳药之首；桂枝，辛温，辛甘而温，温通阳气之要药。两药共补肾阳之虚。

臣——干地黄，甘温，滋补肾阴；山药，甘平，滋补脾阴；山茱萸，酸温，养肝益肾。

阳中求阴，助阴生阳。

佐、使——泽泻，甘寒，利渗浊湿；丹皮，苦寒，清泄虚热；茯苓，甘平，淡渗脾湿。

"三泄"以助"三补"。补泄结合，配以微微生火，阴中求阳，相得益彰，为张仲景之名方。

【应用要点】

（1）本方是补肾助阳的常用方，以腰膝酸软、畏寒怕冷、气怯神乏、阳痿遗精、小便不利或反多、脉弱尺沉等肾阳虚证为应用要点。

（2）现代临床多以熟地黄易干地黄、以肉桂易桂枝应用，但也要根据病人临床表现而定。若肾阳虚衰证较重，多加补骨脂、淫羊藿、仙茅等；若肾阳虚而腰痛甚，多加炒杜仲、炒续断、怀牛膝、狗脊、枸杞子等；若肾阴虚而不能制水、小便失常，多加金樱子、枸杞子、益智仁；若有浮肿，加车前子、牛膝、巴戟天等；若真阳虚衰、阳痿不举，可加鹿茸、淫羊藿、仙茅、巴戟天等。

（3）本方现代多用于慢性肾炎、糖尿病、醛固酮增多症、甲状腺功能低下、肾上腺皮质功能减退、支气管哮喘、勃起功能障碍等属于肾阳虚证者。

（4）肾阴虚者不宜使用。

（5）肾为水火之脏，内寓元阴元阳，乃人体阴阳平衡之根本，一方偏衰必将导致阴损及阳，或阳损及阴，两者相互转化。故张介宾说："善补阳者，必于阴中之求阳，则阳得阴助，而生化无穷。"故临床应用肾气丸须掌握这一原则。而钱乙依据肾气丸化裁创新方六味地黄丸，去桂枝、附子后成为肝肾脾并补之方；临床应用六味地黄丸也须注意阴阳变化之理。

【变方及应用】

1. 加味肾气丸（《济生方》）

〔方组〕熟地黄_半两_　山茱_取肉，一两_　山药_炒，一两_　白茯苓_一两_　泽泻_一两_　丹皮_一两_　附片_炮，二枚_　官桂_不见火，半两_　车前_酒蒸，一两_　川牛膝_去芦，酒浸，半两_

〔用法〕上为细末，炼蜜为丸，如梧桐子大，每服七十丸，空心米饮送下。

〔功用〕温肾化气，利水消肿。

〔主治〕肾阳虚，水肿，腰虚脚肿，小便不利。

2. 十补丸（《济生方》）

〔方组〕熟地黄_洗，酒蒸，二两_　山茱_取肉，二两_　山药_锉，二两_　丹皮_去木，一两_　白茯苓_去皮，一两_　泽泻_一两_　附片_炮，去皮，二两_　五味子_二两_　鹿茸_去毛，酒蒸，一钱_

〔用法〕上为细末，炼蜜为丸，如梧桐子大，每服七十丸，空心盐酒汤任下。

〔功用〕补肾阳，益精血。

〔主治〕肾阳虚损、精血不足证。面色黧黑，足冷足肿，耳鸣耳聋，肢体羸瘦，足膝软弱，小便不利，腰脊疼痛。

3. 补肾地黄丸（《丹溪心法》）

〔方组〕熟地　山萸　山药　茯苓　泽泻　丹皮　川牛膝　鹿茸

〔用法〕上为细末，炼蜜为丸，每服 9 g。

〔功用〕温补脾肾。

〔主治〕脾肾阳虚证之五软中的头软。

4. 无比山药丸（《太平惠民和剂局方》）

〔方组〕熟地　山萸　山药　茯神　泽泻　牛膝　巴戟　杜仲　肉苁蓉　菟丝子　五味子　赤石脂

〔用法〕上药共为细末，炼蜜为丸，每服 9 g。

〔功用〕温补脾肾。

〔主治〕脾肾亏虚证。腰腿无力，身体虚弱，梦遗滑精，头晕耳鸣，盗汗，遗尿。

5. 参茸地黄丸（《中医内科学》）

〔方组〕熟地　山萸　山药　茯苓　泽泻　丹皮　人参　鹿茸

〔用法〕上为细末，炼蜜为丸，每服 9 g。

〔主治〕脾肾阳虚证。头晕乏力，畏寒怕冷，腰膝酸软，阳痿遗精，小便清长等。

6. 大补元煎（《景岳全书》）

〔方组〕熟地　山萸　山药　当归　人参　杜仲　甘草

〔用法〕水煎服。

〔功用〕温补脾肾。

〔主治〕脾肾阳虚证。头晕乏力，腰膝酸软，遗精滑精，小便清长等证。

（按）上述六方均由肾气丸化载而来，在温补肾阳的基础上加入不同的壮阳、补气之药，以温补脾肾，各有侧重。

二、右归丸（《景岳全书》）

【来源】《景岳全书》卷51："治元阳不足，或先天禀衰，或劳伤过度，以致命门火衰，不能生土，而为脾胃虚寒，饮食少进，或呕恶膨胀，或反胃噎膈，或怯寒畏冷，或脐腹多痛，或大便不实，泻痢频作，或小水自遗，虚淋寒疝，或寒浸豀谷，而肢节痹痛，或寒在下焦而水邪浮肿。总之，真阳不足者，必神疲气怯，或心跳不宁，或四肢不收，或眼见邪祟、或阳衰无子等证，俱速宜益火之源，以培右肾之元阳，而神气自强矣，此方主之。"

【方名】张景岳认为，阳常不足，阴亦无余，他在其"真阴论"中反复阐述这一点。他认为肾藏有"元阴""真精""命门之火，谓之元气"。故肾为水火之脏。右肾藏于"元阳""真火"，本方温补肾阳归于右肾，使之元阳得以归原，故名右归丸。

【方组】 熟地_{八两}　山药_{炒,四两}　山萸肉_{炒,三两}　枸杞子_{微炒,三两}　菟丝子_{制,四两}
鹿角胶_{炒珠,四两}　杜仲_{姜汁,炒,四两}　肉桂_{二两}　当归_{三两}　附子_{制,二两,渐可加上五六两}

【用法】 先将熟地黄蒸烂杵膏，加炼蜜，上为细末，共为蜜丸，如梧桐子大，每服百余丸，食前用滚烫或淡盐水送下，或丸如子弹大，每嚼服二三丸，用滚白汤送下。（现代用法：亦可水煎服。用量按原方比例酌减。）

【功用】 温补肾阳，填精益髓。

【主治】 肾阳不足、命门火衰证。年老或久病气衰神乏，畏寒肢冷，腰膝软弱，阳痿遗精，或阳痿无子，或饮食减少，大便不实，或小便自遗，舌淡苔白，脉沉而迟。

【方证解析】

主证：肾阳不足，命门火衰证。

症状与病机：气衰神乏，畏寒怕冷，腰膝酸软——命门火衰，失于温煦；饮食无味，大便不实——火不生土，致脾阳虚衰；阳痿，遗精，不育或小便自遗——肾虚失职，天癸失养；脉沉而迟，舌淡苔白——肾阳衰之象。

治则：温补肾阳。

方析：君——附子，辛大热，温补肾阳；肉桂，辛大热，温补命火；鹿角胶，甘温，温肾助阳。

　　　臣——熟地，甘温，滋阴益阳；山萸肉，酸温，滋肾益肝；枸杞子，甘平，养肝益肾；山药，甘平，健脾养阴，阴中求阳。

　　　佐使——菟丝子，甘平，补养肝肾；杜仲，甘温，补肝温肾；当归，甘温，养血滋阴。

　　　共奏补肾以壮命火、阴中求阳之功，元阳得以归原。

【应用要点】

（1） 本方是治疗肾阳不足、命门虚衰的常用方，以神疲乏力、畏寒肢冷、腰膝酸软、脉沉迟缓为应用要点。

（2） 若气虚之证较重，可加黄芪、人参；纳差，可加炒白术、"炒三仙"；兼有五更泄，可加肉豆蔻、五味子；若胃痛吞酸，可加吴茱萸、干姜、黄连；若腰膝酸痛重，可加杜仲、狗脊；若阳痿，加淫羊藿、仙茅；若遗精、滑精，加金樱子、锁阳；若小便淋漓、自遗，加金樱子、桑螵蛸等。

（3） 本方现代常用于肾病综合征、老年骨质疏松症、精少不育症、贫血、白细胞减少、甲状腺功能减退、结肠炎等属于肾阳不足者。

【变方及应用】

右归饮（《景岳全书》）

〔方组〕 熟地_{二三钱或加至一二两}　山药_{炒,二钱}　枸杞_{二钱}　山茱萸_{一钱}　甘草_{炙,一二钱}　肉桂_{一二钱}
杜仲_{姜制,二钱}　制附子_{一二三钱}

〔用法〕 上以水二盅，煎至七分，食远温服。

〔功用〕 温补肾阳，填精补血。

〔主治〕 肾阳不足证。气怯神疲，腰痛腰酸，手足不温，阳痿遗精，大便漏薄，小便频多，舌淡苔薄，脉来虚细者。或阴盛格阳、真寒假热证。

（按）右归丸与右归饮同为温补肾阳，但前者力专，后者力缓。

第六节 阴阳双补

具有阴阳两补功效，能够治疗阴阳两虚的方剂称阴阳双补剂。阴阳双虚证临床多见头晕目眩、腰膝酸软、阳痿遗精、畏寒肢冷、午后潮热等。阴阳双补剂通常由补阴药熟地黄、山茱萸、龟板、首乌、枸杞子等，以及补阳药肉苁蓉、巴戟、附子、肉桂、鹿角胶等组成。阴虚与阳虚相互转化，孰轻孰重须分主次，故组方须以"阳中求阴""阴中求阳"为组方依据。代表方剂如地黄饮子、龟鹿二仙胶。

一、地黄饮子（《圣济总录》）

【来源】《圣济总录》卷51："肾气虚厥，语声不出，足废不用。"

【方名】以熟地黄为主滋补肾阴，以治暗痱，故名地黄饮子。

【方组】熟干地黄焙,半两　巴戟天去心,半两　山萸肉炒,半两　石斛去根,半两　肉苁蓉酒浸切焙,半两　附子炮裂去皮脐,半两　五味子炒,半两　官桂去粗皮,半两　白茯苓去黑皮,半两　麦门冬去心焙,半两　菖蒲半两　远志去心,半两

【用法】上为细末，每服三钱匕，水一盏，加生姜三片，大枣二枚，擘破，同煎七分，去渣，食前温服。（现代用法：加姜枣水煎服。）

【功用】滋肾阴，补肾阳，开窍化痰。

【主治】下元虚衰、痰浊上泛之暗痱证。舌强不能言，足废不能用，口干不饮，足冷面赤，脉沉细弱。

【方证解析】

主证：阴阳双虚证。

症状与病机：筋骨酸软无力，甚则足痱不能用——肾之阴阳两虚，使之筋骨失养；舌强不能言——肾脉夹舌本，肾精虚不能上承，痰浊上行堵塞窍道；口干不能饮——阴虚内热；面赤——虚阳上浮；足冷——肾阳亏虚，失于温煦；脉沉细数——阴阳两虚之象。

治则：滋肾阴，补肾阳，开窍化痰。

方析：君——熟干地，甘温，滋补肾阴；山萸肉，酸温，养肝益肾；巴戟天，辛温，温补肾阳；肉苁蓉，甘温，温阳益肾。

臣——附子，辛热，温补肾阳；官桂，辛热，引火归元；石斛，甘寒，养阴生津；麦门冬，甘寒，滋阴养肺；五味子，酸温，滋养肺肾，壮水制火。

佐——菖蒲，辛温，开窍化痰；茯苓，甘平，健脾利湿；远志，苦温，交通心肾。

使——生姜，辛温；大枣，甘温。两药调和诸药。

本方阴阳并补，上下同治；下元得养，浮阳得纳，诸证自除。

【应用要点】

（1）本方标本兼治，阴阳并补，上下同治，为治疗肾虚之喑痱病的常用方，以舌謇不语、足废不用、足冷面赤、脉沉细弱为应用要点。

（2）喑痱病表现为阴虚偏重且痰火偏甚，去官桂、附子，酌加川贝母、竹沥、胆南星、天竺黄以清热化痰；兼有气虚，加黄芪、党参。

（3）本方现代常用于中风后遗症、癔症性神经症等属于阴阳两虚证者。

（4）肝阳上亢而有阳热之象明显者，不宜应用。

二、龟鹿二仙胶（《医便》）

【来源】《医便》卷1："男女真元虚损，久不孕育；男子酒色过度，消烁真阴，妇人七情伤损气血，五劳七伤。"

【方名】吴昆《医方考》："龟、鹿禀阴气之最完者，其角与板，又其身聚之最胜者，故取其胶以补阴精。"谓"二仙"，寓意其疗效之佳；故名龟鹿二仙胶。

【方组】鹿角_{用新鲜麋鹿杀取角,角解的不用,马鹿角不用,去角脑梢骨二寸,绝断劈开,净用十斤}　龟板_{去弦,洗净,捶碎五斤}人参_{十五两}　枸杞子_{三十两}

【用法】上药前二味袋盛，放长流水内浸三日，用铅坛一只，如无铅坛，底下放铅一大片亦可。将鹿角并龟板放入坛内，用水浸高三五寸，黄蜡三两封口，放大锅内，桑柴火煮七昼夜。煮时坛内一日添热水一次，勿令沸起，锅内一日夜添水五次，候角酥取出，洗，滤净去滓。其滓即鹿角霜、龟板霜也。将清汁另放。另将人参、枸杞子用铜锅以水三十六碗，熬至药面无水，以新布绞取清汁，将滓置石臼水捶捣细，用水二十四碗又熬如前；又滤又捣又熬，如此三次，以滓无味为度。将前龟、鹿汁并参、杞汁和入锅内，文火熬至滴水成珠不散，乃成胶也。每服初起一钱五分，十日加五分，加至三钱止，空心酒化下，常服乃可。（现代用法：上用铝坛熬胶，初服酒服4.5 g，渐至9 g。空心时服用。）

【功用】滋阴填精，益气壮阳。

【主治】真元虚损、精血不足证。全身瘦削，阳痿遗精，两目昏花，腰膝酸软，久不孕育。

【方证解析】

主证：真元虚损，经血不足证。

症状与病机：全身瘦削，阳痿遗精，双目昏花，腰膝酸软，久不孕育——先天不足，后天失养，致肾精亏损，真元虚损，阴阳精血俱虚。

治则：填精补髓，益气养血。

方析：君——鹿角，甘咸温，温肾壮阳，益精补血；龟板，甘咸寒，长于填补精髓，滋养阴血。

　　　臣——枸杞子，甘平，益脾肾，补精血；人参，甘温，补后天，益中气。

全方阴阳并补，气血兼顾，能益寿延年，养精种子。

目昏花、阳痿遗精为应用要点。

（2）本方现代常用于内分泌障碍引起的发育不良、重症贫血、卵巢功能早衰、性功能障碍等属于阴阳气血俱虚者。

（3）脾胃功能差者慎用。

第八章

固　涩　剂

凡以固涩药为主组成，具有收敛固涩作用，治疗气、血、精、津滑脱散失的方剂，叫固涩剂。据《素问·至真要大论》"散者收之"的理论立法组方。

气、血、精、津是人体的生命活动的物质基础，不断被消耗代谢，又不断生成，周而复始；一旦脏腑功能失常，生成不足，或者丢失，必然影响健康，重者危及生命。若自汗、盗汗，则固表止汗；久咳不止，则敛肺止咳；久泻不止，则涩肠固脱；遗精滑泄，则涩精止遗；崩漏带下，则固本止带。

应用固涩剂为正虚无邪而设，最忌外邪未去误以固涩而"闭门留寇"。

第一节　固表止汗

适用于体虚卫外不固、阴液不能内守而致的自汗、盗汗。

牡蛎散（《太平惠民和剂局方》）

【来源】《太平惠民和剂局方》卷8："治诸虚不足，及新病暴虚，津液不固，体常自汗，夜卧即甚，久而不止，羸瘠枯瘦，心忪惊惕，短气烦倦。"

【方名】以咸、涩微寒之牡蛎为君药组方，敛阴潜阳，固涩止汗，故名牡蛎散。

【方组】黄芪_{去苗土,一两}　麻黄根_{洗,一两}　牡蛎_{米泔浸,刷去土,火烧通赤,一两}

【用法】上三味为粗散，每服三钱，水一盏半，小麦百余粒，同煎至八分，去渣热服，日二服，不拘时候。（现代用法：亦可用水煎服，加浮小麦30 g。）

【功用】敛阴止汗，益气固表。

【主治】体虚自汗、盗汗证。常自汗出，夜卧更甚，心忪惊惕，短气烦倦，舌淡红，脉细弱。

【方证解析】

主证：气虚自汗证。

症状与病机：常自汗出——卫气不固，阴液外泄；夜卧出汗反甚——阴液亏损，阳不潜藏；心忪惊悸——心气，心血俱虚；短气烦倦——气阴双虚；舌淡红，脉细数——阴虚之象。

治则：敛阴止汗，益气固表。

方析：君——牡蛎，咸微寒，敛阴潜阳，固涩止汗。

臣——黄芪，甘温，益气实卫，固表止汗。

　　佐——麻黄根，甘平，功专收敛止汗。

　　使——小麦，甘凉，专入心经，养心阴退虚热。

　　全方补敛同用，兼潜心阳，益气固表，敛阴止汗，诸证得平。

【应用要点】

（1）本方是治疗自汗、盗汗的常用方。本方在《医方集解》中，以小麦易浮小麦，止汗效果更好。本方和玉屏风散同为止汗剂，但玉屏风散组方补中寓散，主要用于表虚自汗、体弱易感外邪；而本方有复心阳不潜之功效。临床可根据病人具体情况，借两方之长配合应用。

（2）本方常用于病后、术后、产后之体弱、汗多者，亚健康状态汗多；结核病盗汗等属于气卫外不固又有心阳不潜者，可加减配伍其他药物应用。

第二节　敛 肺 止 咳

　　敛肺止咳剂适应证：久咳肺虚、气阴两伤证。症见咳嗽、气喘、自汗、脉虚数等。

九仙散　（《卫生宝鉴》）

【来源】《卫生宝鉴》卷12："治一切咳嗽。"

【方名】本方组方敛中有宣，降中有升，由九味药组成，有良好的敛肺止咳作用，以示疗效之佳，故名九仙散。

【方组】人参—两　款冬花—两　桑白皮—两　桔梗—两　五味子—两　阿胶—两　乌梅—两　贝母半两　罂粟壳去顶,蜜炒黄,八两

【用法】上为细末，每服三钱，白汤点服，嗽住止后服。（现代用法：为散剂时，每服9g，温开水送下；亦可作汤剂水煎服，剂量以原方比例酌定。）

【功用】敛肺止咳，益气养阴。

【主治】久咳肺虚证。久咳不已，咳甚则气喘自汗，痰少而黏，脉虚数。

【方证解析】

主证：久咳肺虚证。

症状与病机：久咳不已，咳甚气喘——久咳伤肺；自汗——肺气已虚，卫外不固；痰少而黏——肺阴受损，虚热内生；脉虚而数——气阴两伤之象。

治则：敛肺止咳，益气养阴。

方析：君——罂粟壳，酸涩，善能敛肺止咳。

　　　　臣——五味子，酸甘收敛，善治久咳虚喘；乌梅，酸涩，收敛肺气，以治久咳。

　　　　佐——款冬花，辛苦温，润肺化痰，宜治久咳；桑白皮，甘寒，清泄肺火，以止咳；贝母，苦寒，清热化痰，润肺止咳。

　　　　使——桔梗，苦平，宣肺祛痰，载药上行。

　　　　诸药相伍，敛中有宣，降中寓升，敛肺止咳，兼顾气阴，疗肺虚久咳之良方。

【应用要点】

（1）本方是久咳肺虚、气阴两伤证的常用方，以久咳不止、气喘自汗、脉虚数为应用要点。

（2）若有虚热，加地骨皮、麦冬、玄参。

（3）本方现代常用于慢性支气管炎、肺气肿、肺结核、支气管哮喘、百日咳等属于久咳肺虚、气阴两亏者。

（4）外感咳嗽或咳嗽而痰多者忌用。本方不宜久用，以免成瘾。

第三节　涩肠固脱

涩肠固脱剂适应证：脾肾虚寒之泻痢日久、滑脱不禁等。

一、真人养脏汤（《太平惠民和剂局方》）

【来源】《太平惠民和剂局方》卷6："治大人小儿肠胃虚弱，冷热不调，脏腑受寒，下痢赤白，或便脓血，有如鱼脑，里急后重，脐腹绞痛，日夜无度，胸膈痞闷，胁肋胀痛，全不思食，及治脱肛坠下，酒毒便血。诸药不效者，并皆治之。"

【方名】脾肾虚寒，肠失固摄，大便滑脱不禁，温补脾肾以养脏，冠以"真人"示疗效之佳，故名真人养脏汤。

【方组】人参六钱　当归去芦,六钱　白术煨,六钱　肉豆蔻面裹煨,半两　肉桂去粗皮,八钱
甘草炙,八钱　白芍药一两六钱　木香不见火,一两四钱　诃子去核,一两二钱　罂粟壳去蒂萼,蜜炙,三两六钱

【用法】上锉为粗末，每服二大钱，水一盏半，煎至八分，去渣，食前温服。忌酒、面、生冷、鱼腥、油腻。（现代用法：为粗末，每服6g，水煎去渣，饭前温服；亦可作汤剂，水煎服，用量以原方比例酌减。）

【功用】涩肠固脱，温补脾肾。

【主治】久泻久痢、脾肾虚寒证。泻痢无度，滑脱不禁，甚至脱肛坠下，脐腹疼痛，喜温喜按，倦怠食少，舌淡苔白，脉迟细。

【方证解析】

主证：久泻久痢，脾肾阳虚证。

症状与病机：久泻久痢——脾肾虚寒；大便滑利不禁——肠失固摄；脱肛垂下——中气下陷；腹部喜温喜按——阳气不温；倦怠食少——脾虚气弱；舌淡苔薄，脉细——虚弱之象。

治则：涩肠固涩治标，温肾补脾治本。

方析：君——罂粟壳，酸涩，重用涩肠止泻。

　　　　臣——肉豆蔻，辛温，温中理肠；诃子，苦平，涩肠止泻，君臣相伍，急则治其表。

　　　　佐——肉桂，辛热，温肾暖脾；人参，甘温，大补元气以治本；白术，甘

固涩剂

温，健脾益气以燥湿；当归，甘温，补血之要药以养血；白芍药，养血敛阴，缓急止痛；木香，辛温，调气醒脾。

使——炙甘草，甘温，调和诸药。

全方标本兼顾，重在治标，涩中寓通，补而不滞，为治虚寒泻痢、滑脱不禁之良方。

【应用要点】

（1）本方立法为"急则治其标"，以涩肠止泻为主，以"缓则治其本"为辅，以泻痢日久、脾肾虚寒证之大便滑脱不禁、腹痛喜温喜按、食少神疲、舌淡苔白、脉迟细为应用要点。痢止后即可易方，无须久用；虽有久泻，但证有湿积滞者忌用。

（2）本方现代常用于慢性结肠炎、慢性肠炎、肠结核、慢性痢疾、肠易激综合征属于脾肾虚寒证者。

二、四神丸（《内科摘要》）

【来源】《内科摘要》卷下："治脾肾虚弱，大便不实，饮食不思。"

【方名】以温肾健脾之四味药组方治疗肾泄，以"神"喻其疗效之佳，故名四神丸。

【方组】肉豆蔻二两 补骨脂四两 五味子二两 吴茱萸浸炒，一两

【用法】上为末，用水一碗，煮生姜四两，红枣50枚，水干，取枣肉为丸，如梧桐子大。每次50～70丸，空心食前服。（现代用法：粉碎成细末，过筛混匀，另取生姜200g，捣碎，加水适量压榨取汁，与上述粉末泛丸，干燥即得，每服9g，每日服1～2次，临睡前用淡盐汤或温开水送服；亦可作汤剂，加生姜、大枣同煎，临睡温服，用量以原方比例酌减。）

【功用】温肾暖脾，固涩止泻。

【主治】脾肾阳虚之肾泄证。五更泄泻，不思饮食，食不消化，或久泻不愈，腹痛喜按喜温，腰酸肢冷，神疲乏力，舌淡，苔薄白，脉沉迟无力。

【方证解析】

主证：脾肾阳虚之肾泄证。

症状与病机：五更泄，鸡鸣泄——命门火衰，脾虚不升；不思饮食，食不消化——脾虚失运；腹痛喜按，腰酸肢冷——脾肾阳虚；舌淡苔白，脉沉迟无力——阳气虚弱之象。

治则：温肾暖脾，固肠止泻。

方析：君——补骨脂，苦温，重用补命暖脾。

臣——肉豆蔻，辛温，温中涩肠。

佐——吴茱萸，辛温，温脾暖胃。

使——五味子，酸温，温肾涩肠；生姜，辛温，温中和胃；大枣，甘平，调和诸药。

共奏温补脾肾、固肠止涩之功。

【应用要点】

（1）本方是治疗命门火衰、火不暖土所致的五更泄或久泻的常用方。与真人养脏汤同为固涩止泻之剂，但立方原则有所不同。本方以补骨脂为君药重在温肾，兼以暖脾涩肠；而真人养脏汤以罂粟壳为君药重在固涩，兼以温补脾肾。为"急则治其标"之方。本方以五更泄泻、不思饮食、舌淡苔白、脉沉迟为应用要点。

（2）本方配伍简洁、合理，故临床应用多有加减：若肾阳虚甚，可加温阳之药如附子、干姜；若脾虚气弱，可加健脾益气之药如黄芪、党参、白术；脾胃虚纳差，可加消导之药如炒麦芽、炒谷芽；脾胃失和，加砂仁、陈皮；泄甚，可加渗湿利水药如茯苓、车前子、炒薏苡仁、山药、苍术等。

（3）本方现代常用于慢性结肠炎、肠结核、慢性痢疾、肠易激综合征等属于脾肾阳虚证者。

第四节　涩 精 止 遗

涩精止遗剂适应证：肾虚封藏失职、精关不固所致遗精滑精，或肾气不足、膀胱失约所致的尿频、遗尿等病证。

一、金锁固精丸（《医方集解》）

【来源】《医方集解·收涩之剂》："治精滑不禁。"

【方名】本方既能补肾又能固精，标本兼顾，以收涩之法治标为主，功专肾虚滑精，以"金锁"之名喻以"固精"疗效，故名金锁固精丸。

【方组】沙苑蒺藜_{炒，二两}　芡实_{蒸，二两}　莲须_{二两}　龙骨_{酥炙，一两}　牡蛎_{盐水煮一日一夜煅粉，一两}

【用法】莲子粉糊为丸，盐汤下。（现代用法：共为细末，莲子粉糊丸，每服9 g，每日2～3次，空服淡盐汤送下；亦可作汤剂，以原方剂量酌减，加莲子肉适量，水煎服。）

【功用】涩精补肾。

【主治】肾虚不固遗精。遗精滑泄，神疲乏力，腰痛耳鸣，舌淡苔白，脉细弱。

【方证解析】

主证：肾虚不固证。

症状与病机：遗精滑泄——肾气虚损，精关不固；神疲乏力——肾亏则神乏气弱；腰痛耳鸣——腰为肾府，开窍于耳；舌淡苔白，脉细弱——肾虚之象。

治则：补肾涩精。

方析：君——沙苑蒺藜，甘温，补肾固精。

　　　臣——芡实，甘平，补脾肾，固气精。

　　　佐——龙骨，咸寒，收敛涩精；牡蛎，咸寒，敛精止泄；莲须，甘平，清心止泄。

使——莲子粉，甘平，健脾清心。

本方标本兼顾，补肾固精，为治标之方。

【应用要点】

（1）本方是治疗肾虚精关不固、遗精滑泄的常用方，以腰痛耳鸣、舌淡、脉细沉为应用要点。此外，妇女带下清稀兼有肾虚证亦有疗效。

（2）若腰痛为甚，加炒杜仲、续断；大便干燥，加当归、肉苁蓉、熟地黄；大便溏稀，加五味子、炒白术、山药；畏寒、怕冷，加枸杞子、锁阳；阳痿，加仙茅、淫羊藿；妇女带下，加炒山药、巴戟、炒杜仲、当归等。

（3）本方现代常用于神经功能紊乱、乳糜尿、慢性前列腺炎、妇女带下等属于肾气不足、下元不固证者。

（4）相火亢盛或下焦湿热之遗精者不宜。

二、桑螵蛸散（《本草衍义》）

【来源】《本草衍义》卷 17："治健忘，小便数。"

【方名】以甘咸平之桑螵蛸为君，因其入肝肾，补肾助阳，固精缩泉功专，对肾阳虚而遗精、早泄、白浊，白带、尿频、遗尿有效，故名桑螵蛸散。

【方组】桑螵蛸 _一两_　远志 _一两_　菖蒲 _一两_　龙骨 _一两_　人参 _一两_　茯神 _一两_　当归 _一两_　龟甲 _酥炙，一两_

【用法】上为末，夜卧人参汤调下二钱。（现代用法：除人参外共为细末，每服 6 g，睡前人参汤调下；亦可作汤剂，水煎服，睡前服，用量以原方比例酌定。）

【功用】调补心肾，涩精止遗。

【主治】心肾两虚证。小便频数，或尿如米泔，心神恍惚，健忘食少，或溺后遗沥不尽，或睡中遗尿，或梦遗失精，舌淡苔白，脉细弱者。

【方证解析】

主证：心肾两虚证。

症状与病机：小便频数或遗尿——肾气不摄，膀胱失约；遗精——肾虚精关不固；心神恍惚，倦怠——心肾失交，神失所养；尿如米泔水——肾气受损，精微遗失；舌淡苔薄，脉细——心肾双虚。

治则：调补心肾，涩精止遗。

方析：君——桑螵蛸，咸温，补肾固精止遗。

臣——龙骨，咸寒，收敛固涩，镇心安神；龟甲，甘寒，滋养肾阴，补心安神。

佐——人参，甘温，大补元气，宁心安神；茯神，甘平，益心气，宁心神；当归，甘温，养心补血。

使——远志，苦温，安神定志，交通心肾；菖蒲，辛温，安神益志。

全方共奏，调补心肾，补养气血，涩精止遗。

【应用要点】

（1）本方是治心肾两虚、水火不交证的常用方。以遗尿、尿频、心神恍惚、舌淡苔白、脉细弱为应用要点。本方与金锁固精丸均为涩精止遗之方，本方多用于遗尿、小便失禁，金锁固精丸多用于遗精滑精。

（2）若小便失禁，多加益智仁、覆盆子、金樱子、枸杞子、山茱萸、乌药以增加止遗缩泉之功；若心神不宁，加酸枣仁、五味子、山茱萸以养心安神；气虚证甚，可加黄芪、山药以增益气之力。

（3）本方现代常用于小儿尿频、遗尿，以及糖尿病、前列腺肥大、神经衰弱等属于心肾两虚者。

（4）相火过旺、下焦湿热之尿频、遗尿、遗精滑精者不宜使用。

第五节　固　崩　止　带

固崩止带剂适应证：妇女血崩暴注或漏血不止及带下淋漓等证。

一、固冲汤（《医学衷中参西录》）

【来源】《医学衷中参西录》上册："治妇女血崩。"

【方名】冲脉是十二经脉气血汇聚的要冲，有调节诸经气血的作用，其脉起于胞中，和妇女月事息息相关，血崩或月事失调，必然与冲脉失调有关。本方有固冲摄血的作用，以治血崩，故名固冲汤。

【方组】白术_{炒，一两}　生黄芪_{六钱}　龙骨_{煅捣细，八钱}　牡蛎_{煅捣细，八钱}　山萸肉_{去净核，八钱}　生杭芍_{四钱}　海螵蛸_{捣细，四钱}　茜草_{三钱}　棕榈炭_{二钱}　五倍子_{研细，药汁送服，五分}

【用法】水煎服。

【功用】固冲摄血，益气健脾。

【主治】脾肾亏虚、冲脉不固证。猝然血崩或月经过多，或漏下不止，色淡质稀，头晕肢冷，心悸气短，神疲乏力，腰膝酸软，舌质淡，脉微弱。

【方证解析】

主证：脾肾双虚，冲脉不固证。

症状与病机：猝然血崩或经血过多——冲脉滑脱失约；血下如崩或漏下难止——脾虚失摄，肾虚不固；头晕肢冷——气血失荣；心悸气短——心血受损；神疲腰酸——心肾两虚；舌淡苔白，脉细弱——气血不足之象。

治则：益气健脾，固冲摄血。

方析：君——山萸肉，酸温，补益肝肾，收敛固涩。

臣——龙骨，甘涩，其性涩平，以收敛固涩；牡蛎，咸寒，其性微寒，以收敛固涩；生黄芪，甘温，其性微温，为补气要药；白术，甘温，其性苦温，乃健脾益气要药。

佐——生杭芍，酸寒，益肝肾，养血阴；棕榈炭，涩平，收敛止血要药；五倍子，酸寒，涩寒收敛，止血治崩；茜草，苦寒，苦寒之性，以化瘀止血；海螵蛸，咸温，性温收敛，止血治崩。

本方以收敛固涩为主，止崩、补气固摄为辅，佐以少量化瘀药，乃治标之方。

【应用要点】

（1）本方是治脾肾亏虚、冲任不固之血崩、月经过多的常用方，以月经量多、色淡质稀、腰膝酸软、舌淡、脉微弱为应用要点。

（2）本方配伍以收敛固涩治标之药为主，以益气固摄之药为辅，少配凉血、化瘀药组方，为"急则治其标"之方。血崩或月经过多且病因复杂，血热妄行、气不摄血、心脾两虚等均不宜使用。

（3）本方现代常用于功能性子宫出血、产后出血过多等属于脾肾虚弱、冲任不固证者。

二、固经丸（《丹溪心法》）

【来源】《丹溪心法》卷5："治妇人经水过多。"

【方名】妇女月经过多或崩中漏下，由于肝肾阴虚，相火炽盛，损伤冲任，迫血妄行所致者，本方滋阴清热，使妄行之血归经以止血固经，故名固经丸。

【方组】黄芩炒　白芍炒　龟板炙,各一两　黄柏炒,三钱　椿根皮七钱半　香附二钱半

【用法】上为末，酒糊丸，如梧桐子大，每服50丸，空心温酒或白汤下。（现代用法：上药为细粉，水泛为丸，每日2次，每次6g，温开水送服；亦可作汤剂，以原方比例量酌定。）

【功用】滋阴清热，固经止血。

【主治】阴虚血热之血崩。月经过多，或崩中漏下，血色深红或紫黑稠黏，手足心热，腰膝酸软，舌红，脉弦数。

【方证解析】

主证：阴虚血热之崩证。

症状与病机：月经过多，或崩中漏下——相火偏亢，迫血妄行；血色深红或紫黑黏稠——阴虚血热；手足心热——阴虚火旺；腰膝酸软——肝肾阴虚；舌红，脉弦数——阴血虚之象。

治则：滋阴清热，固任止血。

方析：君——龟板，甘寒，滋阴降火；白芍，酸寒，养血柔肝；黄芩，苦寒，清热凉血。

臣——黄柏，苦寒，助龟板以降阴火，助黄芩清热。

佐——椿根皮，苦微寒，固经止血。

使——香附，辛平，调气活血。

诸药合用，阴血得养，血归于经，诸证自愈。

【应用要点】

（1）本方是治疗阴虚血热之月经过多或崩漏的常用方，以血色深红或紫黑黏稠、舌红、脉弦数为应用要点。

（2）本方与固冲汤同治血崩或月经量多，均为止血固冲之方。但两方立意不同，固冲汤收涩固涩，辅以健脾益气以止血；而本方是滋阴清热凉血以止血热妄行。本方临床使用时，若阴虚过甚，可加旱莲草、女贞子、生地黄；若血行不止，可加茜草炭、棕榈炭、血余炭以止血。

（3）本方现代常用于功能性子宫出血和盆腔炎所致的经行过多属于阴虚血热证者。

三、易黄汤（《傅青主女科》）

【来源】《傅青主女科》卷上："夫黄带乃任脉之湿热也……惟有热邪存于下焦之间，则津液不能化精而反化湿也……法宜补任脉之虚，而清肾火之炎，则庶几矣……此不独治黄带方也，凡有带病者，均可治之，而治带黄者，功更奇也。"

【方名】本方为治疗黄带的处方，故名易黄汤。

【方组】山药炒，一两　芡实炒，一两　黄柏盐水炒，二钱　车前子酒炒，一钱　白果碎，十枚

【用法】水煎服。

【功效】固肾止带，清热祛湿。

【主治】肾虚湿热带下。带下黏稠量多，色黄如浓茶汁，其气腥秽，舌红，苔黄腻。

【方证解析】

主证：肾虚湿热带下证。

症状与病机：带下黄色量多——肾虚有热，损伤带脉；黏稠，气腥秽——下焦湿热；舌红，苔黄腻——湿热之象。

治则：固肾止带，清热祛湿。

方析：君——山药，甘平，补脾益肾，固涩止带；芡实，甘平，益肾健脾，除湿止带。

臣——白果，甘苦平，收涩止带，兼除湿热。

佐——黄柏，苦寒，清热燥湿除带。

使——车前子，甘寒，清利湿热。

诸药合用，益肾健脾，清热祛邪，带下自除。

【应用要点】

（1）本方是治湿热带下的常用方，以带下黄色、其气腥秽、舌苔黄腻为应用要点。

（2）湿甚，加土茯苓、薏苡仁以祛湿；热甚，加黄芩、蒲公英以清热；有脾虚证，加炒白术、陈皮以健脾；肾虚甚，加炒杜仲、炒巴戟天以补肾；兼有血虚之象，加当归、益母草以养血。

（3）本方现代常用于宫颈炎、附件炎、阴道炎属于肾虚湿热带下者。

第九章

安 神 剂

凡以安神药为主组成，具有安神定志作用，治疗神志不安病证的方剂，称安神剂。

神志不安主要表现为心悸怔忡、失眠、健忘、烦躁惊狂等。

神志不安病机复杂，与五脏六腑功能失常均可有关：心藏神，肝藏魂，肺藏魄，与神志最为密切；思伤脾，致心血失常；胃不和则卧不安。

《中医内科学》中把怔忡、心悸、失眠、健忘、惊狂均作为独立疾病论述，说明神志不安在临床辨证的多源性，所以安神剂在应用时须辨证论治，才能有效。

第一节 重镇安神

应用重镇安神药组方，治疗心肝阳亢、热扰心神的方剂，称重镇安神剂。症见心烦神乱、失眠多梦、惊悸怔忡、癫痫等。

朱砂安神丸（《内外伤辨惑论》）

【来源】《内外伤辨惑论》卷中："如心浮气乱，以朱砂安神丸镇固之。"

【方名】以甘寒质重的朱砂为君药，配以黄连清心泻火，生地黄、当归滋阴养血，标本兼顾，使心火得清，阴血得充，心神得养，则神志安定，故名朱砂安神丸。

【方组】朱砂另研,水飞为衣,三钱　黄连去须,净酒洗,六钱　甘草炙,三钱半　生地黄一钱半　当归二钱半

【用法】上药除朱砂外，四味共为细末，汤浸蒸饼为丸，如黍米大，以朱砂为衣，十五丸或二十丸，津唾咽之，食后。（现代用法：上药共为细末，炼蜜为丸，每服6～9 g，临睡前温开水送服；亦可作汤剂，以原方剂量比例酌减，朱砂冲服。）

【功用】镇心安神，清热养血。

【主治】心火亢盛、阴血不足证。失眠多梦，怔忡惊悸，心神烦乱，或胸中懊憹，舌红，脉细数。

【方证解析】

主证：心火亢盛，阴血不足证。

症状与病机：失眠多梦——心血失养；怔忡惊悸——心神不安；心神烦乱——热扰心神；胸中懊憹——心火偏亢；舌红，脉细数——阴血不足。

治则：镇心安神，清热养血。

方析：君——朱砂，甘微寒，入心重镇安神。

　　　臣——黄连，苦寒，清心泻火。

佐——生地黄，甘寒，滋阴养血；当归，甘温，补血养血。

使——炙甘草，甘温，调和诸药。

诸药合用，标本兼顾，清中有养，心火得清，阴血得充，心神得养。

【应用要点】

（1）本方是治疗心火亢盛、阴血不足所致神志不安的常用方，以失眠、惊悸、舌红、脉细数为应用要点。

（2）若惊恐甚，加生龙骨、生牡蛎以重镇安神；若失眠甚，加炒酸枣仁、炒柏子仁以养心安神；心烦甚，加焦栀子以清热除烦。

（3）本方现代常用于抑郁性神经症之失眠、心脏神经官能症属于心火亢盛、阴血不足者。

（4）朱砂不宜久服，以防汞中毒；脾虚者不宜本方。

第二节 滋 养 安 神

以滋养心血安神药组方，治疗阴血不足、心神失养的方剂，称滋养安神剂。阴血不足、心神失养临床多见虚烦不眠、心悸怔忡、健忘多梦、舌红少苔。

一、天王补心丹（《校注妇人良方》）

【来源】《校注妇人良方》卷6："妇人热劳，心经血虚，心神烦躁，颊赤头痛，眼涩唇干，口舌生疮，神思昏倦，四肢壮热，食欲无味，肢体酸疼，心怔盗汗，肌肤日瘦，或寒热往来。"

【方名】由于阴虚血少致心神失养而发生神志不安、阴虚内热诸证，以补肾滋阴药与养血安神药配伍以滋阴养血而安神明，心有所养，神有定处，冠以"天王"以示其疗效之佳，故名天王补心丹。

【方组】人参_{去芦,五钱}　茯苓_{五钱}　玄参_{五钱}　丹参_{五钱}　柏子仁_{一两}　酸枣仁_{炒,一两}　当归_{酒浸,一两}　五味子_{一两}　远志_{五钱}　桔梗_{五钱}　天门冬_{一两}　麦门冬_{一两}　生地黄_{四两}

【用法】上药为末，炼蜜为丸，如梧桐子大，用朱砂为衣，每服二三十丸，临卧竹叶汤送下。（现代用法：上药共为细末，炼蜜为小丸，用朱砂水飞9～15 g为衣，每服6～9 g，温开水送服，或桂圆肉煎汤送服；亦可为汤剂，原方比例酌减。）

【功用】滋阴清热，养血安神。

【主治】阴虚血少、神志不安证。心悸怔忡，虚烦失眠，神疲健忘，或梦遗，手足心热，口舌生疮，大便干结，舌红少苔，脉细数。

【方证解析】

主证：阴虚血少，神志不安证。

症状与病机：心悸怔忡——心血失养；虚烦失眠——心神不安；神疲健忘——阴血

不足；梦遗——心肾失交；手足心热——阴虚内热；口舌生疮——心火偏旺；大便干结——阴津不足；舌红少苔，脉细数——心肾阴虚。

治则：滋阴清热，养血安神。

方析：君——生地黄，甘寒，入心肾，滋肾阴，养心血。

臣——天门冬，甘寒，补心清肺以除烦；麦门冬，甘寒，滋养胃阴以生津；酸枣仁，酸甘平，养心安神以除心悸；柏子仁，甘平，养血益心以安神；当归，甘温，生血补心，补血圣药。

佐——玄参，甘寒，滋阴生津以养肾；茯苓，甘平，健脾，益心肝，安心神；人参，甘温，大补元气，生津安神；远志，苦辛温，开心气，通肾气，以益智；丹参，苦微寒，活血养血，除烦安神；朱砂，甘微寒，镇惊安神以治标。

使——五味子，酸甘温，补肾养心安神；桔梗，辛平，载药上行以入心。

本方滋阴补血治本，镇惊安神治标，心肾兼顾。

【应用要点】

（1）本方是治疗心血虚肾阴亏所致神志不安的常用方，以心悸失眠、手足心热、舌红少苔、脉细数为应用要点。

（2）本方组方合理、全面，故在临床应用时只需随证略做加减即可使用。

（3）本方现代常用于神经症、精神分裂症、冠心病、甲状腺功能亢进等所致失眠、心悸属于心血虚肾阴亏证者。

（4）脾胃虚弱者不宜使用本方。

二、酸枣仁汤（《金匮要略》）

【来源】《金匮要略·血痹虚劳病脉证并治》："虚劳虚烦不得眠，酸枣仁汤主之。"

【方名】肝血不足，虚热内扰，心神不安致失眠、心烦，本方以专入心肝经、养心补肝、宁心安神之酸枣仁为君药，故名酸枣仁汤。

【方组】酸枣仁炒，二升　甘草一两　知母二两　茯苓二两　川芎二两

【用法】上五味，以水八升，煮酸枣仁得六升，内诸药，煮取三升，分温三服。（现代用法：水煎，分三次温服。）

【功用】养血安神，清热除烦。

【主治】肝血不足、虚热内扰证。虚烦失眠。心悸不安，头目眩晕，咽干口燥，舌红，脉弦细。

【方证解析】

主证：肝血不足，虚热内扰证。

症状与病机：虚烦不寐——血虚失养，虚热内扰；心悸不安——心肝血虚，心神不安；头晕目眩——血虚无以上荣；咽干口燥——肝血肝阴不足；舌红，脉弦细——血虚内热之象。

治则：养血安神，清热除烦。

方析：君——酸枣仁，酸甘平，入心肝，养血补肝，养心安神。

臣——茯苓，甘平，入心肝脾，宁心以安神；知母，苦寒，质润，滋阴润燥，清热除烦。

佐——川芎，辛温，调肝血，理肝气。

使——甘草，甘平，调和诸药。

组方合理，标本兼顾，养中有清，补中有行，以养血补肝而安神。

【应用要点】

（1）本方是治疗肝血虚所致失眠的常用方，以虚烦失眠、咽干、口燥、舌红、脉细为应用要点。本方和天王补心丹均以滋阴补血、养血安神配以清虚热的原则组方，以治神志不安。所不同者天王补心丹组方复杂，其主要针对肾阴虚、心血亏所致心神不安；而酸枣仁汤组方简洁以治肝虚之心神不安。

（2）本方组方合理，临床可随证加减：若血虚而头晕目眩，可酌加当归、白芍等养血类药；而兼有气虚者，酌加党参、白术；若阴虚口干舌燥，加麦冬、石斛；若心悸较甚，加远志、菖蒲；若失眠甚，加柏子仁、夜交藤；若胃纳欠佳，可加"炒三仙"；若自汗、盗汗，加五味子、山茱萸、浮小麦等。

（3）本方现代常用于神经症、心脏神经官能症、围绝经期综合征等属于肝血虚证者。

第十章

开 窍 剂

凡以芳香开窍药为主组成，具有开窍醒神作用，治疗窍闭神昏证的方剂，统称开窍剂。

窍闭神昏证多由邪气壅盛、蒙蔽心窍所致，称之为闭证。高热、神昏、谵语，或惊厥，属于温邪热毒内陷心包所致，称之为"热闭"；治疗宜清热、开窍，称之为"凉开"；代表方剂如安宫牛黄丸。突然昏倒、牙关紧闭、不省人事，属于寒湿痰浊内闭之证，称之为"寒闭"；治疗宜温通开窍，称之为"温开"；代表方剂如苏合香丸。

闭证属于一种危重病症，临床一定要与另一种危重病症脱证相鉴别，因脱证不宜用开窍剂。脱证一般表现为突然昏倒、不省人事、汗出如珠、目合口张、手撒遗溺、四肢厥冷，由元气衰败所致，故要严格区别。

开窍剂实为急救之方，故服药中病即停，不宜久服。开窍剂组方中有妊娠禁忌药，故孕妇禁用或慎用。开窍剂由于药物名贵，服药讲究过多，故须注意药物服法。

第一节 凉 开

凉开剂适应证：温热邪毒内陷心包的热闭证。症见高热、神昏、谵语，甚者惊厥。

一、安宫牛黄丸（《温病条辨》）

【来源】《温病条辨》卷1："邪入心包，舌謇肢厥，牛黄丸主之，紫雪丹亦主之。""温毒神昏谵语者，先与安宫牛黄丸、紫雪丹之属，继以清宫汤。"

【方名】心包是心的宫。温热邪毒内陷心包必扰神明，出现高热烦躁、神昏谵语、舌謇肢厥。本方以牛黄为君药，清心解毒，辟浊开窍，配以犀角、麝香诸药，以解内陷心包的温热邪毒，而安心包，宁心神，故名安宫牛黄丸。

【方组】牛黄一两　郁金一两　犀角一两　黄芩一两　黄连一两　朱砂一两　雄黄一两　山栀一两　冰片二钱五分　麝香二钱五分　珍珠五钱

【用法】上为细末，炼蜜为丸，每丸一钱，金箔为衣，蜡护，脉虚者人参汤下，脉实者银花、薄荷汤下，每服一丸，大人病重体实者日再服，甚者日三服；小儿服半丸，不知，再服半丸。（现代用法：以水牛角浓缩粉50 g代替犀角，珍珠、雄黄、朱砂分别水飞或粉碎成极细粉；将上述药粉混匀，过筛，加适量蜂蜜，制成大蜜丸，每丸3 g，蜡护，成人每服1丸，每日1次；亦可作散剂，过筛，混匀后装瓶，蜡封，成人每服1.6 g，每日1次。）

【功用】清热解毒，开窍醒神。

【主治】邪热内陷心包证。高热烦躁，神昏谵语，或舌謇肢厥，舌红或绛，脉数有力。亦治中风昏迷、小儿惊厥属邪热内闭者。

【方证解析】

主证：邪热内陷心包证。

症状与病机：高热烦躁——湿热毒邪内陷所致；神昏谵语——热闭心包，必扰神明；舌謇肢厥——热闭心窍；舌红或绛——热邪内陷；脉数有力——邪热炽盛；中风昏迷——热邪瘀毒所致；小儿惊厥——高热内闭。

治则：清热解毒，开窍醒神。

方析：君——牛黄，甘凉，化痰开窍，清心解毒；犀角，咸寒，清心凉血解毒；麝香，辛温，芳香开窍醒神。

臣——黄连，苦寒，善清心火解毒；黄芩，苦寒，善清肺火以解毒；山栀子，苦寒，善泻三焦之火以解毒。三药共助君药清热解毒。

佐——冰片，辛苦寒，芳香辟浊，以化浊通窍；郁金，苦寒，善治痰浊蒙蔽心窍；朱砂，甘微寒，镇惊安神；珍珠，咸寒，镇惊安神。

使——雄黄，辛温，辟秽解毒；金箔，辛苦平，重镇安神。

全方清热泻火，凉血解毒，芳香开窍，以解热陷心包。

【应用要点】

（1）本方是治疗热陷心包证的常用方，为"凉开"之代表方，以高热神昏、烦躁谵语、舌红或绛、苔黄燥、脉数为应用要点。

（2）《温病条辨》中应用本方以清宫汤送服；若邪在肺卫，逆传心包，用金银花、薄荷或银翘散，煎汤送服；若邪陷心包、兼见腑实，以安宫牛黄丸2粒化开，调生大黄末9g内服，先服一半，不效再服；热闭证见脉虚有内闭外脱之势者，人参汤送服。

（3）本方现代常用于治疗流行性乙型脑炎、流行性脑脊髓膜炎、中毒性痢疾、尿毒症、肝昏迷、急性脑血管病、肺性脑病、颅脑外伤、小儿高热惊厥、感染或中毒引起的高热神昏等属于热闭心包证者。

（4）孕妇慎用。

（5）安宫牛黄丸是在《痘疹世医心法》牛黄清心丸（亦称万氏牛黄清心丸）的基础上加味而成，较万氏组方更为复杂、合理，但万氏牛黄清心丸治疗热闭证亦有效。

二、紫雪（《苏恭方》，录自《外台秘要》）

【来源】《外台秘要》卷18引《苏恭方》："疗脚气，毒遍内外，烦热，口中生疮，狂易叫走，及解诸石草热药毒发，邪热卒黄等。瘴疫毒疠，卒死温疟，五尸五疰，心腹诸疾，绞刺且痛，蛊毒鬼魅，野道热毒。治小儿惊痫，百病最良方。"

【方名】本方药物经过多道工艺制作后，成品药状如霜雪紫色，故名紫雪。

【方组】黄金_{百两} 寒水石_{三斤} 石膏_{三斤} 磁石_{三斤} 滑石_{三斤} 玄参_{一斤} 羚羊角_{五两} 犀角屑_{五两} 升麻_{一斤} 沉香_{五两} 丁香_{一两} 青木香_{五两} 甘草_{炙，八两}

【用法】上十三味，以水一斛，先煮五种金石药，得四斗，去滓；纳另八物，煮取一斗五升，去滓；取硝石四升，芒硝亦可，用朴硝精者十斤，投汁中，微火上煮，柳木篦搅勿住手，有七升，投入木盆中，半日欲凝，内成研朱砂三两，细研麝香五分，内中搅调，寒之二日，成雪霜紫色。病人强壮者，一服二分，当利热毒；老弱人或热毒微者，一服一分，以意节之。［现代用法：不用黄金，先将石膏、寒水石、滑石、磁石砸成碎块，加水煎煮3次。再将玄参、木香、沉香、升麻、甘草、丁香用石膏等煎液煎煮3次，合并煎液，滤过，滤液浓缩成膏；芒硝、硝石粉碎，兑入膏中，混匀，干燥，粉碎成中粉或细粉；羚羊角锉研成细粉；朱砂水飞成极细粉；将水牛角浓缩粉（代替犀角）、麝香研细，与上述粉末配研，过筛，混匀，即得，每瓶装1.5 g，口服，每次1.5～3.0 g，每日2次，周岁小儿每次0.3 g，5岁以内小儿每增1岁，增0.3 g，每日1次；5岁以上小儿酌情服用。］

【功用】清热开窍，熄风止痉。

【主治】温热病，热闭心包及热盛动风证。高热烦躁，神昏谵语，痉厥，口渴唇焦，尿赤便秘，舌质红绛，苔黄燥，脉数有力或弦数，以及小儿热盛惊厥。

【方证解析】

主证：温热病，热闭心包，热盛动风证。

症状与病机：高热烦躁——热邪炽盛，心神被扰；神昏谵语——邪热伤心，心神散乱；痉厥——热极动风；口渴唇焦——热盛伤津所致；尿赤便闭——邪热内闭，腑气不通；舌质红绛——热壅营血；脉数有力或弦数——热盛之象。

治则：清热开窍，熄风化痰。

方析：君——犀角屑，苦寒，功专清心凉血解毒；羚羊角，咸寒，长于凉肝熄风止痉；麝香，辛温，功擅芳香开窍醒神。

　　　臣——石膏，甘寒，清热泻火除烦；寒水石，咸寒，清泻心火；滑石，甘寒，清热利尿泻热；玄参，咸寒，清热凉血养阴；升麻，辛苦凉，清热解毒良药。

　　　佐——木香，苦温，芳香醒脾行气；丁香，辛温，芳香行气降逆；沉香，辛苦温，行气降气力专；朱砂，甘微寒，重镇安神潜阳；磁石，辛咸平，镇惊安神，平肝潜阳；硝石，咸苦寒，通腑以除热。

　　　使——炙甘草，甘温，益气安中，调和诸药。

诸药合用，心肝并治，清热开窍。

注：现在配方不用黄金。

【应用要点】

（1）本方是治疗热闭心包、热盛动风证的常用方，以高热烦躁、神昏谵语、痉厥、舌红绛、脉数实为应用要点。

（2）本方现代常用于治疗各种发热性感染性疾病，如流行性脑脊髓膜炎、乙型脑炎的极期、重症肺炎、猩红热、化脓性感染等病的败血症期、肝昏迷、小儿高热惊厥、小儿麻疹热毒炽盛所致的高热神昏抽搐。

（3）孕妇禁用。用量不宜过量，服用不宜过久，以免损伤元气，应掌握其适应证，中病即止。

三、至宝丹（《灵苑方》，录自《苏沈良方》）

【来源】《苏沈良方》卷五引《灵苑方》："旧说主疾甚多，大体专疗心热血凝，心胆虚弱，喜惊多涎，眼中梦魇，小儿惊热，女子忧劳，血滞血厥，产后心虚，怔忡尤效。"

【方名】本方主治痰热内闭心包证，是开窍剂中"凉开"的特效药，危重病人使用疗效显著，"如获至宝"，故名至宝丹。

【方组】生乌犀—两　生玳瑁—两　琥珀—两　朱砂—两　雄黄—两　牛黄—分　麝香—分　龙脑—分　安息香—两半,酒浸,重汤煮令化,滤过滓,约取一两净　金银箔各五十片

【用法】上丸如皂丸角子大，人参汤下一丸，小儿量减。（现代用法：以水牛角代生乌犀，玳瑁、安息香、琥珀分别粉碎成粉，朱砂、雄黄分别水飞成极细粉，将牛黄、麝香、冰片研细，与上述药粉配研，过筛、混匀。加适量炼蜜制成大蜜丸，每丸重3g，口服，每次1丸，每日1次，小儿减量。本方改为散剂，用水牛角浓缩粉，不用金银箔，名"局方至宝散"。每瓶装2g，每日1次；小儿3岁以内每次0.5g，4～6岁每次1g，或遵医嘱。）

【功用】化浊开窍，清热解毒。

【主治】痰热内闭心包证。神昏谵语，身热烦躁，痰盛气粗，舌绛苔黄垢腻，脉滑数。亦治中风、中暑、小儿惊厥属于痰热内闭证者。

【方证解析】

主证：痰热内闭心包证。

症状与病机：神昏谵语——痰热扰乱神明；身热烦躁——热邪痰阻；痰盛气粗——痰阻气道；舌绛苔黄垢腻——热邪痰湿壅盛；脉滑数——痰热内结；中风——痰热内闭心包；中暑——暑热伤神；小儿惊厥——高热伤神。

治则：化浊开窍，清热解毒。

方析：君——麝香，辛温，芳香开窍醒神；牛黄，甘凉，豁痰开窍醒神；犀角，苦寒，清热凉血解毒。

臣——安息香，辛温，辟秽化浊以开窍；龙脑（冰片），辛苦寒，芳香化浊以开窍；生玳瑁，咸寒，清热解毒，镇惊安神。

臣助君力，开窍醒神。

佐——雄黄，辛温，助牛黄豁痰解毒；琥珀，甘平，助麝香通络散瘀；朱砂，甘寒，镇惊安神。

使——金箔，辛苦平，助琥珀、朱砂；银箔，偏寒，力更专一安神。

全方化浊开窍，清热解暑，通络散结，镇惊安神，化浊开窍为主，清热解毒为辅。

【应用要点】

（1）本方是治疗痰热内闭心包的常用方，以神昏谵语、身热烦躁、痰盛气粗、舌

绛垢腻、脉滑数为应用要点。

（2）本方与安宫牛黄丸、紫雪均可治疗热闭证，称"凉开三宝"。三方性质各异，安宫牛黄丸长于清热解毒，适于邪热偏盛、而身热较重者；紫雪长于熄风止痉，适用于兼有热动肝风而痉厥抽搐者；至宝丹长于芳香开窍、化浊辟秽，适用于痰浊盛而昏迷者。

（3）至宝丹由于清热之力相对不足，故在《温病条辨》中有多种不同的送服法。书中提出有欲脱之象用人参汤送服；"血瘀，生姜、童便化下"，两者为引意在滋阴降火行瘀、祛痰止呕。后来《温病条辨》提出热重毒盛用清宫汤送服。《温病全书》中邪热痰热并重用菖蒲郁金汤送服。《重订通俗伤寒论》中提出血热妄行、瘀阻血络、痰热交阻心包、身热夜甚、谵语昏狂、舌绛无苔、脉沉涩，用犀地清络饮送服。

（4）本方现代常用于急性脑血管病、脑震荡、流行性乙型脑炎、流行性脑脊髓膜炎、肝昏迷、冠心病、心绞痛、尿毒症、中暑、癫痫等属于痰热内闭证者。

（5）阳盛阴虚者忌用；孕妇慎用。

第二节 温 开

温开剂适应证：中风、中寒、气郁、痰厥等属于寒邪痰浊内闭证。症见突然昏厥、牙关紧闭、不省人事、苔白脉迟等。

苏合香丸（吃力伽丸）（《广济方》，录自《外台秘要》）

【来源】《外台秘要》卷13引《广济方》："广济疗传尸骨蒸，殗殜肺痿，疰忤鬼气，卒心痛，霍乱吐痢，时气鬼魅，瘴疟，赤白暴痢，瘀血月闭，痃癖疔肿，惊痫，鬼杵中人，吐乳狐魅，吃力伽丸。"

【方名】本方原名"吃力伽丸"，吃力伽即现在的白术，以白术命名提示其开窍行气不忘补气扶正之意。宋代《苏沈良方》将其更名为苏合香丸。因为本方为温开芳香开窍之方，以苏合香为主药，其甘、辛、温入心、脾经，开窍，解郁，豁痰，主治突然晕倒，故名苏合香丸。

【方组】吃力伽一两　光明砂研,一两　麝香一两　诃黎勒皮一两　香附子中白,一两　沉香重者,一两　丁子香（丁香）一两　青木香一两　安息香一两　白檀香一两　荜茇上者,一两　犀角一两　熏陆香半两　苏合香半两　龙脑香半两

【用法】上为极细末，炼蜜为丸，如梧桐子大。腊月合之。藏于密器中，勿令泄气。每朝用四丸，取井花水于净器中研破服。老小每碎一丸服之，另取一丸如弹丸，蜡纸裹，绯袋盛，当心带之。冷水暖水，临时斟量。（现代用法：以上十五味，除苏合香、麝香、冰片、水牛角浓缩粉外，朱砂水飞成极细粉；其余安息香等十味粉碎成细粉；将麝香、冰片、水牛角浓缩粉研细，与上述粉末配研，过筛，混匀。再将苏合香炖化，加适量炼蜜与水制成蜜丸，低温干燥；或加适量炼蜜制成大蜜丸。口服，1次1丸，小儿

酌减，每日1～2次，温开水送服。昏迷不能口服者，可鼻饲给药。）

【功用】芳香开窍，行气止痛。

【主治】寒闭证。突然昏倒，牙关紧闭，不省人事，苔白，脉迟。亦治心腹猝痛、甚则昏厥属寒凝气滞者。

【方证解析】

主证：寒闭证。

症状与病机：突然昏倒——寒痰秽浊，阻滞气机；牙关紧闭——痰蒙清窍；不省人事——痰迷心窍；苔白——寒湿之象；脉迟——阴邪内阻；心腹卒痛，甚则昏厥——寒凝腹胸，邪犯心腹。

治则：芳香开窍，行气止痛。

方析：君——苏合香，辛温，开窍醒神，辟秽止痛；麝香，辛温，开窍，醒神，回苏；龙脑香（冰片），辛苦微寒，开窍醒神，清热止痛；安息香，辛苦温，芳香开窍，辟浊化秽。

臣——青木香，苦温，行气以止痛；香附子，辛苦平，行气理气之要药；丁子香（丁香），辛温，散寒以止痛；沉香，苦温，散寒行气止痛；白檀香，辛苦温，行气宽胸止痛；熏陆香（乳香），辛苦温，活血行气止痛。

佐——荜茇，辛热，温中以散寒；犀角，苦寒，清心凉血解表；光明砂（朱砂），甘寒，重镇安神。

使——吃力伽（白术），甘苦温，益气健脾化湿；诃黎勒皮（诃子皮），苦酸平，涩以敛气。

本方集芳香药于一方，辟秽开窍，行气温中止痛，补敛并用，为温开之方。

【应用要点】

（1）本方为"温开"的代表方，是治疗寒闭证及心腹疼痛属寒凝气滞者的常用方，以突然昏倒、不省人事、牙关紧闭、苔白、脉迟为应用要点。

（2）本方现代常用于急性脑血管病、癔症性昏厥、癫痫、有毒气体中毒、老年痴呆、流行性乙型脑炎、肝昏迷、冠心病、心绞痛、心肌梗死等属于寒凝气滞证者。

（3）脱证禁用，孕妇慎用。

第十一章

理 气 剂

气，其概念在祖国医学中非常复杂，包括了人体的生命物质，又包括了人体的生理功能，为一身之主，升降出入是人体气机运动的方式，以维持人体生理功能。

气机升降出入失常，可产生多种疾病；总体上有气虚、气陷、气逆、气滞四种类型。

凡以理气为主的组方，具有行气、降气的作用，治疗气滞、气逆的方剂，统称理气剂，属"八法"中之"消法"。

第一节 行 气

行气剂适应证：气机郁滞证。气滞一般有肝气郁滞，常见胸胁胀痛，或疝气痛，或月经失调，或痛经。肝主升发、疏泄，体阴用阳，最易郁滞。脾胃气滞其证常见脘腹胀痛、嗳气吞酸、呕恶食少、大便失常等。脾气宜升，胃气宜降，只有升降和合才能运化如常，故脾胃最易升降失常。

一、越鞠丸（芎术丸）（《丹溪心法》）

【来源】《丹溪心法》卷3："越鞠丸，解诸郁，又名芎术丸。"

【方名】鞠：弯曲。本方主治"六郁"之郁气（鞠气），发越鞠气，故名越鞠丸。本方亦称芎术丸，以组方中川芎、苍术命名。

【方组】香附　川芎　苍术　栀子　神曲_{各等分}

【用法】上为末，水丸如绿豆大。（现代用法：制成水丸，每服6～9 g，每日2～3次，温开水送服。亦可作汤剂，剂量依据临床酌拟。）

【功用】行气解郁。

【主治】六郁证。胸膈痞闷，脘腹胀痛，嗳腐吞酸，恶心呕吐，饮食不消。

【方证解析】

主证：气、血、痰、火、湿、食"六邪"所致六郁证。

症状与病机：胸膈痞闷——肝气郁滞；胸胁腹痛——气滞血瘀；嗳腐吞酸——气血郁化火；恶心呕吐——气郁而脾胃失和；饮食不消——气郁并食积。

治则：行气解郁。

方析：君——香附，辛苦平，理气解郁以治气郁。

　　　　臣——川芎，辛温，行气活血以解血郁；栀子，苦寒清热泻火以解火郁；苍术，辛苦温，健脾燥湿以解湿郁；神曲，甘温，消食导滞以解食郁。

痰郁乃气滞血聚而成，气行湿化则痰除。本方重在调理气机，治病求本以解六郁。

【应用要点】

　　(1) 本方是治疗气、血、痰、火、湿、食六郁的代表方，以胸膈痞闷、脘腹胀痛、饮食不消为应用要点。

　　(2) 本方临床应用便于变化：若气滞偏重，可加厚朴、川楝子；若血郁偏重，可加红花、延胡索；若湿郁偏重，可加茯苓、姜半夏；若食郁偏重，可加"炒三仙"、炒莱菔子；若火郁偏甚，可加黄连；痰郁偏重，可加半夏、橘红。

　　(3) 本方现代常用于胃神经官能症、胃及十二指肠溃疡、慢性胃炎、胆石症、胆囊炎、肝炎、肋间神经痛、月经不调、痛经等属于"六郁"证者。

二、枳实薤白桂枝汤（《金匮要略》）

【来源】《金匮要略·胸痹心痛短气病脉证并治第九》："胸痹心中痞气，气结在胸，胸满，胁下逆抢心，枳实薤白桂枝汤主之。"

【方名】与枳实、薤白、桂枝同用，行气通痹温阳组方，故名为枳实薤白桂枝汤。

【方组】枳实四枚　厚朴四两　薤白半升　桂枝一两　瓜蒌捣,一枚

【用法】以水五升，先煮枳实、厚朴，取二升，去滓，内诸药煮数沸，分三次温服。（现代用法：水煎服。）

【功用】通阳散结，祛痰下气。

【主治】胸阳不振、痰气互结之胸痹。胸满而痛，甚或胸痛彻背，喘息咳唾，短气，气从胁下冲逆，上攻心胸，舌苔白腻，脉沉弦或紧。

【方证解析】

主证：胸阳不振，痰气互结之胸痹。

症状与病机：胸闷而痛，甚则胸痛彻背——胸阳不振，痰阻气机，痰阻而胸阳痹阻；喘息咳唾——痰浊阻滞，肺气失宣；短气——胸中阳气不足；气从胁下冲逆——阴寒之气上逆；上攻心胸——寒邪上攻心胸；苔白腻，脉沉弦紧——虚寒之象。

治则：通阳散结，祛痰下气。

方析：君——瓜蒌，甘寒，甘寒入肺，涤痰散结，开胸通痹；薤白，辛温，通阳散结，化痰散寒。

　　　　臣——枳实，苦温，下气破结，消痞除满；厚朴，苦辛温，燥湿化痰，下气除满。

　　　　佐、使——桂枝，辛甘温，通阳散寒，平冲降逆。

　　本方寓降逆平冲于行气之中，寓散寒化痰于理气之内。可使胸阳振而痰浊降，阴寒消而气机畅，胸痹通。

【应用要点】

　　(1) 本方是治疗胸阳不振、痰浊中阻、气结于胸之胸痹的常用方，以胸中痞满、气从胁下上攻心胸、舌苔白腻、脉沉弦或紧为应用要点。

（2）若寒重者，加附子、干姜；气滞重，加重枳实、厚朴用量；痰浊甚，加半夏、茯苓；若有气滞血瘀之象，加丹参、川芎。

（3）本方现代常用于冠心病、心绞痛、肋间神经痛、非化脓性肋软骨炎等属于胸阳不振、痰气互结者。

【变方及应用要点】

1. 瓜蒌薤白白酒汤（《金匮要略》）

〖方组〗瓜蒌实_{一枚} 薤白_{半升} 白酒_{七升}

〖用法〗三味同煮，取二升，分温再服。（现代用法：加水、黄酒适量，水煎服。）

〖功用〗通阳散结，行气豁痰。

〖主治〗胸阳不振、痰气逆结之胸痹轻症。胸部满痛，甚至胸痛彻背，喘息咳唾，短气，舌苔白腻，脉沉弦或紧。

2. 瓜蒌薤白半夏汤（《金匮要略》）

〖方组〗瓜蒌实_{揭，一枚} 薤白_{三两} 半夏_{半升} 白酒_{一斗}

〖用法〗四味同煮，取四升，温服一升，日三服。（现代用法：加水、黄酒适量，水煎服。）

〖功用〗通阳散结，祛痰宽胸。

〖主治〗胸痛而痰浊较甚，胸痛彻背，不能安卧者。

（按）上述三方组成基本相同，均有瓜蒌、薤白，同治胸痹，均有通阳散结、行气祛痰功用。瓜蒌薤白桂枝汤行气之力大，用于痰气互结较重者；瓜蒌薤白白酒汤通阳力甚，用于阴寒为甚者；瓜蒌薤白半夏汤祛痰散结之力大，用于痰浊较甚者。

三、半夏厚朴汤（《金匮要略》）

【来源】《金匮要略·妇人杂病脉证并治》："妇人咽中，如有炙脔，半夏厚朴汤主之。"

【方名】以半夏为君药化痰散结，以厚朴为臣药下气降满，故名半夏厚朴汤。

【方组】半夏_{一升} 厚朴_{三两} 茯苓_{四两} 生姜_{五两} 苏叶_{二两}

【用法】以水七升，煮取四升，分温四服，日三夜一服。（现代用法：水煎服。）

【功用】行气散结，降逆化痰。

【主治】梅核气。咽中如有物阻，咳吐不利，吞咽不下，胸膈满闷，或咳或呕，舌苔白润或白滑，脉弦缓或弦滑。

【方证解析】

主证：痰气郁结咽喉之梅核气。

症状与病机：咽中如有物阻——肝气郁滞，痰气郁结；吞吐不利——痰气搏结于咽；胸膈满闷——气机不畅；或咳或呕——肺胃气结；舌苔白，脉弦滑——痰湿之象。

治则：行气散结，降逆化痰。

方析：君——半夏，辛温，化痰散结，降逆和胃。

　　　　臣——厚朴，苦辛温，下气除满降逆。

佐——茯苓，甘平，渗湿健脾；生姜，辛温，和胃止呕。

使——苏叶，辛温，行气疏肝宣肺。

全方辛苦合用，辛以行气，苦以燥湿降逆，气机调畅，气郁痰结自除。

【应用要点】

（1）本方是治疗肝气郁滞、痰气互结所致的梅核气的常用方，以咽中如有物阻、吞吐不利、胸膈满闷、苔白腻、脉弦滑为应用要点。

（2）本方临床应用多有加减：气郁较重，加香附、佛手；胸痛胀满，加川楝子、延胡索；咽痛，加赤芍、桔梗、玄参；痰多、纳差，加白术、"焦三仙"；夜寐欠安，加合欢花、远志；心烦意乱，加焦栀子、淡豆豉。

（3）本方现代常用于癔症性神经官能症、胃神经官能症、慢性咽炎、慢性支气管炎、食道痉挛等属于气滞痰阻者。

（4）有阴虚之证注意加减变化或不用。

四、天台乌药散（乌药散）（《济总录》）

【来源】《济总录》卷94："控睾痛引少腹。"

【方名】以乌药为君药，行气散寒止痛，天台乌药乃乌药之别名，故名天台乌药散。

【方组】天台乌药_{半两}　木香_{半两}　小茴香_{微炒，半两}　青皮_{汤浸，去白，焙，半两}　高良姜_{炒，半两}　槟榔_{锉，二个}　川楝子_{十个}　巴豆_{七十粒}

【用法】上八味，先将巴豆微打破，同川楝子用麸炒黑，去巴豆及麸皮不用，合余药共研为末，和匀，每服一钱，温酒送下。（现代用法：巴豆与川楝同炒黑，去巴豆，水煎取汁，冲入适量黄酒服。或水煎服，剂量酌定。）

【功用】行气疏肝，散寒止痛。

【主治】肝经寒凝气滞证。小肠疝气，少腹引控睾丸而痛，偏坠肿胀。或少腹疼痛，苔白，脉弦。

【方证解析】

主证：肝经寒凝气滞证。

症状与病机：小肠疝气，少腹引控睾丸而痛，偏坠肿胀，或少腹疼痛，苔白，脉弦——足厥阴肝经抵于少腹，络于阴器，寒邪凝于肝脉，气机不畅，经络不通所致。

治则：行气疏肝，散寒止痛。

方析：君——天合乌药，辛温，行气疏肝，散寒以止痛。

臣——青皮，辛温，疏肝理气，散结以止痛；小茴香，辛温，暖肝温肾，善治疝气；高良姜，辛温，温中止痛；木香，辛温，行气止痛。

佐——槟榔，苦温，善行下焦之气滞；川楝子，苦寒，专治疝痛。

使——巴豆，辛热，以辛热之性以制川楝苦寒，寒温同用。

全方行气散寒，肝寒得解，疝痛得除。

【应用要点】

（1）本方是治疗寒滞肝脉所致的疝气的常用方，以少腹痛引起睾丸偏坠肿胀，苔白、脉沉弦为应用要点。

（2）若睾丸坠胀甚，加橘核、荔枝核、延胡索；寒甚，加吴茱萸、肉桂。

（3）本方现代多用于腹股沟疝、睾丸炎、附睾炎、胃及十二指肠溃疡、慢性胃炎属于寒凝气滞者。

（4）治湿热下注之疝气不宜使用本方。

【变方及应用】

1. 橘核丸（《济生方》）

〖方组〗橘核_{炒，一两} 海藻_{洗，一两} 昆布_{洗，一两} 海带_{洗，一两} 川楝_{去肉炒，一两} 桃仁_{麸炒，一两} 厚朴_{去皮，姜汁炒，半两} 木通_{半两} 枳实_{麸炒，半两} 延胡索_{炒，去皮，半两} 桂心_{不见火，半两} 木香_{不见火，半两}

〖用法〗为末，酒糊为丸，如梧桐子大，每服七十丸，空腹温酒或淡盐汤送下。（现代用法：酒糊为小丸，每日1～2次，每次9g，空服温酒或淡盐汤送下。亦可以原方比例酌量，水煎服。）

〖功用〗行气止痛，软坚散结。

〖主治〗寒湿疝气。睾丸肿胀偏坠，或坚硬如石，或痛引脐腹，甚则阴囊肿大，轻者时出黄水，重者成脓溃烂。

2. 暖肝煎（《景岳全书》）

〖方组〗当归_{二钱} 枸杞_{三钱} 小茴香_{二钱} 肉桂_{一钱} 乌药_{二钱} 沉香_{一钱}（木香也可）茯苓_{二钱}

〖用法〗水一盏，加生姜三五片，煎七分，食远温服。（现代用法：水煎服。）

〖功用〗温补肝肾，行气止痛。

〖主治〗肝肾不足、寒滞肝脉证。睾丸冷痛，或小腹疼痛，疝气痛，畏寒喜暖，舌淡苔白，脉沉迟。

本方现代用于精索静脉曲张、睾丸炎、附睾炎、鞘膜积液、腹股沟疝等属于寒凝气滞者。

（按）天台乌药散、橘核丸、暖肝煎均可行气止痛、散寒止痛，治疗肝经寒凝气滞之证，症见少腹疼痛、偏坠疝气。天台乌药散行气散寒力较大，多用于寒凝气滞之小肠疝气；橘核丸偏于软坚散结，多用于寒湿疝气、睾丸肿胀坚硬；暖肝煎偏于温补肝肾，多用于肝肾不足所致的睾丸冷痛。

第二节 降　气

降气剂适应证：肺胃气逆不降所致咳喘，呕吐、嗳气、呃逆等症。用于肺气上逆的代表方为苏子降气汤，用于胃气上逆的代表方为旋覆代赭汤。

一、苏子降气汤（《太平惠民和剂局方》）

【来源】《太平惠民和剂局方》卷三："治男女虚阳上攻，气不升降，上盛下虚，膈雍痰多，咽喉不利，咳嗽，虚烦引饮，头目昏眩，腰痛脚弱，肢体倦怠，腹肚疒刺，冷热气泻，大便风秘，涩滞不通，肢体浮肿，有妨饮食。"

【方名】本方主治上实下虚喘咳，以紫苏子为君药，降逆平喘、祛痰止痰，以降肺气之上逆，故名苏子降气汤。

【方组】紫苏子_{二两半} 半夏_{汤洗七次,二两半} 川当归_{去芦,两半} 甘草_{爁,二两} 前胡_{去芦,一两} 厚朴_{去粗皮,姜汁拌炒,一两} 肉桂_{去皮,一两半}

（注）本方原书有"陈皮去白一两半"；在《医方集解》中一方无肉桂，有沉香；本方始载《备急千金要方》卷7，名"紫苏子汤"；到宋时加紫苏叶更名"苏子降气汤"，辑入《太平惠民和剂局方》。

【用法】上为细末，每服二钱，水一盏半，入生姜二片，大枣一个，紫苏叶五叶，同煎至八分，去渣热服，不拘时候。（现代用法：加生姜、大枣、紫苏叶，水煎服。）

【功用】降气平喘，祛痰止咳。

【主治】上实下虚咳喘证。痰涎壅盛，胸膈满闷，喘咳短气，呼多吸少，或腰痛脚弱，肢体倦怠，或肢体浮肿，舌苔白滑或白腻，脉弦滑。

【方证解析】

主证：上实下虚咳喘证。

症状与病机：痰涎壅盛——痰涎壅于肺；胸膈满闷——肺气不得宣畅；咳喘短气——肺失宣降；呼多吸少——肾虚不能纳气；腰痛脚软——肾虚于下；肢体倦怠——痰湿内阻；肢体浮肿——气不化水；苔白，脉滑——痰湿之象。

治则：降气平喘，祛痰止咳。

方析：君——紫苏子，辛温，降气平喘，化痰止咳。

臣——半夏，辛温，燥湿化痰以止咳；厚朴，辛温，燥湿下气除满以消痰；前胡，苦微寒，降气化痰以除喘咳。

佐——肉桂，辛温，温补下元，纳气平喘；川当归，甘温，养血补肝，以助温肾；生姜，辛温，辛温散寒，温肺止咳；紫苏叶，辛温，辛温散寒，行气宽中。

使——大枣，甘温平，调理脾胃；甘草，甘平，调和诸药。

诸药合用，标本兼顾，上下并治，上以降气消痰为主，下以温肾纳气，咳喘自平。

【应用要点】

（1）本方是治疗上实下虚咳喘证的常用方，以胸膈满闷、痰多稀白、腰痛、肢肿、苔白、脉弦滑为应用要点。

（2）若咳喘为甚，加杏仁、川贝母；若浮肿甚，加茯苓、车前子、葶苈子；若气短，加沉香。

（3）本方现代常用于慢性支气管炎、肺气肿、支气管哮喘属于上实下虚者。

（4）阴虚、肺热咳喘不宜使用。

二、定喘汤（《摄生众妙方》）

【来源】《摄生众妙方》卷6："哮喘。"

【方名】本方有治疗哮喘之良效，故名定喘汤。

【方组】白果 去壳,砸碎,炒黄,二十枚　麻黄 三钱　苏子 二钱　甘草 一钱　款冬花 三钱　杏仁 去皮尖,一钱二分额　桑白皮 蜜炙,三钱　黄芩 微炒,一钱五分　法制半夏 三钱(如无,用甘草汤泡七次,去脐用)

【用法】水三盅，煎二盅，作二服，每服一盅，不用姜，不拘时候，徐徐服。（现代用法：水煎服。）

【功用】宣肺降气，清热化痰。

【主治】风寒外束、痰热内壅证。咳嗽痰多气急，质稠色黄，或微恶风寒，舌苔黄腻，脉滑数者。

【方证解析】

主证：风寒外束，痰热内蕴证。

症状与病机：咳喘痰多气急——素体多痰之质；痰稠色黄——痰热内蕴；微恶风寒——外感风寒；舌苔黄腻——表寒内热；脉滑数——痰热之象。

治则：宣降肺气，清热化痰。

方析：君——麻黄，辛温，解表散寒，宣肺平喘止咳；白果，甘平，功专敛肺，定喘而祛痰。

臣——苏子，辛温，降气平喘，化痰止咳；杏仁，苦平，降气化痰，治咳喘之要药；法制半夏，辛温，燥湿化痰，善治湿痰；款冬花，辛温，润肺可治寒热虚实之咳。

佐——桑白皮，甘寒，泻肺平喘，善清肺热；黄芩，苦寒，清热燥湿，善清肺热。

使——炙甘草，甘平，调和诸药。

诸药合用，痰热得清，肺气宣降，风寒得散，喘咳痰多自消。

【应用要点】

（1）本方是降气平喘的常用方，以咳嗽哮喘、痰多色黄、微恶风寒、苔黄腻、脉滑数为应用要点。本方与苏子降气汤均有降气平喘的功效，用以治疗咳喘。本方用于素有宿疾、复感风寒之人的肺气失宣、郁而化热所致咳喘证；而苏子降气汤用于痰涎壅盛所致的肺气失宣，且有肾阳虚衰、肾不纳气之咳喘证。

（2）临床应用本方若表证为甚，略加解表之药如荆芥、防风；若肺热痰盛，加胆南星、瓜蒌、生石膏；若咳嗽较甚，加川贝母、桔梗等。

（3）本方现代常用于支气管哮喘、慢性支气管炎等属于痰热壅肺者。

（4）阴虚喘咳者不宜使用。

三、旋覆代赭汤（《伤寒论》）

【来源】《伤寒论·辨太阳病脉证并治》："伤寒发汗，若吐若下，解后心下痞硬，噫气不除者，旋覆代赭汤主之。"

【方名】以花中唯有降气功效的旋覆花、善镇冲逆的赭石为君药，以降胃气之上逆，以君药命名，故名旋覆代赭汤。

【方组】旋覆花三两　　人参二两　　生姜五两　　代赭石一两　　甘草炙,三两　　半夏洗,半升
大枣擘,12枚

【用法】以水一斗，煮取六升，去滓，再煎，取三升，温服一升，日三服。（现代用法：水煎服。）

【功用】降逆化痰，益气和胃。

【主治】胃虚痰阻气逆证。胃脘痞闷或胀满，按之不痛，频繁嗳气，或见纳差，呃逆，恶心甚则呕吐，舌苔白腻，脉弦或滑。

【方证解析】

主证：胃虚痰阻气逆证。

症状与病机：胃脘痞闷或胀满——胃气虚弱，痰气内阻；按之不痛——胃气虚寒之象；频频嗳气——胃气虚而上逆；纳差，呃逆，恶心——脾胃失和所致；呕吐——胃气上逆；苔白脉缓或滑——痰湿之象。

治则：降逆化痰，益气和胃。

方析：君——旋覆花，苦咸温，下气消痰，降气止嗳。

　　　　臣——代赭石，苦寒，善镇冲逆；生姜，辛温，重用温中散寒，降逆止呕，以兼制赭石之寒；半夏，辛温，降逆和胃祛痰。

　　　　佐——人参，甘温，益气健脾以扶正；大枣，甘平，健脾和中以助正。

　　　　使——炙甘草，甘温，调和诸药以扶正。

　　　　全方益气和胃，降逆化痰，组方合理，使痰涎除，逆气平，而诸证愈。

【应用要点】

（1）本方是治疗胃虚痰阻气逆证常用方，以心下痞硬、嗳气频作、或呕吐、呃逆、苔白腻、脉弦或滑为应用要点。

（2）若呕吐、脘腹胀甚，加砂仁、厚朴、陈皮；若纳差，加炒谷芽、炒麦芽；若有咳嗽，加杏仁、桔梗；若有热象，可酌加黄连、竹茹；若胃不虚，酌减党参、大枣。

（3）本方现代常用于胃神经官能症、胃扩张、慢性胃炎、胃及十二指肠溃疡、幽门不完全梗阻、神经性呃逆、膈肌痉挛等属于胃虚痰阻者。

四、橘皮竹茹汤（《金匮要略》）

【来源】《金匮要略·呕吐哕下利》："哕逆者，橘皮竹茹汤主之。"

【方名】胃气失于和降而呃逆，以橘皮、竹茹为主组方以和胃清热降逆，故名橘皮竹茹汤。

【方组】橘皮二升　　竹茹二升　　大枣三十枚　　生姜半斤　　甘草五两　　人参一两

【用法】上六味，以水一斗，煮取三升，温服一升，日三服。

【功用】降逆止呃，益气清热。

【主治】胃虚有热之呃逆。呃逆或干呕，虚烦少气，口干，舌红嫩，脉虚数。

【方证解析】

主证：胃虚有热之呃逆证。

症状与病机：呃逆干呕——胃气上逆；虚烦少气——胃有虚热；口干——胃阴不足；舌红嫩——胃阴受伤；脉虚数——虚热之象。

治则：降逆止呕，益气清热。

方析：君——橘皮，辛温，行气和胃止呃；竹茹，甘寒，清热安胃止呕。

臣——人参，甘温，益气健脾；生姜，辛温，和胃止呕。

佐——大枣，甘温，以和脾胃。

使——甘草，甘平，调和诸药以扶正。

本方清而不寒，温而不燥，补而不滞，是和胃清热止呕之良方。

【应用要点】

（1）本方是治疗胃虚有热呃逆之常用方，以呃逆干呕、虚烦少气、口干、舌红嫩、脉虚数为应用要点。

（2）若胃阴虚证较甚，可加麦冬、沙参、扁豆、石斛；若胃热较甚，可加黄连；若纳差，减大枣，加炒麦芽、砂仁等。

（3）本方现代常用于妊娠恶阻、幽门不全梗阻、膈肌痉挛等属于胃虚有热者。

（4）本方与旋覆代赭汤为降逆止呃和胃之方。本方用于胃虚有热之胃气上逆证，旋覆代赭汤用于胃气虚弱、痰阻之胃气止逆证。胃气上逆有寒热虚实之分，故选方应辨证使用。

第十二章

理 血 剂

凡以理血药为主，具有活血祛瘀或止血作用，治疗血瘀或出血病症的方剂，叫理血剂。

血是人体的重要物质，其营周不休，灌溉营养人体五脏六腑、四肢百骸；所以血的生理和病理变化和人体每一个组织息息相关。血虚宜补，血瘀宜行，气血互生，均为组方的基础理论，所以理气剂组方必须符合以上基本理论。

在理血剂中，"活血化瘀"的治疗方法得到现代医学的广泛研究，在临床取得很好的治疗效果，有很多创新的理论和新方。

理血剂中有易于动血的药物，所以临床需要掌握其适应证，孕妇应慎用或忌用。

第一节 活 血 祛 瘀

活血祛瘀剂适应证：各种血瘀证。血瘀的原因非常复杂，如气滞所致的气滞血瘀证、跌打损伤所致的瘀血证、寒凝所致之血瘀证、瘀血热结之蓄血证、瘀血阻滞经脉证、妇女月经失调之瘀血证等。故活血祛瘀剂的立方原则应根据血瘀病机的寒热虚实而组方。

一、桃核承气汤 （《伤寒论》）

【来源】《伤寒论·辨太阳病脉证并治》："太阳病不解，热结膀胱，其人如狂，血自下，下者愈。其外不解者，尚未可攻，当先解其外。外解已，但少腹急结者，乃可攻之，宜桃核承气汤。"

【方名】本方主要用于蓄血证。由下焦瘀血与热互结所致，故治疗需逐瘀泻热。组方用调胃承气汤，芒硝减量，再加桃仁、桂枝组成，故名桃核承气汤。

【方组】桃仁_{去皮,炙,五十个} 大黄_{四两} 桂枝_{去皮,二两} 甘草_{炙,二两} 芒硝_{二两}

【用法】上四味，以水七升，煮取二升半，去滓，纳芒硝，更上火，微沸，下火，先食，温服五合，日三服。当微利。（现代用法：水煎服，芒硝冲服。）

【功用】逐瘀泻热。

【主治】下焦蓄血证。少腹急结，小便自利，神志如狂，甚则烦躁谵语，至夜发热，以及血瘀经闭，痛经，脉沉实而涩。

【方证解析】

主证：下焦蓄血证。

症状与病机：少腹急结——瘀血与热结于下焦；小便自利——膀胱气化失常；至夜发热——热在血分，至夜属阴；神志如狂——瘀血结热，上扰心神；甚者烦躁谵语——邪热之故；脉沉实而涩——瘀血之象；经闭痛经——血瘀胞宫。

治则：逐瘀泻热。

方析：君——桃仁，苦平，活血祛瘀，凉血破瘀之要药；大黄，苦寒，下瘀泻热。

臣——芒硝，咸寒，泻热软坚；桂枝，辛温，温经活血。

佐使——炙甘草，甘温，调和诸药。

共奏逐瘀泻热之功，瘀血除，血热清，邪有出路，诸证解。

【应用要点】

（1）本方是治疗瘀血热结、下焦蓄血证的常用方，以少腹急结、小便自利、脉沉实或涩为应用要点。

（2）本方目前应用以瘀血证为主，无论何处瘀血，只要有瘀热互结之因，均可加减使用。如经闭、痛经、产后恶露不下，常加活血养血药如当归、川芎；理气则加香附、川楝子、延胡索；跌打损伤疼痛、肿胀，加红花、乳香、没药、三七等；若有火旺而出现吐、衄，加清热凉血药如生地黄、牡丹皮、焦栀子以引热下行。

（3）本方现代常用于急性盆腔炎、胎盘滞留、肠梗阻、子宫内膜异位症、急性脑出血等属于瘀热互结下焦证者。

（4）孕妇禁用。

【变方及应用】

1. 下瘀血汤（《金匮要略》）

〖方组〗大黄二两　桃仁二十枚　䗪虫熬，去足，二十枚

〖用法〗上三味末之，炼蜜和为四丸，以酒一升，煎一丸，取八合，顿服之，新血下如豚肝。

〖功用〗泻热逐瘀。

〖主治〗瘀血化热、瘀热内结证。产后少腹剧痛，拒按，按之有硬块，或见恶露不下，口燥舌干，大便燥结，甚则结块、甲错，舌质紫红而有瘀斑瘀点，苔黄燥，脉沉涩有力。并治血瘀而致经行不利之证。

2. 大黄䗪虫丸（《金匮要略》）

〖方组〗大黄蒸，十分　黄芩二两　甘草三两　桃仁一升　杏仁一升　芍药四两　干地黄十两　干漆一两　虻虫一升　水蛭百枚　蛴螬一升　䗪虫半斤

〖用法〗以上十二味，末之，炼蜜和丸小豆大，酒饮服五丸，日三服。（现代用法：将蛴螬另半；桃仁，杏仁另研成泥，其余九味共研为细末，过罗，与桃仁等混合均匀，共为细粉。炼蜜为丸，每粒3 g，蜡皮封固。每服一丸，温开水或酒送服。）

〖功用〗祛瘀生新。

〖主治〗五劳极虚、干血内停证。形体羸瘦，少腹挛急，腹痛拒按，或按之不减，胀满食少，肌肤甲错，两目无神，目眶黯黑，舌有瘀斑，脉沉涩或弦。

（按）核桃承气汤与上述两方均为活血祛瘀方，破血下瘀，主治瘀血留滞所致多种病症。但组方配伍各有差异，桃核承气汤组方简单，逐瘀泻热，主治瘀热互结证；下瘀

血汤逐瘀泄热，主治产妇因"干血蓄脐下"所致腹部肿块、疼痛；大黄䗪虫丸组方复杂，有破瘀血和兼有微补之药，主治五劳极虚、干血内停之证。大黄䗪虫丸现代使用广泛，如肿瘤、肝脾和肿大、肝硬化、子宫肌瘤、结核性腹膜炎、术后肠粘连痛、冠心病、脑血栓、血栓闭塞性脉管炎等，报道较多，疗效肯定，无明显副作用。

二、血府逐瘀汤（《医林改错》）

【来源】《医林改错》卷上："头痛，胸痛，胸不任物，胸任重物，天亮出汗，食自胸右下，心里热，瞀闷，急躁，夜睡梦多；呃逆，饮水即呛，不眠，小儿夜啼，心跳心忙，夜不安，俗言肝气病，干呕，晚发一阵热。"

【方名】胸中为宗气之府、血之所聚之处，故为"血府"。若血瘀胸中气机阻滞则成"血府血瘀证"。本方活血行气，以逐胸中血瘀，故名血府逐瘀汤。

【方组】桃仁四钱　红花三钱　生地黄三钱　当归三钱　川芎一钱半　赤芍二钱　牛膝二钱　桔梗一钱半　柴胡一钱　枳壳二钱　甘草二钱

【用法】水煎服。

【功用】活血化瘀，行气止痛。

【主治】胸中血瘀证。胸痛，头痛，日久不愈，痛如针刺而有定处，或呃逆日久不止，或饮水即呛，干呕，或内热瞀闷，或心悸怔忡，失眠多梦，急躁易怒，入暮潮热，唇暗或两目暗黑，舌质暗红，或舌有瘀斑、瘀点，脉涩或弦紧。

【方证解析】

主证：胸中血瘀证。

症状与病机：胸痛，头痛，日久不愈——血瘀胸中，气机郁滞；痛如针刺而有定处——经络受阻，清阳郁遏；呃逆日久不止——瘀血影响胃气升降；饮水即呛，干呕——胃气上逆；心悸怔忡，失眠多梦，急躁易怒——瘀血化热，上扰心神；入暮潮热，唇暗或双目暗黑——瘀血化热；舌质暗红，或有瘀斑、瘀点，脉涩或弦紧——瘀血征象。

治则：活血化瘀，行气止痛。

方析：君——桃仁，苦平；红花，辛温。两药活血祛瘀，专治瘀血证。

臣——赤芍，苦寒，清热活血凉血以散瘀血；川芎，辛温，血中之气药，活血以行气；牛膝，苦平，活血祛瘀，引血下行。

佐——生地黄，甘寒，滋阴凉血；当归，甘温，养血活血；桔梗，苦平，载药上行；枳壳，苦温，行气宽胸；柴胡，苦寒，疏肝解郁。

使——甘草，甘平，调和诸药。

本方活血与行气，祛瘀与养血，升清与降逆相结合，组方合理，为治胸中血瘀证良方。

【应用要点】

（1）本方广泛用于胸中瘀血引起的多种病症，以胸痛、头痛，痛如针刺且有定处，舌暗红或有瘀斑、瘀点，脉涩或弦紧为应用要点。

（2）本方配伍全面、合理，行气活血，祛瘀养血，升降兼顾，只要合理应用，基本方即可获效。若血瘀日久，久病入络，可加三棱、莪术、全蝎、地龙以活血通络止痛；若气滞较甚，可加川楝子、延胡索、青皮、香附行气止痛；血瘀经闭者，加泽兰、益母草，减柴胡、枳壳；胁下痞块疼痛者，加䗪虫、水蛭消瘀化滞。

（3）本方现代常用于冠心病、心绞痛、风湿性心脏病、胸壁挫伤、肋软骨炎、脑血栓形成、高血压病、高脂血症、血栓闭塞性脉管炎、神经官能症、脑震荡后遗症等属于血瘀气滞者。

（4）孕妇禁用。

【变方及应用】

1. 通窍活血汤（《医林改错》）

〔方组〕赤芍一钱　川芎一钱　桃仁研泥,二钱　红花二钱　老葱切碎,三根　鲜姜切碎,三钱　红枣去核,七个　麝香绢包,五厘　黄酒半斤

〔用法〕前七味煎一盅，去渣，将麝香入酒内再煎二沸，临卧服。

〔功用〕活血通窍。

〔主治〕瘀阻头面证。头痛昏晕，或耳聋脱发，面色青紫，或酒渣鼻，或白癜风，以及妇女干血痨，小儿疳积见肌肉消瘦，腹大青筋，潮热。

2. 膈下逐瘀汤（《医林改错》）

〔方组〕五灵脂炒,二钱　当归三钱　川芎二钱　桃仁研泥,三钱　丹皮二钱　赤芍二钱　乌药二钱　延胡索一钱　甘草三钱　香附一钱半　红花三钱　枳壳一钱半

〔用法〕水煎服。

〔功用〕活血祛瘀，行气止痛。

〔主治〕瘀血阻滞膈下证。膈下瘀血蓄积，或腹中胁下有痞块，或肚腹疼痛、痛处不移，或卧则腹坠似有物者。

3. 少腹逐瘀汤（《医林改错》）

〔方组〕小茴香炒,七粒　干姜炒,二分　延胡索一钱　没药二钱　当归三钱　川芎二钱　官桂一钱　赤芍二钱　蒲黄三钱　五灵脂炒,二钱

〔用法〕水煎服。

〔功用〕活血祛瘀，温经止痛。

〔主治〕寒凝血瘀证。少腹瘀血积块疼痛或不痛，或肿而无积块，或少腹胀满，或经期腰酸，少腹作胀，或月经一月见三五次，接连不断，断而有来，其色或紫或黑，或有瘀块，或崩漏兼少腹疼痛。

4. 身痛逐瘀汤（《医林改错》）

〔方组〕秦艽一钱　川芎二钱　桃仁二钱　红花二钱　甘草二钱　羌活一钱　没药二钱　当归三钱　五灵脂炒,二钱　香附一钱　牛膝三钱　地龙去土,一钱

〔用法〕水煎服。

〔功用〕活血行气，祛风除湿通痹止痛。

〔主治〕瘀血痹阻经络证。肩痛，臂痛，腰痛，腿痛，或周身疼痛经久不愈。

5. 活络效灵丹 （《医学衷中参西录》）

〖方组〗当归五钱　丹参五钱　生乳香五钱　生没药五钱

〖用法〗加酒水煎服。

〖功用〗活血化瘀，通络止痛。

〖主治〗气血凝滞证。心腹疼痛，癥瘕积聚，肢体疼痛，疮疡内痈。

6. 复元活血汤 （《医学发明》）

〖方组〗柴胡半两　瓜蒌根三钱　当归三钱　红花二钱　甘草二钱　穿山甲炮,二钱

大黄酒浸,一两　桃仁酒浸去皮尖,研如泥,五个

〖用法〗除桃仁外，锉如麻子大，每服一两，水一盏半，酒半盏，同煎至七分，去渣，大温服之，食前。以利为度，得利痛减，不足服。（现代用法：共为粗末，每服30 g，加黄酒30 mL，水煎服。）

〖功用〗活血祛瘀，疏肝通络。

〖主治〗跌打损伤、瘀血阻滞证。胁肋瘀肿，痛不可忍。

7. 七厘散 （《同寿录》）

〖方组〗上朱砂水飞净,一钱二分　真麝香一分二厘　梅花冰片一分二厘　净乳香一钱五分

红花一钱五分　明没药一钱五分　爪儿血竭一两　粉口儿茶二钱四分

〖用法〗上为极细末，瓷瓶收贮，黄蜡封口，贮久更妙。治外伤，先以药七厘，烧酒冲服，复用药以烧酒调敷伤处。如金刃伤重，急用此药干掺。

〖功用〗散瘀消肿，定痛止血。

〖主治〗跌打损伤，筋断骨折之瘀血肿痛，或刀伤出血。并治无名肿毒、烧伤烫伤等。伤轻者不必服，只用敷。

（按）血府逐瘀汤与上述七方为王清任活血化瘀各方。四逐瘀汤及通窍活血汤，方中均有桃仁、红花、川芎、赤芍、当归，均有活血祛瘀止痛功效，主治瘀血所致诸多病症。血府逐瘀汤主要用于胸中瘀血证，以胸中疼痛为主；膈下逐瘀汤主要用于瘀血结于膈下，以两胁及腹痛为主；少腹逐瘀汤主要用于血瘀少腹，以少腹积块、月经痛为主；身痛逐瘀汤主要用于瘀血痹阻经络证，以全身及肢体疼痛为主；通窍活血汤主要用于瘀阻头面证，以头部疼痛为主。

复元活血汤、活络效灵丹、七厘散均为伤科常用方。复元活血汤主要用于瘀血留于胁下、痛不可忍；七厘散主要用于外伤瘀血肿痛，内服外敷均可；活络效灵丹现在应用较为广泛，除内科各种瘀阻经络之疼痛外，也可用于治疗月经不调、宫外孕等。

三、补阳还五汤 （《医林改错》）

【来源】《医林改错》卷下："此方治半身不遂，口眼㖞斜，语言謇涩，口角流涎；下肢痿废；小便频数，遗尿不禁。"

【方名】张锡纯《医学衷中参西录》："至清中叶王勋臣出，对于此证，专以气虚立论，谓人之元气，全体原十分，有时损去五分，所余五分，虽不能充体，犹可支持全身，而气虚者，经络必虚，有时气从经络处透过，并于一边，彼无气之边，即成偏枯。"

故本方重用黄芪四两，以补五分气之不足，故名补阳还五汤。

【方组】黄芪_四两_　当归尾_二钱_　赤芍_一钱半_　地龙_去土,一钱_　川芎_一钱_　红花_一钱_　桃仁_一钱_

【用法】水煎服。

【功用】补气，活血，通络。

【主治】中风之气虚血瘀证。半身不遂，口眼㖞斜，语言謇涩，口角流涎，小便频数或遗尿失禁，舌暗淡、苍白，脉缓无力。

【方证解析】

主证：气虚血瘀证。

症状与病机：半身不遂——正气亏虚，不能行血，致筋脉肌肉失养；口眼㖞斜——气血失养所致；语言謇涩——气虚血瘀，舌本失养；口角流涎，小便频数，遗尿失禁——气虚失于固摄所致；舌暗淡，苔白，脉缓无力——气虚血瘀之象。

治则：补气，活血，通络。

方析：君——黄芪，甘温，补中益气，重用以补气则气旺血行，瘀去络通。

臣——当归尾，甘温，补血圣药，补血、活血以通络。

佐——赤芍，苦寒，清热活血消瘀；川芎，辛温，行气活血散瘀；桃仁，苦平，活血，专治瘀血；红花，辛温，活血祛瘀。

使——地龙，咸寒，通经活络，力专善走，周行全身。

本方组方标本兼顾，重在补气兼以活血通络，其补而不滞，活血而不伤正，配方合理，为治疗中风偏瘫之良方。

【应用要点】

（1）本方为益气活血法的代表方，是治疗中风后遗症的常用方，以半身不遂、口眼歪斜、舌暗红、苔白、脉缓无力为应用要点。

（2）本方立意针对气虚为本、血瘀为标的中风证，故重用黄芪，一般从30 g开始，逐渐增量至60 g、90 g、120 g。若上肢偏废，加桂枝、桑枝、羌活、姜黄；下肢偏废，加牛膝、杜仲、木瓜；若语言不利，加石菖蒲、远志、郁金；若口眼歪斜，加钩藤、白附子；痰盛，加半夏、天竺黄、茯苓、橘红；若脾虚较甚，加党参、白术；若偏寒，加附子、干姜。在原方立意不变的情况下，随证加减，其治疗贵在坚持，守法缓图。

（3）本方现代常用于脑血管意外恢复期后遗症、外伤性截瘫，其他原因所致瘫痪、偏瘫，小儿麻痹后遗症等属于气虚血瘀者。

（4）阴虚阳亢、痰阻血瘀经络者不宜使用。

四、温经汤（《金匮要略》）

【来源】《金匮要略·妇人杂病脉证并治》："妇人年五十所，病下利数十日不止，暮即发热，少腹里急，腹满，手掌烦热，唇口干燥，何也？师曰：此病属带下，何如故？曾经半产，瘀血在少腹不去，何以知之？其证唇口干燥，故知之，当以温经汤主之。""亦主妇人少腹寒，久不受胎，兼取崩中去血，或月水来过多，及至期不来。"

【方名】徐彬《金匮要略论注》卷22："名曰温经汤，治其本也。惟温经，故凡血分虚寒而不调者，皆主之。"故名温经汤。

【方组】吴茱萸二两　当归二两　芍药三两　川芎二两　人参二两　桂枝二两　阿胶二两　牡丹皮去心,二两　生姜二两　甘草二两　半夏半升　麦冬去心,一升

【用法】上十二味，以水一斗，煮取三升。（现代用法：水煎服，阿胶烊化服。）

【功用】温经散寒，养血祛瘀。

【主治】冲任虚寒、瘀血阻滞证。漏下不止，延后，或逾期不止，或一月数行，或经停不至，而见少腹里急，腹满；傍晚发热，手心烦热，唇口干燥，舌质暗红，脉细而涩。亦治妇人宫冷，久不受孕。

【方证解析】

主证：冲任胞宫虚寒，瘀血阻滞证。

症状与病机：漏下不止，血色黯而有血块，淋漓不畅——气血不足，冲任失养；月经先后无定期，一月数行，或数月不来——冲任失养，寒凝胞宫；少腹里急，腹满——里虚而寒甚；傍晚发热，手足心热——瘀血伤阴；唇干口燥——阴血不足；舌质暗红，脉细涩——瘀血之象；久不受孕——胞宫虚寒，经血失调而不孕。

治则：温经散寒，养血祛瘀。

方析：君——吴茱萸，辛热，功擅散寒止痛以温经散寒；桂枝，辛温，长于温通血脉以通经。

　　　　臣——当归，甘温，补血圣药；川芎，辛温，行气活血；牡丹皮，苦寒，散瘀止痛，兼清血分之热。

　　　　佐——阿胶，甘平，养血止血，滋阴润燥；白芍，苦寒，养血敛阴，柔肝止痛；麦冬，甘寒，养阴清热；人参，甘温，大补元气；半夏，辛温，通降胃气；生姜，辛温，温胃和降。

　　　　使——甘草，甘平，调和诸药。

　　　　本方配伍温清补消并用，以温补为主，兼以养阴清热，全方温而不燥，刚柔相济，卓有良效，为张仲景之名方。

【应用要点】

（1）本方为妇科调经的常用方，主要用于冲任虚而有瘀滞的月经不调、痛经、崩漏、不孕等，以月经不调、小腹冷痛、经血夹有瘀块、时有烦热、舌质暗、脉细涩为应用要点。

（2）本方配伍全面，可原方应用，但临证多变，可效其法而不泥其方，随证加减。如子宫虚寒为甚，桂枝可改为肉桂；气滞痛甚，可加香附、乌药；少腹冷痛，可加小茴香、炒艾叶；经血中血块较多，可去阿胶，加红花；漏下经色淡、腰痛酸困，可加熟地黄、杜仲、续断；阴虚内热，可酌减吴茱萸、桂枝，加生地黄、女贞子；气虚甚者，可加黄芪、白术；午后发热甚，可加银柴胡、地骨皮；若纳差，可加炒谷芽、炒麦芽。

（3）本方现代常用于功能性子宫出血、慢性盆腔炎、不孕症等属于冲任虚寒、瘀血阻滞者。

（4）月经不调属实热而无瘀血内阻者忌用。

五、桂枝茯苓丸《金匮要略》

【来源】《金匮要略·妇人妊娠病脉证并治》："妇人宿有癥病，经断未及三月，而得漏下不止，胎动在脐上者，为癥痼害。妊娠六月动者，前三月经水利时，胎也。下血者，后断三月衃也。所以下血不止者，其癥不去故也，当下其癥，桂枝茯苓丸主之。"

【方名】以桂枝、茯苓相配组方，故名桂枝茯苓丸。

【方组】桂枝　茯苓　丹皮去心　桃仁去皮尖　芍药各等分

【用法】上五味，末之，炼蜜为丸，如兔屎大，每日食前服一丸，不知，加之三丸。（现代用法：共为末，炼蜜为丸，每日服3～5 g；或用水煎服，剂量酌定。）

【功用】活血化瘀，缓消癥块。

【主治】瘀阻胞宫证。妇人素有癥块，妊娠漏下不止，或胎动不安，血色紫黑晦暗，腹痛拒按，或经闭，腹痛，或产后恶露不尽，腹痛拒按，舌质暗紫或有瘀点，脉沉涩。

【方证解析】

主证：瘀阻胞宫证。

症状与病机：妇人素有癥块，妊娠漏下不止，或胎动不安——妇人素有瘀血停于胞宫或癥，有受孕，故胎动；经闭、腹痛——瘀血内阻；产后恶露不尽——产后瘀血内阻；腹痛拒按——血行不畅；舌紫有瘀，脉沉涩——血瘀之象。

治则：活血化瘀，缓消癥块。

方析：君——桂枝，辛温，温通血脉以化瘀。

　　　臣——桃仁，苦平，活血祛瘀以消癥。

　　　佐——丹皮，苦寒，散瘀止痛兼清虚热；芍药，酸苦寒，养血敛阴以止痛；

　　　　　茯苓，甘平，健脾益胃以扶正。

　　　使——蜂蜜，甘平，甘缓扶正。

　　　共奏活血化瘀、缓消癥块之功。

【应用要点】

（1）本方是治疗瘀血留滞胞宫、妊娠胎动不安、漏下不止的常用方，以少腹有瘀块、血色紫黑晦暗、腹痛拒按为应用要点。妇女经行不畅、闭经、痛经、产后恶露不尽等属于瘀阻胞宫者可加减使用。《妇人良方》将本方更名为"夺命丸"，用于治疗妇人小产，子死腹中而见"胎上抢心，闷绝致死，冷汗自出，气促喘满者"。《济阴纲目》将本方易名为"催生汤"，用于治疗妇人临产见腹痛、腰痛而胞浆已下时，有催生之功。

（2）临床应用时若瘀血较重，可加丹参、红花、川芎；若兼滞而痛，加香附、延胡索、木香；若出血较多，可加益母草、仙鹤草；若气虚者，酌加黄芪、白术。

（3）本方现代常用于子宫肌瘤、子宫内膜异位症、卵巢囊肿、附件炎、慢性盆腔炎、输卵管不通、盆腔瘀血综合征、人流后恶露不净、宫外孕、前列腺肥大属于瘀血留滞者。

（4）妊娠妇女有癥块者应用时应多加注意，严格使用。

六、鳖甲煎丸（《金匮要略》）

【来源】《金匮要略·疟病脉证并治》："病疟，以月一日发，当以十五日愈，设不差，当月尽解，如其不差，当何云？师曰：此结为癥瘕，名曰疟母，急治之，宜鳖甲煎丸。"

【方名】鳖甲入肝软坚化癥，合煅灶灰所浸酒去瘕为君组方，故称鳖甲煎丸。

【方组】鳖甲_{炙,十二分} 乌扇_{烧,三分} 黄芩_{三分} 鼠妇_{熬,三分} 干姜_{三分} 大黄_{三分} 桂枝_{三分} 石苇_{去毛,三分} 厚朴_{三分} 紫葳_{三分} 阿胶_{三分} 柴胡_{六分} 蜣螂_{熬,六分} 芍药_{五分} 牡丹_{去心,五分} 䗪虫_{熬,五分} 蜂窠_{炙,四分} 赤硝_{十二分} 桃仁_{二分} 瞿麦_{二分} 人参_{一分} 半夏_{一分} 葶苈_{一分}

【用法】上二十三味，取煅灶下灰一斗，清酒一斛五斗，浸灰，候酒尽一半，着鳖甲于中，煮令泛烂如胶漆，绞取汁，内诸药，煎为丸，如梧桐子大，空心服七丸，日三服。（现代用法：除硝石、鳖甲胶、阿胶外，二十味烘干碎断，加黄酒 600 g 拌匀，加盖封闭，隔水炖至酒尽药熟，干燥，与硝石等三味混合粉碎成细粉，炼蜜为丸，每丸重 3 g，每日服 1～2 丸，每日 2～3 次，温开水送下。）

【功用】行气活血，祛湿化痰，软坚消癥。

【主治】疟母，癥瘕。疟疾日久不愈，胁下痞鞭成块，结成疟母；以及癥瘕结于胁下，推之不移，腹中疼痛，肌肉消瘦，饮食减少，时有寒热，女子月经闭止等。

【方证解析】

主证：疟母癥瘕证。

症状与病机：疟疾日久不愈，胁下痞硬成块，结成疟母——疟邪久踞，正气日衰，寒湿痰凝而聚；癥瘕结于胁下，推之不移——气血失调，血瘀而停；腹中疼痛，肌肉消瘦——久病，气血虚衰所致；饮食减少——脾胃受损；时有寒热——血瘀而生；女子闭经——血瘀而致。

治则：行气活血，祛湿化痰，软坚消癥。

方析：君——鳖甲，咸微寒，软坚化癥。灶下灰，辛苦微寒，消癥祛积。清酒，辛温，活血通经，共奏活血化瘀。赤硝，咸苦微寒；大黄，苦寒；䗪虫，咸寒；蜣螂，咸寒；鼠妇（牛蒡子），咸寒。五药攻逐合力，破血消癥。

臣——柴胡，苦平；黄芩，苦寒；芍药，酸苦寒。三药疏肝理气，和解少阳；厚朴，苦温；乌扇（射干），苦寒；葶苈，辛苦寒；半夏，辛温。四药共奏行气，解郁消癥。干姜，辛温；桂枝，辛甘温。两药温中活血。人参，甘温；阿胶，甘温。两药益气补血扶正。

佐——桃仁，苦平；丹皮，苦寒；紫葳，甘酸寒；蜂窠（露蜂房），咸苦。四药共奏活血化瘀之功。

使——瞿麦，苦寒；石韦，甘苦微寒。两药利水祛湿。

组方庞杂，寒热并用，攻补兼施，气血津液同治，确为消癥良方。

【应用要点】

（1）本方为治疗疟母、癥瘕的常用方，以癥瘕结于胁下、推之不移、腹中疼痛、肌肉消瘦、饮食减少、时有寒热、女子月经闭止等为应用要点。

（2）本方现代常用于肝硬化、肝脾肿大、肝癌、子宫肌瘤、卵巢囊肿、血吸虫病、黑热病等属于正气日衰、气滞血瘀者。

（3）原方配伍中，乌扇指射干；鼠妇指牛蒡子；蜣螂别名推车虫、推粪虫、牛屎虫、铁甲将军，为金龟子科昆虫屎壳郎，咸寒有毒，有破瘀通经、攻毒功效；䗪虫又称土鳖虫、地鳖虫，为鳖蠊科昆虫地鳖的雌虫干燥全体，咸寒有小毒，有活血散瘀、通经止痛功效；蜂窠别名蜂房、马蜂窝，为胡蜂科昆虫大黄蜂其同属近缘昆虫的巢，甘平有毒，有祛风、攻毒、杀虫的功效。

（4）本方现在少用，应用时要严格掌握适应证，对肝肾功能不全者要特别注意。

第二节 止 血

止血剂适应证：血溢脉外、离经妄行而出现吐血、衄血、咳血、便血、尿血、崩漏等各种出血。出血证病因有寒热虚实之分，病位有脏腑表里之不同，病势有轻重缓急之别。所以，止血剂立法复杂，有些方剂为治标之方，有些为治本之剂。明医家缪希雍在《先醒斋医学广笔记》中对止血有独特的见解，他论治疗吐血"宜行血不宜止血""宜补肝不宜伐肝""宜降气不宜降火"，很有道理，对止血剂的立法组方和使用有着重要的指导意义。

一、十灰散（《十药神书》）

【来源】《十药神书》："治痨证。呕血、吐血、咯血、嗽血，先用此药止之。"

【方名】十味药相配伍，烧灰存性服用，故名十灰散。

【方组】大蓟　小蓟　荷叶　侧柏叶　茅根　茜根　山栀　大黄　牡丹皮棕榈皮各等分

【用法】上药各烧灰存性，研极细末，用纸包，碗盖于地上一夕，出火毒。用时先将白藕捣汁或萝卜汁磨京墨半碗，调服五钱，食后服下。（现代用法：烧灰存性，为末，藕汁或萝卜汁磨京墨适量，调服 9～15 g；亦可作汤剂，水煎服，用量依原方比例酌定。）

【功用】凉血止血。

【主治】血热妄行之上部出血证。吐血、咯血、嗽血、衄血等，血色鲜红，来势急暴，舌红，脉数。

【方证解析】

主证：血热妄行之上部出血证。

症状与病机：呕血，吐血——胃热血热妄行；咯血——肺热血热妄行；嗽血——肺络热伤出血；血色鲜红——血热之象；来势急促——火气上冲；舌红，脉数——热邪伤津。

治则：凉血止血。

方析：君——大蓟，甘苦凉，凉血止血，以止血热出血；小蓟，甘苦凉，以治血热妄行。

臣——荷叶，苦平，清热以凉血；侧柏叶，苦寒，凉血，善清血热；白茅根，甘寒，凉血，善治各种出血；茜草根，苦寒，凉血止血化瘀；棕榈皮，苦涩平，收涩止血。

佐——山栀，苦寒，善清心肺胃之火；大黄，苦寒，凉血解毒，清热逐瘀；牡丹皮，苦寒，清热凉血，活血祛瘀。

使——萝卜汁，辛甘凉，降气清热，以助止血；藕汁，甘凉，清热凉血以散瘀；京墨，辛平，收涩止血。

本方止血于清热泻火之中，寄祛瘀于凉止血之内，为急救出血治标之方。

【应用要点】

（1）本方适用于血热妄行所致各种上部出血证，以血色鲜红、舌红苔黄、脉数为应用要点。

（2）本方可改用汤剂，根据病人情况组方及剂量可酌加变化。

（3）本方现代常用于上消化道出血、支气管扩张、肺结核咯血等属于血热妄行者。

（4）本方为治标之剂，血止后还需审因图本。虚寒性出血不宜应用。

二、咳血方（《丹溪心法》）

【来源】《丹溪心法》卷2："咳血。"

【方名】主治咳血，故以咳血命名。

【方组】青黛_{水飞}　瓜蒌仁_{去油}　海粉　山栀子_{炒黑}　诃子

【用法】上为末，以蜜同姜汁为丸，噙化。（现代用法：共研末为丸，每服9g，亦可作汤剂，水煎服，用量据病情而酌。）

【功用】清肝宁肺，凉血止血。

【主治】肝火犯肺之咳血证。咳嗽痰稠带血，咯吐不爽，心烦易怒，胸胁作痛，咽干口苦，颊赤便秘，舌红苔黄，脉弦数。

【方证解析】

主证：肝火犯肺之咳血证。

症状与病机：咳嗽痰稠带血——肝火刑金，肺津受伤；咯痰不爽——肺失清肃宣降；心烦易怒——肝火内炽；胸胁作痛——肝气郁滞；咽干口苦——肝火犯胆；颊赤便秘——肝火犯肺热壅；舌红苔黄，脉弦数——火热之象。

治则：清肝宁肺，凉血止血。

方析：君——青黛，咸寒，入肝、肺经，清肝泻火，止血凉血；山栀子，苦寒，入心、肝、肺经，清泻上焦之火，止血。

　　臣——瓜蒌仁，甘寒，入肺，清热化痰，润肺止咳通便；海粉，咸平，清肺
　　　　降火，软坚化痰。

　　佐——诃子，苦平，入肺、大肠经，清降敛肺化痰。

　　使——蜂蜜，甘平，和中润肺；生姜，辛温，降逆和中。

　　本方止血寓清热泻火中，火热得清，出血自止，痰化咳消。

【应用要点】

（1）本方是肝火犯肺咳血的常用方，以咳痰带血、胸胁作痛、舌红苔黄、脉弦数
为应用要点。

（2）肺阴受损者，加沙参、麦冬；咳嗽为甚，加川贝母、桑白皮、杏仁；咳血较
甚，加仙鹤草、藕节炭。

（3）本方现代常用于支气管扩张、肺结核咳血属于肝火犯肺者。

（4）虚者不宜使用。

三、小蓟饮子（《济生方》，录自《玉机微义》）

【来源】《玉机微义》卷28引《济生方》："下焦热结，尿血成淋。"

【方名】本方主治热结下焦之血淋，以功擅清热凉血、止血通淋的小蓟为君药组
方，故名小蓟饮子。

【方组】生地黄　小蓟　滑石　木通　蒲黄　藕节　淡竹叶　当归　山栀子
甘草各等分

【用法】上咬咀，每服半两，水煎服，空心服。（现代用法：可作汤剂，水煎服，
用量据病情酌定。）

【功用】凉血止血，利水通淋。

【主治】热结下焦之血淋，尿血。尿中带血，小便频数，赤涩热痛，舌红，脉数。

【方证解析】

主证：热结下焦之血淋，尿血证。

症状与病机：尿中带血——热壅膀胱，损伤血络；小便频数——膀胱气化失司；赤
涩热痛——瘀热蕴结下焦；舌红，脉数——瘀热互结之象。

治则：凉血止血，利水通淋。

　　方析：君——小蓟，甘凉，功擅清热，凉血止血，尤宜尿血。

　　　　　臣——生地黄，甘寒，凉血止血，养阴清热；蒲黄，甘平，止血化瘀，善治
　　　　　　　　尿血；藕节，甘平，收敛止血，用于多种出血。

　　　　　君臣相伍，凉血止血消瘀。

　　　　　佐——滑石，甘寒，利尿通淋；淡竹叶，甘寒，清热利水通淋；木通，苦
　　　　　　　　寒，清热泻火通淋；山栀子，苦寒，清泄三焦之火；当归，甘温，养
　　　　　　　　血活血，引血归经。

　　　　　使——甘草，甘平，调和诸药。

　　　　　本方止血之中寓以化瘀，清利之中寓以养阴，利水通淋而不伤正，为治血淋

尿血之良方。

【应用要点】

（1）本方是治疗血淋、尿血属实证的常用方，以尿中带血、且赤涩热痛、舌红、脉数为应用要点。

（2）本方由导赤散变化而来，临床多作加减；若尿痛甚，可加琥珀1.5 g吞服；若有砂淋，可加金钱草、海金砂；若尿频、点滴而下，可加车前子；若有纳差，可加茯苓、白术。

（3）本方现代常用于泌尿系统急性感染、泌尿系统结石等属于热结下焦者。

（4）气虚及阴虚者不宜使用。

四、槐花散（《普济本事方》）

【来源】《普济本事方》卷5："治肠风脏毒，槐花散。"

【方名】风湿热毒，壅遏肠道，损伤血络大肠出血。以苦寒善清大肠湿热、凉血止血的槐花为君药组方，故名槐花散。

【方组】槐花_炒　柏叶_{杵，焙}　荆芥穗　枳壳_{麸炒,各等分}

【用法】上为细末，用清米饮调下二钱，空心食前服。（现代用法：为细末，每服6 g，开水或米汤调下；亦可作汤剂，水煎服，用量依病情酌定。）

【功用】清肠凉血，疏风行气。

【主治】风热湿毒、壅遏肠道、损伤脉络证。便前出血，或便后出血，或粪中带血，以及痔疮出血，血色鲜红或晦暗，舌红苔黄，脉数。

【方证解析】

主证：风热湿毒，壅遏肠道，损伤血络证。

症状与病机：便前出血或便后出血——风湿热毒，损伤脉络；粪中带血——肠风脏毒所致；痔疮出血——大肠壅热；血色鲜红或晦暗——血热或脏毒所致；舌苔黄，脉数——湿热毒盛之象。

治则：清肠止血，疏风行气。

方析：君——槐花，苦微寒，善清大肠湿热，活血止血。

　　　臣——柏叶，苦微寒，清热止血，以助君力。

　　　佐——荆芥穗，辛微温，擅入血分，以解大肠风邪湿毒。

　　　使——枳壳，辛苦温，行气宽肠，以达气血调畅。

　　　全方寓行气于止血之中，寄疏风于清肠之内，故凉血止血，清肠疏风，以治肠风脏毒。

【应用要点】

（1）本方是治疗肠风、脏毒下血的常用方，以便血、血色鲜红、舌红、脉数为应用要点。

（2）本方组方简洁，易于加减使用：若便血甚，加入黄芩炭、地榆炭、棕榈炭；若便燥肠热，加大黄炭、黄连、黄柏；若二阴出汗潮湿，加苍术、黄柏；若便血日久、头晕乏力，加当归、熟地黄。

（3）本方现在常用于治疗内痔、外痔、混合痔的大便下血，也可用于结肠炎、肠癌之便血属于风湿热毒者。

（4）脾胃虚弱者不宜使用。

五、黄土汤（《金匮要略》）

【来源】《金匮要略·惊悸吐血下血胸满瘀血病脉证并治》："下血，先便后血，此远血者，黄土汤主之。"

【方名】黄土：指灶心黄土，又名灶心土、伏龙肝，为久经柴草熏烧的土灶底部中心的焦土块。其性味辛微温，入脾经有温中止呕、止血的作用。本方以其为君药组方，主治脾阳虚不统血之吐血证，故名黄土汤。

【方组】甘草三两　干地黄三两　白术三两　附片炮,三两　阿胶三两　黄芩三两　灶心土半斤

【用法】上七味，以水八升，煮取三升，分温二服。（现代用法：现将灶心土水煎过滤取汤，再煎余药，阿胶烊化后服。）

【功用】温阳健脾，养血止血。

【主治】脾阳不足、脾不统血证。大便下血，先便后血，以及吐血，衄血，妇人崩漏，血色暗淡，四肢不温，面色萎黄，舌淡苔白，脉沉无力。

【方证解析】

主证：脾阳不足，气血俱虚，脾不统血证。

症状与病机：大便下血或先便后血——脾主统血，脾阳不足，失去统摄，血从下出；吐血，衄血——脾失统摄，血从上出；妇人崩漏——脾失统摄而出血；四肢不温——脾阳不足；面色萎黄——脾虚及阴血不足；舌淡苔白，脉沉细无力——气阴俱虚。

治则：温阳健脾，养血止血。

方析：君——灶心土，辛温而涩，温中止血。

臣——白术，甘温，健脾以补气；附片，辛甘大热，温阳散寒。

助君药以复脾阳统血。

佐——干地黄，甘凉，滋阴养血补血；阿胶，甘平，滋阴补血止血要药；黄芩，苦寒，善清上焦之火以止血。以制君药之温燥。

使——甘草，甘平，调和诸药。

全方寒热并用，标本兼顾，刚柔相济，温中健脾，为养血止血之良方。

【应用要点】

（1）本方是治疗脾阳不足所致便血、崩漏的常用方，以血色暗淡、舌淡苔白、脉沉细无力为应用要点。

（2）出血多，加三七；气虚甚，加人参；便血甚，加槐花、侧柏叶；崩漏重，加仙鹤草、益母草；衄血，加白茅根、藕节炭。

（3）本方现代常用于消化道出血及功能性子宫出血属于脾阳不足者。

（4）血热妄行所致的出血忌用。

（按）黄土汤和归脾汤同为治疗脾不统血之便血、崩漏之方。黄土汤温阳促脾、养血止血，多用于治疗消化道出血；归脾汤益气补血、促脾养心，多用于治疗妇女月经病出血崩漏。故两方各有侧重。

第十三章

治 风 剂

具有治疗风邪所致疾病的方剂，称治风剂。

风为六淫之首，善行而数变，致病变化非常复杂。据风邪的来源，临床分为外风和内风。外风指外来之风邪侵犯人体，留于肌表、经络筋肉、骨节等不同的部位，表现为头痛、恶风、肌肤瘙痒、肢体麻木、筋骨疼痛、关节屈伸不利、口眼歪斜、角弓反张，治宜疏散风邪。内风指人体脏腑功能失调所致内生之风，如热极生风、肝阳化风、阴虚风动、血虚生风等，表现为眩晕、震颤、四肢抽搐、口眼㖞邪、语言謇涩、半身不遂、甚或突然昏倒、不省人事等，治宜平熄内风。

第一节 疏散外风

适用于外风所致的病证。外风致病病情复杂，易夹他邪，据病变不同的部位，兼证立法组方。

一、川芎茶调散（《太平惠民和剂局方》）

【来源】《太平惠民和剂局方》卷2："治丈夫，妇人诸风上攻，头目昏重，偏正头痛，鼻塞声重；伤风壮热，肢体疼烦，肌肉蠕动，膈热痰盛；妇人血风攻疰，太阳穴疼，但是感风气，悉皆治之。"

【方名】以川芎为君药组方，饭后清茶调服，故名川芎茶调散。

【方组】薄荷_{不见火,八两} 川芎_{四两} 荆芥_{去梗,四两} 细辛_{去芦,一两} 防风_{去芦,一两半} 白芷_{二两} 羌活_{二两} 甘草_{炙,二两}

【用法】上为细末。每服二钱，食后，清茶调服。（现代用法：散剂每次 6 g，每日 2 次；亦有丸剂，每日 2 次，每次 10 粒；亦可作汤剂，用量以原方比例酌用。）

【功用】疏风止痛。

【主治】外感风邪头痛。偏正头痛，巅顶作痛，目眩鼻塞，恶风发热，舌苔，薄白，脉浮。

【方证解析】

主证：外感风邪之头痛证。

症状与病机：偏正头痛——风邪外犯，上犯头部；巅顶头痛——风邪上扰；目眩耳塞——风邪犯肺，肺气失宣；恶风发热——风邪犯表；苔白，脉浮——风邪之象。

治则：疏风止痛。

方析：君——川芎，辛温，血中气药，上行头目，长于治少阳厥阴经头痛。

　　　　臣——薄荷，辛凉，疏散风热，以清利头目；荆芥，辛温，祛风解表，以散寒止痛。

　　　　佐——羌活，辛温，祛风，善于治太阳经头痛；白芷，辛温，祛风，善于治阳明经头痛；细辛，辛温，祛风散寒，善于治少阴经头痛。

　　　　使——炙甘草，甘温，调和诸药；清茶，苦凉，轻清，清利头目。

　　　　本方集辛散疏风药于一方，但寓有清降，使方不燥，共奏疏风止痛之功。

【应用要点】

（1）本方是主治风邪头痛的常用方剂，以头痛、鼻塞、舌苔白、脉浮为应用要点。

（2）若外感风寒较重，可加紫苏叶、生姜；兼有风热证，加菊花、僵蚕、蔓荆子；兼有湿邪，加苍术、姜半夏；兼瘀血，加赤芍、红花。

（3）本方现代常用于感冒头痛、偏头痛、血管神经性头痛、慢性鼻炎引起的头痛等属于风邪所致者。

（4）内伤头痛者不宜使用。

【变方及应用】

菊花茶调散（《丹溪心法附余》）

〖方组〗菊花_二钱　川芎_二钱　荆芥穗_二钱　羌活_二钱　甘草_二钱　白芷_二钱　细辛_洗净，一两　防风_一两半　蝉蜕_五钱　僵蚕_五钱　薄荷_五钱

〖用法〗上为末，每服二钱，食后清茶调下。

〖功用〗祛风止痛，清利头目。

〖主治〗风热上犯头目之偏正头痛，或巅顶痛，头晕目眩。

（按）菊花茶调散是川芎茶调散原方加菊花、僵蚕、蝉衣组成，故两方相比，菊花茶调散主治偏于风热所致的偏正头痛及眩晕，而川芎茶调散主治偏于风寒。

二、大秦艽汤（《素问·病机气宜保命集》）

【来源】《素问·病机气宜保命集》卷中："中风，外无六经之形证，内无便溺之阻格，知血弱不能养筋，故手足不能运动，舌强不能言语，宜养血而筋自荣，大秦艽汤之主。"

【方名】本方主治风邪初中经络，重用秦艽为君药，以祛一身之风邪，故名大秦艽汤。

【方组】秦艽_三两　甘草_二两　川芎_二两　当归_二两　白芍_二两　生地黄_一两　熟地黄_一两　白术_一两　白茯苓_一两　细辛_半两　川独活_二两　川羌活_一两　防风_一两　黄芩_一两　石膏_二两　吴白芷_一两

【用法】上十六味，锉。每服一两，水煎服，去滓，温服。（现代用法：水煎服，用量以原量比例酌减。）

【功用】疏风清热，养血活血。

【主治】风邪初中经络证。口眼㖞斜，舌强不能语，手足不能运动，或恶寒发热，

苔白或黄，脉浮数或弦细。

【方证解析】

主证：风邪初中经络证。

症状与病机：口眼㖞斜——正气不足，风邪乘虚入中，经络不通；舌强不能语——风邪阻于舌体舌本失养，而失语；手足不能运动——风邪阻于手足，筋经失养而失常；恶寒发热——正邪相争；苔白或黄——风邪之象；脉浮数或弦细——营血不足之证。

治则：疏风清热，养血活血。

方析：君——秦艽，辛苦平，祛风之润药，重用以祛风湿通经络。

臣——川羌活，辛苦温，祛风胜湿以止痛；川独活，辛苦温，祛风湿之要药；防风，辛微温，祛风胜湿以止痛；吴白芷，辛温，祛风除湿；细辛，辛温，祛风散寒通络。

佐——熟地黄，甘温；当归，甘温；白芍，苦寒；川芎，辛温。四药为四物汤，养血活血，取"治风先治血，血行风自灭"之意。白术，甘苦温；白茯苓，甘平；甘草，甘平。三药为四君子汤，益气健脾以助气血化生之源。

使——生地黄，甘寒，滋阴补血；石膏，甘寒，清热泻火；黄芩，苦寒，清上焦之热。

本方疏风清热并举，祛邪扶正兼顾，标本并治，疏养结合，为治风中经络证之良方。

【应用要点】

（1）本方是治疗风邪初中经络的常用方，以口眼㖞斜、舌强不能语、手足不能运动、恶寒发热、苔白或黄、脉弦数为应用要点。

（2）本方组成全面，临床应用只需酌情加减：如肢体麻木、运动失灵较甚，可加地龙、乌梢蛇；若有疼痛、瘀血之证，可加红花、丹参；若头晕目眩，可加天麻、僵蚕；若有腰膝疼痛、畏寒怕冷，加杜仲、巴戟天。

（3）本方现代常用于面神经周围炎、缺血性脑卒中属于风邪初中经络者，以及风湿性关节炎属风湿热邪瘀阻经络者。

（4）内风证者不宜使用。

三、牵正散（《杨氏家藏方》）

【来源】《杨氏家藏方》卷1："治口眼㖞斜。"

【方名】本方有祛风化痰、通络止痉功用，使风中经络所致的口眼㖞斜得以复正，故名牵正散。

【方组】白附子　白僵蚕　全蝎 去毒，各等分，并生用

【用法】上为细末，每服一钱，热酒调下，不拘时候。（现代用法：共为细末，每次3g，每日2～3次，温酒送下；亦可作汤剂，用量按原方比例酌定。）

【功用】祛风化痰，通络止痉。

【主治】风中头面经络，口眼㖞斜，或面肌抽动，舌淡红，苔白。

【方证解析】

主证：风痰阻于头面经络证。

症状与病机：口眼㖞斜——痰浊伏于内，风邪引动痰浊阻于头面经络；面肌抽动——经隧不利，筋肉失养；舌淡红、苔白——阴血不足。

治则：祛风化痰，通络止痉。

方析：君——白附子，辛温，燥烈之性，入阳明上走头面，善散头面之风，以祛风化痰。

臣——全蝎，辛平，长于祛风通络；白僵蚕，咸辛平，祛风通络，且能化痰。

佐、使——热酒，辛温，温通血脉，引药入络。

共奏散风邪，化痰浊，通经络以治面瘫。

【应用要点】

（1）本方是治疗风痰阻于头面经络的常用方，以卒然口眼㖞斜、舌淡红、苔白为应用要点。

（2）本方组方简洁，仅口眼㖞斜病情简单的病人较少，一般多有邪盛或体弱，临床应用多要加减：风邪较重，加羌活、白芷、细辛、防风、钩藤；有血虚，加当归、熟地黄、女贞子；有气虚，加黄芪、党参；有肾虚，加枸杞子、山茱萸；有血瘀证，加红花、川芎；有风盛阻络较甚，加乌梢蛇、蜈蚣等。

（3）本方现代常用于面神经周围炎、三叉神经痛、偏头痛等属于风痰阻络者。

（4）脑中风者不宜使用。

【变方及应用】

止痉散（《流行性乙型脑炎中医治疗法》）

〔方组〕全蝎　蜈蚣各等分

〔用法〕共为细末，每服 1.0～1.5 g，温开水送服，每日 2～4 次。

〔功用〕祛风止痉，通络止痛。

〔主治〕痉厥、四肢抽搐等。对顽固性头痛、偏头痛、关节痛亦有较好的疗效。

（按）止痉散与牵正散比较，止痉散宜于肝风内动之抽搐惊厥，牵正散宜于风痰阻络之口眼歪斜。

四、消风散（《外科正宗》）

【来源】《外科正宗》卷4："治风湿浸淫血脉，致生疥疮，瘙痒不绝，以及大人小儿风热瘾疹，遍身云片斑点，乍有乍无并效。"

【方名】风为外邪之首，易挟他邪，侵犯血脉、肌肤，变化多端，痒从风来，故必先疏风散邪以治皮肤之疾，故名消风散。

【方组】当归一两　生地一两　防风一两　蝉蜕一两　知母一两　苦参一两　胡麻一两　荆芥一两　苍术一两　牛蒡子一两　石膏一两　甘草五分　木通五分

【用法】水二盅，煎至八分，运食服。（现代用法：水煎服。）

【功用】疏风除湿，清热养血。

【主治】风疹，湿疹。皮肤瘙痒，疹出色红，或遍身云片斑点，抓破后渗出津水，苔白或黄，脉浮数。

【方证解析】

主证：风热风湿袭表证。

症状与病机：风疹——风热之邪犯表，郁于肌肤所致；湿疹——风湿之邪犯表，郁于肌肤所致；皮肤瘙痒——风邪所致；疹抓出水——风湿之邪；疹色红——风热之邪；片状斑点——风热所致；苔薄白或黄——风热之象；脉浮散——风邪之征。

治则：疏风除湿，清热养血。

方析：君——荆芥，辛温；防风，辛温。两药祛风除湿之要药。牛蒡子，辛苦寒；蝉衣，甘寒。两药疏散风热以解表。

臣——苍术，辛苦温，长于燥湿祛风；苦参，苦寒，长于燥湿清热；木通，苦寒，渗利湿热；石膏，甘辛寒，大寒以清热；知母，甘寒，清热泻火。

佐——生地，甘寒，清热凉血以治阴血；当归，甘辛温，补血之要药；胡麻，甘平，以养阴补血。

使——甘草，甘平，调和诸药。

全方祛风除湿清热，养血扶正，为治疗皮肤病之良方。

【应用要点】

（1）本方是治疗风疹、湿疹的常用方，以皮肤瘙痒、疹出色红、脉浮为应用要点。

（2）临床加减：热邪偏盛、身热、口渴，加金银花、连翘；湿邪偏盛兼胸腹痞满、苔腻，加车前子、薏苡仁；风邪偏盛痒甚，加蒺藜、白鲜皮、地肤子；血热之象较甚，加牡丹皮、紫草，重用生地黄。

（3）本方现代常用于急性荨麻疹、湿疹、过敏性皮炎、稻田性皮炎、药物性皮炎、神经性皮炎属于风湿热邪所致者。

（4）服药期间应忌辛辣、鱼腥等食物。

第二节 平熄内风

平熄内风剂适应证：内风病证。内风的产生主要与肝相关，有虚、实之分。内风实证多因热盛生风、热极生风致高热不退、抽搐、痉厥，或肝阳化风致眩晕，甚则卒然昏倒、不省人事、半身不遂。内风虚证多因阴血虚亏致生风、筋脉痉挛、手足蠕动。

一、羚角钩藤汤（《通俗伤寒论》）

【来源】《通俗伤寒论》："凉肝熄风法。"

【方名】本方主治热盛动风之证，以咸寒之羚羊角凉肝熄风、甘寒之钩藤清热平肝为君药，故名羚角钩藤汤。

【方组】羚羊角_一钱半　霜桑叶_二钱　京川贝_四钱　鲜生地_五钱　双钩藤_三钱　滁菊花_三钱　茯神木_三钱　生白芍_三钱　生甘草_八分　淡竹茹_五钱

【用法】羚羊角为粉，或磨汁，另水煎余药，兑服。

【功用】凉肝熄风，增液舒筋。

【主治】①热盛动风证。高热不退，烦闷躁扰，手足抽搐，发为痉厥，甚则神昏，舌绛而干，或舌焦起刺，脉弦而数。②肝热风阳上逆证。头晕胀痛，耳鸣心悸，面红如醉，或手足躁扰，甚则瘛疭，舌红，脉弦数。

【方证解析】

主证：热盛风动证，肝热风阳上扰证。

症状与病机：高热不退——肝经热盛；烦闷躁扰——热扰心神；手足抽搐——热极生风；甚则神昏——心神受损；舌绛而干——热盛阴伤；脉弦而数——肝热生风；头晕胀痛——风阳上扰；耳鸣心悸——心肾阴虚；面红如醉——风阳上扰；手足躁扰——热盛伤阴；舌红，脉弦数——阴伤血虚。

治则：凉肝熄风，增液舒筋。

方析：君——羚羊角，咸寒，入肝经，凉肝熄风；双钩藤，甘寒，入肝经，清热平肝以熄风。

臣——霜桑叶，甘寒，善清肝以平肝阳；滁菊花，甘寒，入肝经，清肝热平阳。

佐——京川贝，苦寒；淡竹茹，淡寒。两药清热化痰。茯神木，甘平，平肝宁心安神；鲜生地，甘寒，滋阴凉血熄风；生白芍，酸寒，养血敛阴柔肝。

使——生甘草，甘平，调和诸药。

本方凉肝熄风为主，配以滋阴、化痰、安神，标本兼顾，为凉肝熄风治法的代表方。

【应用要点】

（1）本方是治疗肝经热盛动风的常用方，风阳上扰证及热盛动风证均可应用，以高热烦躁、手足抽搐、舌绛而干、脉弦数为应用要点。

（2）热盛出现闭证配紫雪丹，或以安宫牛黄丸开窍；热盛出现抽搐较重，加天麻、僵蚕、生地黄；热盛脉实便秘，加通腑泻下药如大黄、芒硝；热盛动及营血，加牡丹皮、水牛角。

（3）本方现代常用于流脑、乙脑、妊娠子痫、高血压等病属于肝经热盛动风证者。

（4）阴伤、血虚动风者不宜使用。

【变方及应用】

1. 钩藤饮（《医宗金鉴》）

〖方组〗人参3 g　全蝎1 g　羚羊角6.5 g　甘草_炙1.5 g　钩藤9 g　天麻6 g

〖用法〗水煎服。

〔功用〕 清热熄风，益气解痉。

〔主治〕 小儿天钓证。壮热惊悸，牙关紧闭，手足抽搐，头目仰视。

2. 天麻钩藤饮（《中医内科杂病证治新义》）

〔方组〕 天麻9 g　钩藤12 g　生决明18 g　山栀9 g　黄芩9 g　川牛膝12 g 益母草9 g　桑寄生9 g　夜交藤9 g　朱茯神9 g

〔用法〕 水煎服。

〔功用〕 平肝熄风，清热活血，补益肝肾。

〔主治〕 肝阳偏亢、肝风上扰证。头痛，眩晕，失眠多梦，口苦面红，舌红苔黄，脉弦或数。现用于高血压病、急性脑血管病、内源性眩晕症等属于肝阳上亢、肝风上扰证者。

（按） 羚角钩藤汤、钩藤饮、天麻钩藤饮三方同为清热平肝熄风之剂。羚角钩藤饮主要用于肝经热盛动风之重症；钩藤饮主要用于小儿天钓兼有气虚证；天麻钩藤饮用于肝阳上亢，兼有肝肾阴虚之证。

羚羊现为保护动物，故羚羊角药材稀少，目前一般用山羊角代替，一般用量以30 g左右为宜。

二、镇肝熄风汤（《医学衷中参西录》）

【来源】《医学衷中参西录》卷7："治内中风其脉弦长有力，或上盛下虚，头目时常眩晕……方中重用牛膝以引血下行……用龙骨、牡蛎、龟板、芍药以镇肝熄风……"

【方名】肝阳化风致气血逆乱，本方以镇肝熄风为原则组方，故名镇肝熄风汤。

〔方组〕 怀牛膝_一两　生赭石_轧细，一两　生龙骨_五钱　生牡蛎_五钱　生龟板_各捣碎，五钱 生白芍_五钱　玄参_五钱　天冬_五钱　川楝子_二钱　生麦芽_二钱　茵陈_二钱　甘草_一钱半

〔用法〕 水煎服。

〔功用〕 镇肝熄风，滋阴潜阳。

〔主治〕 类中风。头目眩晕，目胀耳鸣；脑部热痛，面色如醉，心中烦热，或时常噫气，或肢体渐觉不利，口眼渐行㖞斜；甚则眩晕颠扑，昏不知人，移时时醒，或醒后不能复元，脉弦长有力。

【方证解析】

主证：肝风内动之类中风证。

症状与病机：头目眩晕——肝阳上亢，风阳上扰；目胀耳鸣——肝肾阴虚，肝阳偏亢；脑部热痛——肝阳化热上扰；面色如醉——阴虚阳亢之兆；心中烦热——肾阴虚不济心火；常有噫气——胃气受损而失降；肢体不利——风中经络；口眼㖞斜——气血逆乱，风中经络；眩晕——气血逆乱，风中脏腑；昏不知人——心神逆乱；脉弦长有力——肝风内动。

治则：镇肝熄风，滋阴潜阳。

方析：君——怀牛膝，苦平，归肝肾，引血下行。

臣——生赭石，苦寒，平肝潜阳降逆；生龙骨，咸寒，镇肝潜阳安神；生牡

蛎，咸寒，潜阳补肾重镇；生龟板，甘寒，滋阴潜阳熄风。

佐——生白芍，酸寒，养血滋阴以柔肝；玄参，咸寒，滋阴凉血以泻火；麦冬，甘寒，养阴润燥；茵陈，苦寒，清泄肝热；川楝子，苦寒，善清肝火；生麦芽，甘平，健脾和胃。

使——甘草，甘平，调和诸药。

全方重用潜镇之药，配以滋阴、疏肝，标本兼顾，镇肝熄风，滋阴潜阳，为治标之良方。

【应用要点】

（1）本方是治疗类中风的常用方，中风之前、后或恢复期均可使用，以头目眩晕、脑部热痛、面色如醉、脉弦长有力为应用要点。

（2）心中烦热，加焦山栀子、生石膏；痰多壅盛，加姜半夏、胆南星；阴虚较重，加生地黄、玄参；中风恢复后，加地龙、丹参、红花。

（3）本方现代常用于高血压病、脑血栓形成、脑出血、血管神经性头痛属于肝肾阴虚、肝风内动者。

（4）若属气虚血瘀之中风者不宜使用。

【变方及应用】

1. 建瓴汤（《医学衷中参西录》）

〖方组〗 生淮山药_一两_   怀牛膝_一两_   生赭石_轧细,八钱_   生龙骨_六钱_   生地黄_六钱_ 生牡蛎_六钱_   生杭芍_四钱_   柏子仁_四钱_

〖用法〗 磨取铁锈水煎药。

〖功用〗 镇肝熄风，滋阴安神。

〖主治〗 肝肾阴虚、肝阳上亢证。头晕目眩，耳鸣目胀，健忘，烦躁不安，失眠多梦，脉弦长而硬。

2. 大定风珠汤（《温病条辨》）

〖方组〗 生白芍_六钱_   干地黄_六钱_   麦冬_去心,六钱_   生龟板_四钱_   生牡蛎_四钱_   甘草_炙,四钱_ 生鳖甲_四钱_   麻仁_二钱_   五味子_二钱_   阿胶_三钱_   生鸡子黄_二枚_

〖用法〗 水煎去滓，入阿胶烊化，再入鸡子黄，搅匀，分三次温服。

〖功用〗 滋阴熄风。

〖主治〗 阴虚风动证。手足瘈疭，形消神倦，舌绛少苔，脉气虚弱，时时欲脱者。

（按）镇肝熄风汤、建瓴汤两方组立法均为镇肝与熄风，针对肝阳上亢甚则动风之证，用药均有怀牛膝、赭石、龙骨、牡蛎、白芍。镇肝熄风汤可用于气血逆乱之证，甚则中风病症较重者；而建瓴汤用于病症较轻者，还有宁心安神之功。大定风珠汤立方原则与上述两方不同，上述两方镇肝熄风，大定风珠汤滋阴熄风，针对邪热灼伤真阴、水不涵木而致的虚风内动。

第十四章

治 燥 剂

凡以轻宣辛散或甘凉滋润的药物为主组方，具有轻宣外燥或滋阴润燥的作用，能治疗燥证的方剂，称治燥剂。

燥为"六淫"之一。燥邪主秋属金，燥邪伤人易耗伤阴津，损伤阴液。据燥邪的发生原因，有外燥与内燥两种。外燥是感受秋令燥邪所致，又有寒、热之分，表现为凉燥和温燥。内燥是由于脏腑津亏阴耗所致，可伤及肺、胃、肾、大肠，在上者责之肺，在中者责之胃，在下责者之肾。外燥与内燥亦多内外相兼，上下互见，故治燥剂在临床须辨证论治使用。

第一节 轻宣外燥

轻宣外燥剂适应证：外感凉燥或温燥。"凉燥"近于风寒，有"次寒""小寒"之说，宜轻宣温润。温燥由初秋燥热伤肺，宜甘寒清热润燥。

一、杏苏散（《温病条辨》）

【来源】《温病条辨》卷1："燥伤本脏，头微痛，恶寒，咳嗽稀痰，鼻塞，嗌塞，脉弦，无汗，杏苏散主之。"

【方名】本方以杏仁、苏叶为君药，发散宣肺，故名杏苏散。

〖方组〗苏叶 半夏 茯苓 前胡 苦桔梗 枳壳 甘草 生姜 大枣 杏仁 橘皮

〖用法〗水煎服。

〖功用〗轻宣凉燥，理肺化痰。

〖主治〗外感凉燥证。恶寒无汗，头微痛，咳嗽痰稀，鼻塞咽干，苔白，脉弦。

【方证解析】

主证：外感凉燥证。

症状与病机：恶寒无汗——凉燥伤及皮毛；头微痛——外邪所犯；咳嗽痰稀——凉燥伤肺，肺失宣降；鼻塞咽干——凉燥伤津；苔白，脉弦——凉燥痰湿。

治则：轻宣凉燥，宣肺化痰。

方析：君——苏叶，辛温，发散风邪以宣肺；杏仁，苦温，降气化痰以止咳。

　　　　臣——前胡，苦寒，疏散风热，降气化痰；桔梗，苦平，宣肺祛痰；枳壳，苦温，行气开胸以降气。

佐——半夏，苦温，燥湿化痰以降逆；橘皮，苦温，燥湿化痰以行气；茯苓，甘平，健脾利湿以防生痰；生姜，辛温，温中散寒以解表；大枣，甘温，调理营卫。

使——甘草，甘平，调和诸药。

全方轻宣凉燥，宣肺燥湿以止咳化痰。

【应用要点】

(1) 本方是治疗凉燥的代表方，亦为治疗风寒咳嗽的常用方，以恶寒无汗、咳嗽痰稀、咽干、苔白、脉弦为应用要点。

(2) 本方配伍全面，属凉燥、风寒咳嗽者，原方应用即可；如有其他兼证时，略做调整即可。

(3) 本方现代常用于上呼吸道感染、慢性支气管炎、肺气肿属于凉燥或外感风寒者。

二、桑杏汤 (《温病条辨》)

【来源】《温病条辨》卷1："秋感燥气，右脉数大，伤手太阴气分者，桑杏汤主之。"

【方名】本方主治外感温燥证，以桑叶轻宣燥热、透邪外出，杏仁宣肺利气、润燥止咳，以两药为君药组方，故名桑杏汤。

〔方组〕桑叶_钱 杏仁_钱五分 沙参_二钱 象贝_钱 香豉_钱 栀皮_钱 梨皮_钱

〔用法〕水二杯，煮取一杯，顿服之，重者再作服。(现代用法：水煎服。)

〔功用〕轻宣温燥，润肺止咳。

〔主治〕外感温燥证。身热不甚，口渴，咽干鼻燥，干咳无痰或痰少而黏，舌红，苔薄白而干，脉浮数而右脉大。

【方证解析】

主证：外感温燥证。

症状与病机：身热不甚——温燥伤及肺卫；口渴——温燥伤及津液；咽干鼻塞——伤津灼液；干咳无痰或痰少而黏——温燥伤肺，肺失宣降；舌红、苔白而干——阴液受损；脉浮数而右脉大——肺受温邪之象。

治则：清宣温燥，润肺止咳。

方析：君——桑叶，甘寒，清宣肺燥，透邪外出；杏仁，苦温，降气化痰，止咳平喘。

臣——香豉，辛凉，透散毒邪助桑叶轻宣凉燥；贝母，甘寒，清热化痰，以助杏仁止咳；沙参，甘寒，养阴清肺以润燥止咳。

佐——栀皮，苦寒，清泄上焦之燥邪。

使——梨皮，甘凉，清热润燥，止咳化痰。

本方轻宣润燥，除温燥而复肺津，温燥则祛。

【应用要点】

(1) 本方是治疗凉燥的代表方，以身热不扬、干咳无痰、痰少而黏、右脉数大为应用要点。

（2）本方现代常用于上呼吸道感染、急慢性支气管炎、支气管扩张咯血、百日咳属于外感温燥、邪犯肺卫者。

（按）杏苏散、桑杏汤同为轻宣外燥之方剂。前者主要用于外感凉燥证，后者用于外感温燥证，立法立方截然不同。

桑杏汤与桑菊饮均有辛凉宣散作用。但桑杏汤主要用于温燥伤及阴津、肺卫失宣，而桑菊饮在于风温初起之表证，故应用不同。

第二节 滋 阴 润 燥

滋阴润燥剂适应证：脏腑津伤液耗所致的内燥证。症见干咳少痰、咽干鼻燥、口中燥咳、干呕食少、消渴、便秘等。

一、增液汤（《温病条辨》）

【来源】《温病条辨》卷2："阳明温病，无上焦证，数日不大便，当下之，其阴素虚，不可行承气汤，增液汤主之。"

【方名】《温病条辨》所谓"水不足以行舟，而结粪不下者"，当增水行舟，本方有增液之功，以解津亏之便秘，故名增液汤。

【方组】玄参_{一两}　麦冬_{连心，八钱}　细生地_{八钱}

【用法】水八杯，煮取三杯，口干则与饮令尽，不便，再作服。（现代用法：水煎服。）

【功用】增液润燥。

【主治】阳明温病，津亏便秘证。大便秘结，口渴，舌干红，脉细数或沉而无力。

【方证解析】

主证：阳明温病，津亏便秘证。

症状与病机：大便秘结——热盛耗损津液；口渴——津液不足不能上承；舌干红——阴津受伤；脉细数或沉而无力——阴虚内热之象。

治则：增液润燥。

方析：君——玄参，甘苦咸微寒，重用以滋阴壮水，启肾水，以滋肠燥。

臣——细生地，甘苦而寒，清热养阴，壮水生津以助君力。

佐使——麦冬，甘寒，滋养肺胃阴津以润肠燥。

本方咸寒苦甘同用，旨在增水行舟，非属攻下，而在养阴增液。

【应用要点】

（1）本方是治疗津亏肠燥所致大便秘结的常用方，也是治疗各种内伤阴虚津亏的基础方，以便秘、口渴、舌干红、脉细数或沉而无力为应用要点。

（2）本方现代常用于温热病津亏肠燥便秘、习惯性便秘、慢性咽喉炎、复发性口腔溃疡、糖尿病、干燥综合征、肛裂、慢性牙周炎等属于阴津不足证者。

二、麦门冬汤（《金匮要略》）

【来源】《金匮要略·肺痿肺痈咳嗽上气病脉证并治》："大逆上气，咽喉不利，止逆下气者，麦门冬汤主之。"

【方名】本方主治燥热之气所致肺燥津干咽喉不利，以麦门冬为君药组方，生津润燥，故名麦门冬汤。

【方组】麦门冬_{七升}　半夏_{一升}　人参_{二两}　甘草_{二两}　粳米_{三合}　大枣_{十二枚}

【用法】上六味，以水一斗二升，煮取六升，温服一升，日三夜一服。（现代用法：水煎服。）

【功用】清养肺胃，降逆下气。

【主治】①虚热肺痿。咳嗽气喘，咽喉不利，咳痰不爽，或呕吐涎沫，口干咽燥，手足心热，舌红少苔，脉虚数。②胃阴不足证。呕吐，纳少，呃逆，口渴咽干，舌红少苔，脉虚数。

【方证解析】

主证：虚热肺痿证，胃阴不足证。

症状与病机：咳嗽气喘——肺虚肃降失职，肺气上逆；咽喉不利——咽喉为胃肺之门，阴伤之故；咳痰不爽——肺虚阴伤；咳唾涎沫——脾肺津伤；口干舌燥——肺胃阴伤，津液不能上承；手足心热——阴虚内热；舌红、少苔、脉虚数——阴虚之象；呕吐、呃逆、纳差——胃阴不足，失于和降；口渴、咽干、舌红、脉虚数——阴虚津伤之象。

治则：清养肺胃，降逆下气。

方析：君——麦门冬，甘寒，清润，养肺胃之阴，又清肺胃虚热。

　　　　臣——人参，甘微温，大补元气，益气生津。

　　　　佐——甘草，甘平，补脾益气；粳米，甘平，健脾养胃；大枣，甘温，健脾养胃。

　　　　使——半夏，辛温，健脾燥湿，和胃降逆。

　　　　本方"培土生金"以养肺，"养阴润燥"以滋阴，主从有序，配伍合理。

【应用要点】

（1）本方是治疗肺胃阴虚、气机上逆所致咳嗽或呕吐的常用方，以咳吐涎沫、短气喘促、或口干呕逆、舌干红少苔、脉虚数为应用要点。

（2）津伤甚，加沙参、玉竹；阴虚胃痛、脘腹灼热，加石斛、白芍。

（3）本方现代常用于慢性支气管炎、支气管扩张、慢性咽喉炎、硅肺、肺结核等属于肺胃阴虚、气火上逆证者，亦可用于胃及十二指肠溃疡、慢性萎缩性胃炎、妊娠呕吐属于胃阴不足、气逆呕吐证者。

三、益胃汤（《温病条辨》）

【来源】《温病条辨》卷2："阳明温病，下后汗出，当复其阴，益胃汤主之。"

【方名】温病传入阳明，致胃中津液损伤，以甘寒润津之法组方以复其阴，故名益胃汤。

【方组】沙参_{三钱} 麦冬_{五钱} 冰糖_{一钱} 细生地_{五钱} 玉竹_{炒香，一钱五分}

【用法】水煎服。

【功用】养阴益胃。

【主治】胃阴损伤证。胃脘灼热隐痛，饥不欲食，口干咽燥，大便干结，或干呕、呃逆，舌红少津，脉细数。

【方证解析】

主证：胃阴损伤证。

症状与病机：胃脘灼热隐痛——热病误治或胃病日久，胃阴耗损，虚热内生；饥不欲食——胃阴不足，受纳失司；口干咽燥——胃阴不足，不能滋润；大便干结——津液受损，不能滋养；干呕、呃逆——胃阴受损，胃气上逆；舌红少津——胃阴不足之象。

治则：养益胃阴。

方析：君——细生地，甘寒，清热养阴，生津润燥；麦冬，甘寒，柔润，滋养胃阴，兼以清热生津。两药重用以为君。

臣——沙参，甘寒，善补胃阴，且清胃热而生津；玉竹，甘寒，养胃阴，清胃热，生津止渴。

佐使——冰糖，滋养肺胃，调和诸药。

全方甘凉清润，清而不寒，润而不腻，组方合理。

【应用要点】

（1）本方是滋养胃阴的常用方，以饥不欲食、口干咽燥、舌红少津、脉细数为应用要点。

（2）若兼气虚证，加党参、五味子；若兼脾运不佳，加陈皮、炒麦芽、炒白术。

（3）本方现代常用于慢性胃炎、小儿厌食属于胃阴亏损证者。

【变方及应用】

1. 玉液汤（《医学衷中参西录》）

〖方组〗生山药_{一两} 生黄芪_{五钱} 知母_{六钱} 生鸡内金_{捣细，二钱} 葛根_{一钱半} 五味子_{三钱} 天花粉_{三钱}

〖用法〗水煎服。

〖功用〗益气滋阴，固肾止渴。

〖主治〗消渴气阴两虚证。口干而渴，饮水不解，小便频数，困倦气短，脉虚数无力。

2. 琼玉膏（申铁瓮方，录自《沈氏集验方》）

〖方组〗人参_{为末，二十四两} 生地黄_{捣汁，十六升} 白茯苓_{为末，四十八两} 白蜜_{七升}

〖用法〗人参、白茯苓为细末，蜜用生绢过滤，生地黄取自然汁，捣时不用铁器，取汁尽去滓，用药一处，拌和匀，入银、石器或好瓷器内封闭留用。每晨二匙，温酒化服，不饮酒者白汤化服之。

〖功用〗滋阴润肺，益气补脾。

〖主治〗肺痨肺肾阴亏证。干咳，少痰，咽燥咳血，肌肉消瘦，气短乏力，舌红少苔，脉细数。

（按）益胃汤、玉液汤、琼玉膏均为滋阴剂。但三方主治不同，益胃汤主治阴液不足证，现在多用于慢性胃炎；玉液汤主治气阴两虚证，现在多用于糖尿病；琼玉膏主治肺肾阴亏，现在多用于肺结核。

四、养阴清肺汤（《重楼玉钥》）

【来源】《重楼玉钥》卷上："喉间起白如腐，初起发热或不发热，鼻干唇燥，或咳或不咳，鼻通者轻，鼻塞者重，音声清亮，气息调匀易治，若音哑气急，即属不治。"

【方名】素体阴虚，复感燥气疫毒，燥热伤及肺胃，重用生地黄以滋阴清热，麦冬、贝母清肺化痰，故名养阴清肺汤。

【方组】大生地_{二钱} 麦冬_{一钱二分} 生甘草_{五分} 玄参_{一钱半} 贝母_{去心,八分} 丹皮_{八分} 薄荷_{五分} 白芍_{炒,八分}

【用法】水煎服，一般日服一剂，重症可日服二剂。

【功用】养阴清肺，解毒利咽。

【主治】白喉之阴虚燥热证。喉间起白如腐，不易拭去，并逐渐扩展，病变甚速，咽喉疼痛，起初发热或不发热，鼻干唇燥，或咳或不咳，呼吸有声，似喘非喘，脉数无力或细数。

【方证解析】

主证：阴虚燥热之白喉证。

症状与病机：喉间起白如腐，不易拭去，并扩展迅速——素体阴虚蕴热，复感燥气疫毒，致肺胃阴虚，虚火上炎；咽喉肿痛——燥热疫毒结于咽喉；发热——热毒内盛；鼻干唇燥——热毒伤阴；咳嗽或喘——热伤肺阴，宣降失司；脉数无力——阴虚之象。

治则：养阴清肺，解毒利咽。

方析：君——大生地，甘寒，入肾滋阴，清热凉血。

臣——玄参，甘咸寒，滋阴降火，解毒利咽；麦冬，甘寒，养阴清肺。

佐——丹皮，苦寒，清热凉血，散瘀消肿；贝母，苦寒，清热润肺，化痰消结止咳；薄荷，辛凉，疏散风热，清热利咽；白芍，酸寒，养血，敛阴泄热。

使——生甘草，甘平，清热解毒利咽，调和诸药。

本方养肺阴以扶正，凉血解毒以祛邪，为治白喉之良方。

【应用要点】

（1）本方是治疗阴虚白喉的常用方，以喉间起白如腐、不易拭去、咽喉肿痛、鼻干唇燥、脉数无力为应用要点。

（2）本方现代常用于急性扁桃体炎、急性咽喉炎、鼻咽癌等属于阴虚燥热证。

（3）现在白喉一病已不常见，所以本方多用于咽喉病变。

五、百合固金汤（《慎斋遗书》）

【来源】《慎斋遗书》卷7："手太阴肺病，因悲哀伤肺，背心、前胸、肺募间热，咳嗽咽痛，咯血恶寒，手大拇指循白肉际间上肩臂至胸前如火烙。"

【方名】肺属金，肾属水，肺阴受损，金不生水，火炎水干，致肺肾阴亏，以二地滋水退热，百合养肺，麦冬清热，玄参助君滋水，故名百合固金汤。

【方组】熟地三钱　生地三钱　归身三钱　白芍一钱　甘草一钱　桔梗八分　玄参八分　贝母一钱半　麦冬一钱半

【用法】水煎服。

【功用】滋养肺肾，止咳化痰。

【主治】肺肾阴亏，虚火上炎证。咳嗽气喘，痰中带血，咽喉燥痛，头晕目眩，午后潮热，舌红少苔，脉细数。

【方证解析】

主证：肺肾阴虚，虚火上炎证。

症状与病机：咳嗽，气喘——病久致肺肾阴虚，肺失宣降；痰中带血——火热上炎，损伤肺络；咽喉干燥，疼痛——虚火灼伤津液；头晕目眩——久病虚羸；午后潮热——阴虚内热；舌红少苔，脉细数——阴虚津伤。

治则：滋养肺肾，止咳化痰。

方析：君——百合，甘寒，善能补养肺阴，兼能清热，润肺止咳。生地，甘寒；熟地，甘温。二地同用，滋肾壮水，兼以制火凉血。三药相伍，金水并补。

臣——麦冬，甘寒，协助百合滋阴清热，润肺止咳；玄参，咸寒，协助二地滋阴壮水，以清虚火利咽。

佐——当归，甘温，活血养血；白芍，酸寒，敛阴养血泄热；贝母，苦寒，清热润肺止咳。

使——桔梗，苦平，宣肺祛痰利咽；甘草，甘平，甘以调和诸药。

全方滋肾肺，金水并调，以润肺止咳，凉血止血，宣肺化痰，标本兼顾。

【应用要点】

（1）本方是治疗肺肾阴亏、虚火上炎证的常用方，以咳嗽气喘、咽喉燥痛、午后潮热、甚者痰中带血、舌红少苔、脉细数为应用要点。

（2）若痰多色黄，加黄芩、瓜蒌；若咳嗽较甚，加杏仁、百部、款冬花；若咳血重者，加白及、白茅根、仙鹤草。

（3）本方现代常用于肺结核、慢性支气管炎、支气管扩张、慢性咽喉炎、自发性气胸等属于肺肾阴虚、虚火上炎证。

（按）养阴清肺汤、百合固金汤均为养阴剂。但两者有显著不同，养阴清肺汤针对素体阴虚，复感燥气疫毒所致白喉，现在白喉已少见，但对多种咽喉疾病仍很有效；百合固金汤主要针对肺肾阴亏、虚火上炎证，现在多用于肺结核及慢性支气管炎。

第十五章

祛 湿 剂

以祛湿药组方，具有化湿利水、通淋泄浊功用，治水湿病证的方剂，称祛湿剂。

湿邪为"六淫"之一。湿邪为病，有外湿、内湿之分。外湿多由于居住湿地、涉水淋雨以犯人，常伤及肌表、脉络，表现为恶寒发热、头沉身重、关节酸痛、或面目浮肿等。内湿多由内生，恣啖生冷、过饮酒酪、肥甘，损伤脏腑，表现为脘腹胀满、呕恶泄利、水肿淋浊、黄疸、痿痹等。

湿邪易兼他邪，常与风、寒、暑、热相兼。湿邪黏腻，病程较长，易阻气机。湿与水异名而同类，水液代谢与脾、肺、肾相关，与三焦、膀胱气化相通，故祛湿剂组方立法均须考虑上述原则。

第一节 燥湿和胃

燥湿和胃剂适应证：湿浊内阻，脾胃失和证。症见脘腹痞满、嗳气吞酸、呕吐或泄泻、食少体倦，常以苦温燥温药和芳香化浊药同用。

一、平胃散（《简要济众方》）

【来源】《简要济众方》卷5："胃气不和。"

【方名】脾胃相合，脾气宜升，胃气宜降，湿邪阻滞中焦后，使之脾胃升降失和。以燥湿运脾，行气和胃立法组方，使之胃气平和，故名平胃散。

【组方】 苍术 去生皮,捣为粗末,炒黄色,四两　　厚朴 去粗皮,涂生姜汁,炙令香熟,三两　　陈橘皮 洗令净,焙干,二两　甘草 炙黄,一两

【用法】上为散，每服二钱，水一盏，加生姜三片、大枣二枚，同煎至六分，去滓，食前温服。（现代用法：水煎服。）

【功用】燥湿运脾，行气和胃。

【主治】湿滞脾胃证。脘腹胀满，不思饮食，口淡无味，恶心呕吐，嗳气吞酸，肢体沉重，怠惰嗜卧，常多自利，舌苔白腻而厚，脉缓。

【方证解析】

主证：湿滞脾胃证。

症状与病机：脘腹满胀——湿阻脾胃，脾失健运；不思饮食——脾胃失和；口淡无味——脾胃虚弱；恶心呕吐——胃失和降；嗳气吞酸——肝胃失和；肢体沉重——湿阻清阳；怠惰嗜卧——湿困阳气；常多自利——脾虚湿阻；苔白腻，脉缓——湿重脾虚。

治则：燥湿运脾，行气和胃。

方析：君——苍术，辛香苦温，入中焦能健脾燥湿，以复脾运。

臣——厚朴，苦温，长于行气除满，且能化湿以助苍术。

佐——陈橘皮，辛苦温，理气健脾，燥湿以助苍术。

使——炙甘草，甘温，调和诸药；生姜，辛温，温散水湿，和胃降逆；大枣，甘温，甘以健脾养胃。

全方燥湿以健脾，行气以祛湿，标本兼顾，为湿滞脾胃的基础方。

【应用要点】

（1）本方是治疗湿滞脾胃证的基础方，以脘腹胀满、舌苔厚腻为应用要点。

（2）若湿邪兼内寒，加干姜；若湿盛致泄泻，加茯苓、泽泻；若湿邪有化热之象，加黄连；若兼脾虚，加党参、茯苓；若兼纳差，加炒麦芽、炒山楂；若胃气上逆甚，加姜半夏、茯苓。

（3）本方现代常用于慢性胃炎、消化系统功能紊乱、胃及十二指肠溃疡等属于湿滞脾胃证者。

（4）胃阴虚者不宜使用。

【变方及应用】

1. 不换金正气散（《易简方》）

〔方组〕藿香　厚朴　苍术　陈皮　半夏　甘草_{各等分}

〔用法〕上为末，每服四钱，水一盏，加生姜三片，煎至六分，去滓热服。

〔功用〕解表化湿，和胃止呕。

〔主治〕湿浊内停、兼有表寒证。呕吐腹胀，恶寒发热，或霍乱吐泻，或不服水土，舌苔白腻。

（按）不换金正气散是在平胃散的基础上加藿香、半夏，较平胃散燥湿健脾，降逆和胃的作用更好。

2. 神术散（《医学医悟》）

〔方组〕陈皮　苍术　厚朴　甘草　藿香　砂仁

〔用法〕共为细末，每服二钱。（现代用法：水煎服。）

〔功用〕健脾燥湿，理气和胃。

〔主治〕感冒外邪，发热头痛，伤食停饮，腹胀腹痛，呕吐泻痢。

3. 开郁二陈汤（《万氏妇人科》）

〔方组〕陈皮　制半夏　茯苓　甘草　青皮　香附　川芎　莪术　槟榔　苍术　生姜

〔用法〕水煎服。

〔功用〕健脾燥湿，理气活血。

〔主治〕脾为湿困，痰盛瘀阻。月经无定期，久不受孕者。

4. 栀连二陈汤（《症因脉治》）

〔方组〕陈皮　半夏　茯苓　甘草　焦栀子　黄连

〔用法〕水煎服。

〔功用〕健脾燥湿，清热和胃。

〔主治〕脾为湿困化热之证。胃脘胀满，或腹泻。

5. 半夏地榆汤（《卫生宝鉴》）

〔方组〕陈皮　厚朴　茯苓　白术　苍术　干姜　升麻　炮附片　地榆　葛根　甘草炙　益智仁　人参　当归　神曲　白芍　生姜大枣为引

〔用法〕水煎服。

〔功用〕健脾益气，温中止血。

〔主治〕阴气内结于肠而致便血。

6. 芩连平胃汤（《医宗金鉴》）

〔方组〕陈皮　苍术　厚朴　黄芩　黄连　甘草

〔用法〕加姜一片，水煎服。

〔功用〕健脾燥湿，清热解毒。

〔主治〕治燕窝疮。疮生下颏，初小如粟，大如豆，红肿痒痛，流黄水。

7. 温中平胃散（《医醇賸义》）

〔方组〕广陈皮　茅术（苍术）　厚朴　炮姜　砂仁　木香　麦芽　神曲　枳壳　青皮　香橼

〔用法〕水煎服。

〔主治〕脾胃虚寒证。胃脘胀痛，纳食不香，水谷不化。

（按）上述七方均是在二陈汤的基础上变化而来，基本原则仍是健脾燥湿，主治湿邪，用于痰湿为患所致诸证。

二、藿香正气散（《太平惠民和剂局方》）

【来源】《太平惠民和剂局方》卷2："治伤寒头疼，憎寒壮热，上喘咳嗽，五劳七伤，八般风痰。五般膈气，心腹冷痛，反胃呕恶，气泄霍乱，脏腑虚鸣，山岚瘴疟，遍身虚肿；妇人产前、产后，血气刺痛；小儿疳伤，并宜治之。"

【方名】本方立法解表化湿、理气和中，以治外感风寒、内伤湿滞证。以藿香为君药，散在表之寒，化在里之湿，兼有茯苓、白术、甘草健脾利湿以扶正气，故名藿香正气散。

【方组】大腹皮一两　白芷一两　紫苏一两　茯苓去皮，一两　半夏曲二两　白术二两　陈皮去白，二两　厚朴去粗皮，姜汁炙，二两　苦桔梗二两　藿香去土，三两　甘草炙，二两半

【用法】上为细末，每服二钱，水一盏，姜三片，枣一枚，同煎至七分，热服，如欲出汗，衣被盖，再煎并服。（现代用法：作汤剂，加生姜、大枣，水煎服，用量按病情及原方比例酌定。）

【功用】解表化湿，理气和中。

【主治】外感风寒，内伤湿滞证。恶寒发热，头痛，胸膈满闷，脘腹疼痛，恶心呕吐，肠鸣泄泻，舌苔白腻，脉浮，以及山岚瘴疟。

【方证解析】

主证：外感风寒，内伤湿滞证。

症状与病机：恶寒，发热，头痛——风寒外束，卫阳郁遏；胸膈满闷——内伤湿滞，气机受阻；脘腹疼痛——内伤饮食，胃受伤损；恶心呕吐——胃失和降；肠鸣泄泻——湿滞致脾失健运；苔白，脉浮——表寒之象；山岚瘴疟——感受疫气。

治则：解表化湿，理气和中。

方析：君——藿香，辛温，可解表之风寒，化在里之湿浊，和中止呕，为治霍乱吐泻之要药。

　　　　臣——半夏曲，辛温，燥湿化痰，脾运止呕；陈皮，辛温，理气健脾燥湿；白术，苦温，健脾益气燥湿；茯苓，甘平，健脾渗湿止泻。共助君药化湿浊，止吐泻。

　　　　佐——大腹皮，辛温，行气宽中利水；厚朴，苦温，行气除满燥湿；紫苏，辛温，发表散寒，行气宽中；白芷，辛温，解表祛风除湿；苦桔梗，苦温，宣肺利膈。

　　　　使——生姜，辛温，温中和胃降逆；大枣，甘温，甘以健脾和胃；炙草，甘温，调和诸药。

　　　　全方外散风寒，内化湿滞，健脾以利湿，理气以和胃，组方合理，为常用方。

【应用要点】

（1）本方是治疗外感风寒、内伤湿滞的常用方，以恶寒发热、上吐下泻、舌苔白腻为应用要点。

（2）本方现代常用于急性胃肠炎、胃肠型感冒等属于外感风寒、内伤湿滞证者。

【变方及应用】

1. 一加藿香正气散（《温病条辨》）

〖方组〗藿香二钱　陈皮二钱　茯苓皮二钱　厚朴二钱　腹皮二钱　麦芽一钱半　神曲一钱半　茵陈二钱　杏仁二钱

〖用法〗水煎服。

〖功用〗解表化湿，健脾和中。

〖主治〗湿郁三焦，脘腹胀满，大便不爽。

2. 二加藿香正气散（《温病条辨》）

〖方组〗藿香二钱　陈皮三钱　苍术三钱　厚朴二钱　大豆卷二钱　苡仁三钱　木防己三钱　通草一钱

〖用法〗水煎服。

〖功用〗解表化湿，健脾利水。

〖主治〗湿郁三焦，胀满便溏，身疼痛。

3. 三加藿香正气散（《温病条辨》）

〖方组〗藿香二钱　陈皮二钱　苍术一钱半　厚朴二钱　杏仁二钱　滑石五钱

〖用法〗水煎服。

〖功用〗解表化湿，宣肺健脾。

〖主治〗湿郁中焦，气机不宣，脘腹痞满，微有化热。

4. 四加藿香正气散（《温病条辨》）

〖方组〗藿香_{三钱}　陈皮_{一钱半}　苍术_{三钱}　厚朴_{二钱}　焦山楂_{五钱}　神曲_{二钱}　草果_{一钱}

〖用法〗水煎服。

〖功用〗解表化湿，健脾和胃。

〖主治〗湿邪阻滞气分，胸闷食少，苔白腻。

5. 五加藿香正气散（《温病条辨》）

〖方组〗藿香_{一钱}　陈皮_{一钱半}　茯苓_{三钱}　厚朴_{二钱}　腹皮_{一钱半}　苍术_{三钱}　麦芽_{一钱}

〖用法〗水煎服。

〖功用〗解表化湿，健脾止泻。

〖主治〗中焦湿盛，胀闷便泄。

（按）上述五方均在藿香正气散基础上针对不同的湿邪状态而灵活变化组方。

6. 半夏藿香汤（《瘟疫论》）

〖方组〗藿香　陈皮　茯苓　白术　干姜　甘草　生姜

〖用法〗水煎服。

〖功用〗辟浊化湿，健脾和胃。

〖主治〗瘟疫下后，胃气虚寒，呕吐转筋，进食泛酸。

7. 六和汤（《太平惠民和剂局方》）

〖方组〗缩砂仁_{半夏汤洗,七次}　杏仁_{去皮尖}　人参_{去芦}　甘草_{炙,各一两}　赤茯苓_{去皮}　藿香叶_{去土}
白扁豆_{姜汁略炒}　木瓜_{各二两}　香薷　厚朴_{姜汁制,各四两}

〖用法〗上锉。每服四钱，用水一盏半，加生姜三片，大枣一枚，煎至八分，去滓，不拘时服。（现代用法：水煎服，用量按原方比例酌定。）

〖功用〗祛暑化湿，健脾和胃。

〖主治〗湿伤脾胃，暑湿外袭证。霍乱吐泻，倦怠嗜卧，胸脘痞满，舌苔白滑等。

（按）半夏藿香汤主在健脾和胃，六和汤多用于暑湿证。

第二节　清热祛湿

清热祛湿剂适应证：外感湿热，或湿热内郁，或湿热下注所致的湿温、黄疸、霍乱、热淋、痢疾、泄泻、痿痹等。

一、茵陈蒿汤（《伤寒论》）

【来源】《伤寒论·辨阳明病脉证并治》："伤寒七八日，身黄如橘子色，小便不利，腹微满者，茵陈蒿汤主之。"

【方名】以善能清热利湿退黄的要药茵陈为君药组方，故名茵陈蒿汤。

【组成】茵陈_{六两}　栀子_{十四枚}　大黄_{去皮,二两}

【用法】上三味，以水一斗二升，先煮茵陈，减六升，内二味，煮取三升，去滓，分三服。（现代用法：水煎服。）

【功用】清热，利湿，退黄。

【主治】湿热黄疸。一身面目俱黄，黄色鲜明，发热，无汗或但头汗出，口渴欲饮，恶心呕吐，腹微满，小便短赤，大便不爽或秘结，舌红苔黄腻，脉沉数或滑数有力。

【方证解析】

主证：湿热黄疸证。

症状与病机：一身面目俱黄，色鲜明——湿热熏蒸肝胆，胆汁外溢；腹微满，恶心呕吐，大便不爽或秘结——湿热壅滞中焦，气机受阻；无汗而热，小便不利——湿热不能外泄；口渴——湿热伤津；苔黄腻，脉沉数——湿热内蕴。

治则：清热，利湿，退黄。

方析：君——茵陈，苦寒，苦泄下降，善清热利湿退黄。

臣——栀子，苦寒，清热降火，通利三焦，助茵陈引湿热从小便出。

佐、使——大黄，苦寒，泄热逐瘀，通利大便，导瘀热从大便而解。

三药合用，二便通利，湿热尽去，黄疸自退。

【应用要点】

（1）本方是治疗湿热黄疸的常用方，其证属湿热并重，以一身面目俱黄、黄色鲜明、舌苔黄腻、脉沉数或滑数有力为应用要点。

（2）若湿重于热，可加茯苓、泽泻、猪苓以利水渗湿；热重于湿，可加黄柏、龙胆草以清热祛湿；胁痛明显，可加柴胡、川楝子以疏肝理气。

（3）本方现代常用于急性黄疸型传染性肝炎、胆囊炎、胆石症、钩端螺旋体病等所引起的黄疸证属于湿热内蕴者。

【变方及应用】

1. **栀子柏皮汤**（《伤寒论》）

〖方组〗栀子十五枚　甘草炙，一两　黄柏二两

〖用法〗上三味，以水四升，煮取一升半，去渣，分温再服。

〖功用〗清利湿热。

〖主治〗黄疸，热重于湿证。身热，发黄，心中懊憹，口渴，苔黄，脉滑数。

2. **茵陈四逆散**（《伤寒微旨论》）

〖方组〗甘草二两　茵陈二两　干姜一两半　附子破八片，一枚

〖用法〗水煎服。

〖功用〗温阳通里，利湿退黄。

〖主治〗阴黄。皮肤双目发黄晦暗，皮肤冷，背恶寒，手足不温，身体重沉，神倦食少，口不渴或渴喜热饮，大便稀溏，舌质淡，苔薄白，脉紧细或沉细无力。

3. **茵陈五苓散**（《金匮要略》）

〖方组〗茵陈十分　五苓散五分

〖用法〗上二物和，先食饮，方寸匕，日三服。（现代用法：水煎服。）

〔主治〕黄疸，湿重于热证。全身黄疸，色暗，腹胀，纳差，乏力，小便不利，或浮肿，脉沉或迟，舌淡，苔厚白腻或微黄。

4. 茵陈术附汤（《医学心悟》）

〔方组〕茵陈_一钱_　白术_二钱_　附子_三分_　干姜_五分_　肉桂_三分_　甘草_一钱_

〔用法〕水煎服。

〔功用〕温阳健脾，利湿退黄。

〔主治〕阴黄，寒湿阻滞证。身目俱黄，色晦暗，神倦乏力，纳差食少，口淡不渴，脉沉迟无力。

5. 栀子大黄汤（《金匮要略》）

〔方组〕栀子_十四枚_　大黄_一两_　枳实_五枚_　豆豉_一升_

〔用法〕上四味，以水六升，煮取二升，分温三服。

〔功用〕清热退黄除烦。

〔主治〕酒疸热盛证。身黄，心烦，大便结，小便赤黄。

（按）黄疸病，其主证相同，但病机复杂，湿热之邪为患，但各有侧重，兼虚实不同，有阳黄、阴黄之别。故阳黄用茵陈蒿汤、栀子柏皮汤、栀子大黄汤。湿热俱盛，病在中焦，用茵陈蒿汤；热重于湿，病位偏上，用栀子大黄汤；湿热较轻，用栀子柏皮汤。阴黄，湿重于热，于中焦者，用茵陈五苓散、茵陈术附汤；寒湿均重，用茵陈四逆散。

二、八正散（《太平惠民和剂局方》）

【来源】《太平惠民和剂局方》卷6："治大人、小儿心经邪热，一切蕴毒，口干舌燥，大渴引饮，心忪面热，烦躁不宁，目赤睛痛，唇焦鼻衄，口舌生疮，咽喉肿痛。又治小便赤涩，或癃闭不通及热淋、血淋，并宜服之。"

【方名】以八味药组方，共奏清热泻火、利水通淋之功，故名八正散。

【组成】车前子_一斤_　瞿麦_一斤_　萹蓄_一斤_　滑石_一斤_　山栀子仁_一斤_　甘草_炙，一斤_　木通_一斤_　大黄_面裹煨，去面，切，焙，一斤_

【用法】上为散，每服二钱，水一盏，入灯心（草），煎至七分，去滓，温服，食后临卧。小儿量力少少与之（现代用法：散剂，每服6～10 g，灯心煎汤送服；汤剂，加灯心草，水煎服，用量根据病情酌定）。

【功用】清热泻火，利水通淋。

【主治】湿热淋证。尿频尿急，溺时涩痛，淋沥不畅，尿色浑赤，甚则癃闭不通，小腹急满，口燥咽干，舌苔黄腻，脉滑数。

【方证解析】

主证：湿热淋证。

症状与病机：尿急尿频，溺时涩痛，淋沥不畅，或癃闭不通——湿热下注膀胱，水道不通。尿色浑赤——湿热蕴蒸；小腹急满——湿阻气机；口燥咽干——津液不布；苔黄腻，脉滑数——湿热之证。

治则：清热泻火，利水通淋。

方析：君——滑石，甘寒，清热利湿，利水通淋；木通，苦寒，上清心火，下利湿热。

臣——萹蓄，苦寒，清热利湿；车前子，甘寒，通淋利尿；瞿麦，苦寒，利水通淋；灯心（草），甘淡微寒，清心火，利小便。

佐——山栀子仁，苦寒，清泄三焦热邪；大黄，苦寒，荡涤邪热通腑。

使——甘草，甘温，调和诸药。

全方泻热通闭，利水通淋，组方合理。

【应用要点】

（1）本方是主治湿热淋证的常用方，以尿频尿急、溺时涩痛、舌苔黄腻、脉滑数为应用要点。

（2）本方苦寒清利，凡淋证属湿热下注者均可用之。若属血淋，宜加生地黄、小蓟、白茅根以凉血止血；石淋，可加金钱草、海金沙、石韦等以化石通淋；膏淋，宜加萆薢、菖蒲以分清化浊。

（3）本方现代常用于膀胱炎、尿道炎、急性前列腺炎、泌尿系统结石、肾盂肾炎、术后或产后尿潴留等属于湿热下注者。

【变方及应用】

1. 小蓟饮子（《丹溪心法》）

〖方组〗生地五钱　小蓟五钱　滑石五钱　通草五钱　炒蒲黄五钱　淡竹叶五钱　藕节五钱当归五钱　栀子五钱　甘草五钱

〖用法〗水煎服。

〖功用〗凉血止血，利水通淋

〖主治〗下焦热结，尿血，血淋。

2. 五淋散（《太平惠民和剂局方》）

〖方组〗赤茯苓六两　当归去芦,五两　甘草生用,五两　赤芍去芦,二十两　山栀仁二十两

〖用法〗上为细末，每服二钱，水一盏，煎至八分，空心食前服。（现代用法：水煎服，用量据病情而酌定。）

〖功用〗清热凉血，利水通淋。

〖主治〗湿热血淋，尿如豆汁，溺时涩痛，或溲如砂石，脐腹急痛。

（按）八正散、小蓟饮子、五淋散均有利水通淋的功效，治疗湿热淋证。八正散偏于治疗湿热淋，意在清热通淋；小蓟饮子、五淋散均能治疗血淋，小蓟饮子凉血通淋止血，而五淋散重在凉血通淋。

三、三仁汤（《温病条辨》）

【来源】《温病条辨》卷一："头痛恶寒，身重疼痛，舌白不渴，脉弦细而濡，面色淡黄，胸闷不饥，午后身热，状若阴虚，病难速已，名曰湿温。汗之则神昏耳聋，甚则目瞑不欲言，下之则洞泄，润之则病深不解，长夏深秋冬日同法，三仁汤主之。"

【方名】湿温伤人，治宜宣畅气机、清热利湿，以杏仁、白蔻仁、生薏苡仁三药为君组方，以解湿温，故名三仁汤。

【方组】杏仁_{五钱}　飞滑石_{六钱}　白通草_{二钱}　白蔻仁_{二钱}　竹叶_{二钱}　厚朴_{二钱}
生薏苡仁_{六钱}　半夏_{五钱}

【用法】甘澜水八碗，煮取三碗，每服一碗，日三服。（现代用法：水煎服。）

【功用】宣畅气机，清利湿热。

【主治】湿温初起及暑温夹湿之湿重于热证。头痛恶寒，身重疼痛，肢体倦怠，面色淡黄，胸闷不饥，午后身热，苔白不渴，脉弦细而濡。

【方证解析】

主证：湿温初起，暑温夹湿，湿重于热证。

症状与病机：头痛恶寒——三阳为湿邪阻遏；身重疼痛，肢体倦怠——湿困清阳之故；胸闷不舒——湿阻气机不畅，脾失健运；午后身热——湿为阴邪，阳气为阴邪所困；苔白不渴，脉弦细而濡——湿邪为患之象。

治则：宣畅气机，清利湿热。

方析：君——杏仁，苦温，宣利上焦肺气以化湿；白蔻仁，辛温，行气宽中，宣畅中焦之脾气；生薏苡仁，甘凉，健脾利湿，使湿有出路。

臣——飞滑石，甘寒，甘寒利湿，助君药利湿清热；白通草，甘淡，利湿清热；竹叶，甘淡，导热下行。

佐——半夏，辛温，健脾燥湿。

使——厚朴，苦温，理气除满。

全方宣上、畅中、渗下，三焦分消湿邪。

【应用要点】

（1）本方主治属湿温初起、湿重于热之证，以头痛恶寒、身重疼痛、午后身热、苔白不渴为应用要点。

（2）若湿温初起，卫分症状较明显，可加藿香、香薷以解表化湿；若寒热往来，可加柴胡、黄芩、半夏以和解少阳。

（3）本方现代常用于肠伤寒、胃肠炎、肾盂肾炎、布鲁氏菌病、肾小球肾炎及关节炎等属于湿重于热者。

（4）舌苔黄腻、热重于湿者不宜使用。

【变方及应用】

1. 藿朴夏苓汤（《感证辑要》引《医原》）

〖方组〗藿香_{二钱}　半夏_{一钱半}　赤苓_{三钱}　杏仁_{三钱}　生苡仁_{四钱}　白蔻仁_{一钱}　通草_{一钱}
猪苓_{三钱}　淡豆豉_{三钱}　泽泻_{一钱半}　厚朴_{一钱}

〖用法〗水煎服。

〖功用〗解表化湿。

〖主治〗湿温初起。发热恶寒，肢体倦怠，胸闷口腻，舌苔薄白，脉濡缓。

2. 黄芩滑石汤（《温病条辨》）

〖方组〗黄芩_{三钱}　滑石_{三钱}　茯苓皮_{三钱}　大腹皮_{二钱}　白蔻仁_{一钱}　通草_{一钱}　猪苓_{三钱}

〖用法〗水煎服。

〖功用〗清热利湿。

〖主治〗湿温邪在中焦。发热身痛，汗出热解，继而复热，渴不多饮，或不渴，舌苔淡黄而滑，脉缓。

（按）三仁汤、藿朴夏苓汤、黄芩滑石汤均为清热祛湿剂，是治疗湿温的常用方。三仁汤化气利湿，祛湿清热，主治湿温初起、湿重热轻；藿朴夏苓汤主治湿温初起兼有表证；黄芩滑石汤清热利湿并用，主治湿温之邪在中焦、湿热并重。

四、甘露消毒丹（《医效秘传》）

【来源】《医效秘传》卷1："时毒疠气……邪从口鼻皮毛而入，病从湿化者，发热目黄，胸满，丹疹，泄泻，其舌或淡白，或舌心干焦，湿邪犹在气分者，用甘露消毒丹治之。"

【方名】本方主治湿温时疫、湿热交蒸之证，利湿化浊、清热解毒，犹如甘露能清湿热交蒸而解毒热，故名甘露消毒丹。

【方组】飞滑石_{十五两} 淡黄芩_{十两} 绵茵陈_{十一两} 石菖蒲_{六两} 川贝母_{五两} 木通_{五两} 藿香_{四两} 连翘_{四两} 白蔻仁_{四两} 薄荷_{四两} 射干_{四两}

【用法】生晒研末，每服三钱，开水调下，或神曲糊丸，如弹子大，开水化服亦可（现代用法：散剂，每服6～9 g；丸剂，每服9～12 g；汤剂，水煎服，用量按原方比例酌定。）

【功用】利湿化浊，清热解毒。

【主治】湿温时疫、邪在气分、湿热并重证。发热倦怠，胸闷腹胀，肢酸咽痛，身目发黄，颐肿口渴，小便短赤，泄泻淋浊，舌苔白或厚腻或干黄，脉濡数或滑数。

【方证解析】

主证：湿热时疫，邪在气分，湿热并重证。

症状与病机：发热、肢酸、倦怠——湿热交蒸；身目发黄——湿热熏蒸肝胆；胸闷腹胀——湿阻中焦；口渴，咽颐肿痛——热毒上壅；小便短赤，泄浊或腹泻——湿热下注；苔白或干黄，脉濡或滑——湿热稽留之象。

治则：利湿化浊，清热解表。

方析：君——飞滑石，甘寒，清热利水；绵茵陈，苦寒，祛湿退黄；淡黄芩，苦寒，燥湿泻火。

臣——石菖蒲，辛苦温，行气化湿；藿香，辛微温，悦脾和中；白蔻仁，辛温，化湿温中以行气；木通，苦寒，清热利湿通淋。

佐——连翘，苦寒，清热解毒以消肿；川贝母，苦寒，散结以消肿；射干，苦寒，清热解毒以利咽。

使——薄荷，辛凉，疏散风热兼醒脾。

全方利湿清热兼顾，行气化湿，清咽解毒，组方合理。

【应用要点】

（1）本方治疗湿温时疫、湿热并重之证，为夏令暑湿季节的常用方，故王士雄誉之为"治湿温时疫之主方"，以身热肢酸、口渴尿赤、或咽痛身黄、舌苔白腻或微黄为应用要点。

（2）若黄疸明显，宜加栀子、大黄清泄湿热；咽颐肿甚，可加山豆根、板蓝根等以解毒消肿利咽。

（3）本方现代常用于肠伤寒、急性胃肠炎、黄疸型传染性肝炎、钩端螺旋体病、胆囊炎等属于湿热并重证者。

（4）若湿热入营、谵语舌绛者，不宜使用。

（按）本方与三仁汤均为清热利湿之剂，治疗湿热留滞气分之证。三仁汤配伍滑石、通草、竹叶三焦分消，重在祛湿，宣畅气机，故用于湿多热少、气机阻滞之湿温初起或暑温夹湿证；本方重用滑石、茵陈、黄芩，配伍悦脾和中、清热解毒之品，清热利湿并重，兼可化浊解毒，故用于湿热并重、疫毒上攻之证。

五、二妙散（《丹溪心法》）

【来源】《丹溪心法》卷4："治筋骨疼痛因湿热者。有气加气药，血虚者加补药，痛甚者加生姜汁，热辣服之。"

【方名】以苍术、黄柏二药组方，清热燥湿功能奇妙，故名二妙散。

【方组】黄柏_炒 苍术_{米泔水浸，炒}

【用法】上二味为末，沸汤，入姜汁调服。（现代用法：为散剂，各等分，每次服3～5 g，或为丸剂；亦可作汤剂，水煎服。）

【功用】清热燥湿。

【主治】湿热下注证。筋骨疼痛，或两足痿软，或足膝红肿疼痛，或湿热带下，或下部湿疮、湿疹，小便短赤，舌苔黄腻者。

【方证解析】

主证：湿热下注证。

症状与病机：两足痿软无力——湿热下注，流于下肢使筋脉弛缓；筋骨疼痛，足膝红肿——湿热痹阻经脉；带下黄秽，或下部湿疹，小便黄赤——湿热下注，带脉及前阴。

治则：清热燥湿。

方析：君——黄柏，苦寒，燥湿清热，善于清下焦湿热。

臣——苍术，辛苦温燥，健脾燥湿。

佐——姜汁，辛温，以助君臣药力。

二药相伍，清热燥湿，标本兼顾，相得益彰。

【应用要点】

（1）本方是治疗湿热下注所致痿、痹、脚气、带下、湿疮等病证的基础方，其清热燥湿之力较强，宜于湿热俱重之证，以足膝肿痛、小便短赤、舌苔黄腻为应用要点。

（2）运用本方宜根据病证不同适当加减：湿热痿证，可加豨莶草、木瓜、草薢等祛湿热、强筋骨；湿热脚气，宜加薏苡仁、木瓜、槟榔等渗湿降浊；下部湿疮、湿疹，可加赤小豆、土茯苓等清湿热、解疮毒。

（3）本方现代常用于风湿性关节炎、阴囊湿疹、阴道炎等属于湿热下注者。

【变方及应用】

1. 三妙丸（《医学正传》）

〖方组〗黄柏_{切片酒拌,略炒,四两}　苍术_{米泔水浸一二宿,切片,烘干,六两}　川牛膝_{去芦,二两}

〖用法〗上为细末，面糊为丸，如梧桐子大，每服5～10丸，空腹，姜盐汤送下。忌鱼腥、荞麦、煎炒等物。

〖功用〗清热燥湿。

〖主治〗湿热下注之痿痹。两足麻木肿痛，或如火烙之热，痿软无力。

2. 四妙丸（《成方便读》）

【方药】黄柏　苍术　川牛膝　生苡仁_{各八两}

〖用法〗为末，水泛为丸，每服6～9g，温开水送服。

〖功用〗清热利湿，舒筋壮骨。

〖主治〗湿热痿痹证。双足麻木，痿软，红肿。

（按）二妙散、三妙丸、四妙丸，处方原则基本接近，均为基础方，现代常用于下焦湿热痹阻证，根据病人情况加减变化。

第三节　利水渗湿

利水渗湿剂适应证：水湿壅盛所致的水肿、泄泻等。

一、五苓散（《伤寒论》）

【来源】《伤寒论·辨太阳病脉证并治》："太阳病，发汗后，大汗出，胃中干，烦躁不得眠，欲得饮水者，少少与饮之，令胃气和则愈。若脉浮，小便不利，微热消渴者，五苓散主之。"

【方名】以五味药组方，其中有茯苓、猪苓，为散剂，白饮送服，故名五苓散。

【方组】猪苓_{去皮,十八铢}　泽泻_{一两六铢}　白术_{十八铢}　茯苓_{十八铢}　桂枝_{去皮,半两}

【用法】捣为散，以白饮和服方寸匕，日三服，多饮暖水，汗出愈，如法将息。（现代用法：散剂，每服6～10g；汤剂，水煎服，多饮热水，取微汗，用量按原方比例酌定。）

【功用】利水渗湿，温阳化气。

【主治】膀胱气化不利之蓄水证。小便不利，头痛微热，烦渴欲饮，甚则水入即吐；或脐下动悸，吐涎沫而头目眩晕，或短气而咳，或水肿，泄泻，舌苔白，脉浮或浮数。

【方证解析】

主证：水湿内停，气化不利证。

症状与病机：头痛微热——太阳表邪未解；小便不利——膀胱气化失司；口渴欲饮——津液不能上承；水入即吐——水不传输即逆；水肿——水湿内蕴，泛溢肌肤；泄泻——水停肠胃，下注大肠；霍乱吐泻——升降失司；脐下动悸——水停下焦，水气内动；吐涎沫，头眩——水气上犯，阻遏清阳；短气，咳嗽——水饮凌肺，肺失宣肃。

治则：利水化湿，温阳化气。

方析：君——泽泻，甘淡寒，直达肾与膀胱，利水渗湿。

　　　臣——茯苓，甘平，健脾利水；猪苓，甘平，渗湿消肿。

　　　佐——白术，甘苦温，健脾助运，以佐茯苓利水渗湿。

　　　使——桂枝，辛温，温阳化气，以助利水，解表散邪。

　　　诸药相伍，甘淡渗湿，温阳化气，配伍巧妙，卓有良效，应用广泛。

【应用要点】

（1）本方主治病证虽多，但病机均为水湿内停、膀胱气化失司所致，凡水液代谢失常者即可使用，以小便不利、舌苔白、脉浮或浮数为应用要点。

（2）若水肿兼有表证，可与越婢汤合用；水湿壅盛，可与五皮散合用；泄泻偏于热，须去桂枝，可加车前子、木通以利水清热；脾虚，可加黄芪、山药。

（3）本方现代常用于急慢性肾炎、水肿、肝硬化腹水、心源性水肿、急性肠炎、尿潴留、脑积水等属于水湿内停者。

【变方及应用】

1. **四苓散**（《丹溪心法》）

〔方组〕白术_一两半_　茯苓_一两半_　猪苓_一两半_　泽泻_二两半_

〔用法〕四味共细末，每服12 g，水煎服。

〔功用〕健脾利湿。

〔主治〕脾胃虚弱、水湿内停证。大便溏泄，小便短赤。

2. **胃苓汤**（《世医得效方》）

〔方组〕五苓散　平胃散

〔用法〕上二药合和，苏子、乌梅煎汤送下。未效，加木香、砂仁、丁香、白术煎服。

〔功用〕祛湿和胃，行气利水。

〔主治〕夏秋之间脾胃伤冷，水谷不分，泄泻如水，以及水肿、腹胀、小便不利者。

3. **茯苓饮**（《外台秘要》）

〔方组〕茯苓_三两_　白术_二两_　橘皮_一两_　人参_二两_　枳实_二两_　生姜_四两_

〔用法〕水煎服。

〔功用〕健脾利湿。

〔主治〕胃有停饮蓄水证。呕吐，胸闷不能食。

4. **春泽汤**（《医方集解》）

〔方组〕茯苓　猪苓　泽泻　白术　桂枝　人参（剂量酌定）

〖用法〗水煎服。

〖功用〗健脾利湿。

〖主治〗伏暑及气虚伤湿证。口渴而小便不利。

5. 加味四苓汤（《寿世保元》）

〖方组〗茯苓　猪苓　泽泻　白术　木通　栀子　白芍　黄芩　甘草（剂量酌定）

〖用法〗水煎服。

〖功用〗健脾利湿，清利湿热。

〖主治〗湿热泄泻证。肠鸣、腹泻、腹痛、肛门灼热，口渴喜饮，小便赤涩。

6. 五苓佛手散

〖方组〗茯苓　猪苓　白术　泽泻　桂枝　当归　川芎（剂量酌定）

〖用法〗水煎服。

〖功用〗健脾养血，利水通淋。

〖主治〗产后小便不通，尿潴留。

（按）上列六方均是在五苓散基础上依据健脾利湿的原则，根据不同的病证、病机加减变化而成，用于调节人体水液代谢失常。

二、猪苓汤（《伤寒论》）

【来源】《伤寒论·辨阳明病脉证并治》："若脉浮，发热，渴欲饮水，小便不利者，猪苓汤主之。"

【方名】以淡渗利湿之猪苓为君药，以治水热互结证，故名猪苓汤。

【方组】猪苓_{去皮，一两}　茯苓_{一两}　泽泻_{一两}　阿胶_{一两}　滑石_{碎，一两}

【用法】以水四升，先煮四味，取二升，去渣，内阿胶烊化，温服七合，日三服。（现代用法：水煎服，阿胶烊化。）

【功用】利水，养阴，清热。

【主治】水热互结证。小便不利，发热，口渴欲饮，或心烦不寐，或兼有咳嗽，呕恶，下利，舌红苔白或微黄，脉细数。又治血淋，小便涩痛，点滴难出，小腹满痛者。

【方证解析】

主证：水热互结证。

症状与病机：小便不利，发热，口渴欲饮——热入里化热，与水热相搏互结，气化不利，热灼伤津；心烦不寐——热内扰心神；咳嗽——水气上迫于肺；呕恶——水逆于胃；下利——水湿下注于大肠；脉细数，舌红，苔白——阴虚内热之象。

治则：利水清热，养阴。

方析：君——猪苓，甘平，入肾与膀胱经，专以淡渗利水。

臣——泽泻，甘淡寒，直达肾与膀胱，利水渗湿；茯苓，甘平，健脾利水以助君力。

佐、使——滑石，甘寒，利水清热；阿胶，甘平，滋阴润燥，以养阴血。

五药合方，利水渗湿，清热养阴，利水而不伤阴，滋阴而不碍湿。

【应用要点】

（1）本方主治水热互结而兼阴虚证，以小便不利、口渴、身热、舌红、脉细数为应用要点。

（2）本方常用于热淋、血淋、尿血。热甚，加栀子；尿血重，加白茅根、大蓟、小蓟。

（3）本方现代常用于泌尿系统感染、肾炎、膀胱、产后尿潴留属于水热互结兼阴虚证者。

（4）内热盛者不宜使用。

三、防己黄芪汤（《金匮要略》）

【来源】《金匮要略·痉湿暍病脉证并治》："风湿，脉浮身重，汗出恶风者，防己黄芪汤主之。"

【方名】本方主治表虚不固之风水证，以益气固表之黄芪、祛风行水之防己为君药组方，故名防己黄芪汤。

【组成】防己一两　　黄芪一两一分　甘草半两炒　白术七钱半

【用法】上锉麻豆大，每服五钱匕（15 g），生姜四片，大枣一枚，水盏半，煎八分，去滓温服，良久再服，服后当如虫行皮中，以腰以下如冰，后坐被中，又以一被绕腰以下，温令微汗，瘥。（现代用法：作汤剂，加生姜、大枣，水煎服，用量按原方比例酌定。）

【功用】益气祛风，健脾利水。

【主治】表虚不固之风水或风湿证。汗出恶风，身重微肿，或肢节疼痛，小便不利，舌淡苔白，脉浮。

【方证解析】

主证：表虚不固之风水，风湿证。

症状与病机：恶风——卫气虚不能卫外；汗出——卫气虚阴液外泄；身体重着，或有浮肿——水湿郁于肌腠；肢节疼痛——风湿郁于肢体；脉浮，舌淡，苔白——风邪在表之象。

治则：益气祛风，健脾利水。

方析：君——防己，苦寒，祛风行水；黄芪，甘温，益气固表。

臣——白术，甘温，健脾祛湿，以助君益气健脾燥湿。

佐——生姜，辛温，温中散水消肿；大枣，甘平，和中健脾。

使——甘草，甘平，调和诸药。

诸药配伍，祛风，健脾，除湿并用，扶正祛邪兼顾，组方严谨。

【应用要点】

（1）本方是治疗风湿、风水属表虚证的常用方，以汗出恶风、小便不利、苔白脉浮为应用要点。

（2）若兼喘，加麻黄以宣肺平喘；腹痛肝脾不和，加芍药以柔肝理脾；冲气上逆，加桂枝以平冲降逆；水湿偏盛、腰膝肿，加茯苓、泽泻以利水退肿。

（3）本方现代适用于慢性肾小球肾炎、心源性水肿、风湿性关节炎等属于风水、风湿而兼表虚证者。

（4）若水湿壅盛肿甚者不宜使用。

（按）五苓散、猪苓汤、防己黄芪汤三方均为利水渗湿剂。五苓散温阳化气利水，主治膀胱气化不利之蓄水证；猪苓汤利水清热养阴，主治水热互结、伤津阴虚证；防己黄芪汤益气祛风、健脾利水，主治风水、风湿兼气虚证。

四、五皮散（《华氏中藏经》）

【来源】《华氏中藏经》附录："男子妇人脾胃停滞，头面四肢悉肿，心腹胀满，上气促急，胸膈烦闷，痰涎上壅，饮食不下，行步气奔，状如水病。"

【方名】以五种皮类药组方，故名五皮散。

【方组】生姜皮　桑白皮　陈橘皮　大腹皮　茯苓皮各等分

【用法】上为粗末，每服三钱，水一盏半，煎至八分，去渣，不拘时候温服，忌生冷油腻硬物。（现代用法：水煎服，剂量酌定。）

【主治】脾虚湿盛、气滞水泛之皮水证。一身悉肿，肢体沉重，心腹胀满，上气喘急，小便不利，以及妊娠水肿，苔白腻，脉沉缓。

【方证解析】

主证：脾虚湿盛，气滞水泛皮水证。

症状与病机：一身悉肿——水湿泛溢；肢体沉重——湿困阳气；心腹胀满——湿阻气机；上气喘急——肺失宣肃；苔白腻，脉缓——脾虚湿阻。

治则：健脾理气，利水消肿。

方析：君——茯苓皮，甘淡性平，专利水湿。

　　　臣——大腹皮，辛微温，行气消肿，兼利水湿；陈橘皮，苦温，理气和胃化湿。

　　　佐——生姜皮，辛温，温中健脾利湿。

　　　使——桑白皮，甘寒，通降肺气，泻肺利水。

　　　五药皆用皮，取其善行皮间水气之功，宣肺健脾，气行水行，利水消肿，组方合理。

【应用要点】

（1）本方是治疗皮水的常用方，以一身悉肿、小便不利、心腹胀满、脉缓、苔白为应用要点。

（2）本方现代常用于肾炎水肿、心源性水肿、妊娠水肿属于脾虚湿盛者。

（3）偏寒，可加附子、干姜；偏热，可加滑石、木通、车前子；妊娠水肿，可加白术、砂仁。

【变方及应用】

1. 五皮散（《太平惠民和剂局方》）

〖方组〗生姜皮　大腹皮　茯苓皮　五加皮　地骨皮（剂量酌定）

〔用法〕水煎服。

〔功用〕健脾理气，利水消肿。

〔主治〕脾虚湿盛证之皮水。

2. 五皮饮（《麻科活人全书》）

〔方组〕生姜皮　大腹皮　赤苓皮　陈皮　五加皮（剂量酌定）

〔用法〕水煎服。

〔功用〕健脾理气，利水消肿。

〔主治〕脾虚湿盛证之皮水。

3. 全生白术散（《妇人良方》）

〔方组〕生姜皮_{五钱}　大腹皮_{五钱}　茯苓皮_{五钱}　陈皮_{五钱}　白术_{一两}

〔功用〕健脾理气，利水消肿。

〔主治〕妊娠面目虚浮，四肢浮肿。

4. 茯苓皮饮（《温病条辨》）

〔方组〕大腹皮　茯苓皮　猪苓　苡仁　通草　竹叶（剂量酌定）

〔用法〕水煎服。

〔功用〕健脾利水。

〔主治〕湿热弥漫三焦，头胀呃逆，渴不多饮，身体沉重，小便不利。

5. 茯苓导水饮（《证治准绳》）

〔方组〕桑皮　陈皮　大腹皮　赤茯苓　白术　麦冬　泽泻　苏叶　木瓜　砂仁　槟榔　灯心草（剂量酌定）

〔用法〕水煎服。

〔主治〕内停水湿，外感风邪，小便不利，遍身浮肿，喘息。

（按）上述五方与五皮散的立法原则、配伍组方基本相同。五皮散利水力为小，而有补肾之功；五皮饮重在利水；全生白术散安胎以利水；茯苓皮饮利水兼能清热；茯苓导水饮组方复杂，可解表，利水之力更强。

第四节　温化寒湿

温化寒湿剂适应证：寒湿痰饮水肿。

一、苓桂术甘汤（《金匮要略》）

【来源】《伤寒论·太阳病脉论并治》："伤寒若吐、若下后，下心硬满，气上冲胸，起则头眩，脉沉紧，发汗则动经，身为振振摇者，茯苓白术桂枝甘草汤主之。"《金匮要略·痰饮咳嗽病脉并治》："夫短气有微饮，当从小便去之，苓桂术甘汤主之，肾气丸亦主之。"

【方名】以茯苓、桂枝、白术、甘草四药组方，故命苓桂术甘汤。

【方组】茯苓_{四两} 桂枝_{去皮,三两} 白术_{二两} 甘草_{炙,二两}

【用法】上四味，以水六升，煮取三升，去滓，分温三服。（现代用法：水煎服。）

【功用】温阳化饮，健脾利湿。

【主治】中阳不足之痰饮。胸胁支满，目眩心悸，短气而咳，舌苔白滑，脉弦滑或沉紧。

【方证解析】

主证：中阳素虚，脾失健运，气化不利，水湿内停证。

症状与病机：痰饮——中阳素虚，脾失健运，气不化水，水湿内停；胸胁支满——水饮停于胸胁；头目眩晕——水湿中阻，清阳不升；心悸气短——水气凌心；咳嗽——水饮所致，肺失宣降；舌苔白滑，脉弦滑或沉紧——痰饮内停之象。

治则：温阳化饮，健脾利湿。

方析：君——茯苓，甘平，重用，甘淡善健脾利湿，以利水化饮。

臣——桂枝，辛甘温，温阳化气，平冲降逆。

佐——白术，甘苦温，健脾燥湿。

使——炙甘草，甘温，调和诸药。

炙甘草、桂枝辛甘化阳；茯苓、白术健脾利水。四药皆入中焦脾胃，标本兼顾，配伍合理。

【应用要点】

（1）本方是治疗中阳不足痰饮病的代表方，以胸胁支满、目眩心悸、舌苔白滑为应用要点。

（2）咳嗽痰多，加半夏、陈皮以燥湿化痰；心下痞或腹中有水声，可加枳实、生姜以消痰散水。

（3）本方现代常用于慢性支气管炎、支气管哮喘、心源性水肿、冠心病、风湿性心脏病、肺心病、心肌病、慢性肾小球肾炎水肿、梅尼埃病、神经官能症等属于水饮停于中焦者。

（4）饮邪化热、咳痰黏稠者不宜使用。

二、真武汤（《伤寒论》）

【来源】《伤寒论·辨太阳病脉证并治》："太阳病发汗，汗出不解，其人仍发热心下悸，头眩，身𥆧动，振振欲擗地者，真武汤主之。"《伤寒论·辨少阴病脉证并治》："少阴病，二三日不已，至四五日，腹痛，小便不利，四肢沉重疼痛，自下利者，此为有水气。气人或咳，或小便利，或下利，或呕者，真武汤主之。"

【方名】《素问·阴阳应象大论》："北方生寒，寒生水，咸生肾……其在天为寒，在地为水，在体为骨。"古人认为北方之水由真武大帝所管。本方温阳利水，以制水湿泛滥，犹如真武大帝，故名真武汤。

【方组】茯苓_{三两} 芍药_{三两} 白术_{二两} 生姜_{切,三两} 附子_{炮,去皮,破八片,一枚}

【用法】以水八升，煮取三升，去滓，温服七合，日三服。（现代用法：水煎服。）

【功用】温阳利水。

【主治】阳虚水泛证。畏寒肢厥，小便不利，心下悸动不宁，头目眩晕，身体筋肉瞤动，站立不稳，四肢沉重疼痛，浮肿，腰以下为甚，或腹痛、泄泻，或咳喘呕逆，舌质淡胖、边有齿痕，舌苔白滑，脉沉细。

【方证解析】

主证：脾肾阳虚，水湿泛逆证。

症状与病机：畏寒肢冷——肾阳虚损；小便不利——阳虚水停；肢体浮肿，沉重疼痛——水湿泛滥；腹痛下利——水湿下注；咳嗽或呃逆——水湿上逆肺胃；心悸——水气凌心；头眩——湿阻清阳不升；筋肉瞤动——阳失温煦；舌淡苔白，脉沉——脾肾阳虚。

治则：温阳利水。

方析：君——附子，辛甘大热，温肾助阳，化气行水，兼暖脾土。

　　　臣——茯苓，甘平，健脾渗湿，消肿宁心；白术，甘苦温，健脾燥湿，补气要药。

　　　佐——生姜，辛温，助君散寒，助臣以宣散水湿。

　　　使——芍药，酸寒，制附子之燥热，缓肝以止痛，敛阴以舒筋。

　　　五药共用，温脾肾以助阳气，利小便以祛水邪。

【应用要点】

（1）本方是温阳利水的基础方，以小便不利、肢体沉重或浮肿、舌质淡胖、苔白脉沉为应用要点。

（2）若水寒射肺而咳，加干姜、细辛温肺化饮，加五味子敛肺止咳；阴盛阳衰而下利甚，去芍药之阴柔，加干姜以助温里散寒；水寒犯胃而呕，加重生姜用量以和胃降逆，加吴茱萸、半夏以助温胃止呕。

（3）本方常用于慢性肾小球肾炎、心源性水肿、甲状腺功能低下、慢性支气管炎、慢性肠炎、肠结核等属于脾肾阳虚、水湿内停者。

三、实脾散（《重订严氏济生方》）

【来源】《重订严氏济生方·水肿门》："阴水为病，脉来沉迟，色多清白，不烦不渴，小便涩少而清，大腑多泄，此阴水也，则宜用温暖之剂，如实脾散、复元丹是也。"

【方名】本方以温肾健脾之法组方，治疗脾肾阳虚水肿，使脾土旺而制阴水，故名实脾饮。

【方组】厚朴_{去皮，姜制炒，一两}　白术_{一两}　木瓜_{去瓤，一两}　木香_{不见火，一两}　草果仁_{一两}　大腹子_{一两}　附子_{炮，去皮脐，一两}　白茯苓_{去皮，一两}　干姜_{炮，一两}　甘草_{炙，半两}

【用法】上咬咀，每服四钱，水一盏半，生姜五片，大枣一枚，煎至七分，去滓，温服，不拘时服。（现代用法：加生姜、大枣，水煎服，用量按原方比例酌减。）

【功用】温阳健脾，行气利水。

【主治】脾肾阳虚、水气内停之阴水。身半以下肿甚，手足不温，口中不渴，胸腹胀满，大便溏薄，舌苔白腻，脉沉弦而迟者。

【方证解析】

主证：脾肾阳虚，水湿内停阴水证。

症状与病机：肢体浮肿——水湿内停，泛滥肌肤；身半以下肿甚——水湿下行之故；手足不温——脾肾阳虚，失于温煦；胸腹胀满——水湿内停，气机不畅；便溏——脾失健运；脉沉弦而迟，苔白腻——阳虚水停之象。

治则：温阳健脾，行气利水。

方析：君——附子，辛热，善温肾阳，化气行水；干姜，辛热，助脾阳化气行水。姜附同用抑阴扶阳。

　　　　臣——白茯苓，甘平，健脾渗湿，使邪从小便而出；白术，甘苦温，健脾燥湿。

　　　　佐——厚朴，苦辛温，行气导滞，理气化湿；木香，辛温，醒脾健脾，行气以止胀；大腹子（槟榔），辛温，行气宽中，利水消肿；草果仁，辛温，燥湿温中，除胀；木瓜，酸温，化湿以和胃。

　　　　使——生姜，辛温，温中健脾；大枣，甘温，甘温健脾；炙甘草，甘温，调和诸药。

　　　　诸药相伍，脾肾同治，寓行气于温利之中，令气行则湿化。

【应用要点】

（1）本方是治疗脾肾阳虚水肿的常用方，以身半以下肿甚、胸腹胀满、舌淡苔腻、脉沉迟为应用要点。

（2）若气短乏力、倦惰懒言，可加黄芪补气以助行水；小便不利、水肿甚，可加猪苓、泽泻以增利水消肿之功；大便秘结，可加牵牛子以通利二便。

（3）本方现代常用于慢性肾小球肾炎、心源性水肿、肝硬化腹水等属于脾肾阳虚气滞者。

（4）若属阳水者不宜使用。

（按）真武汤与实脾散均治阳虚水肿，具温补脾肾、利水渗湿之功。前者以附子为君药，不用干姜，故偏于温肾，温阳利水之中又佐以芍药敛阴柔筋，缓急止痛，故其主治阳虚水肿见腹痛下利、四肢沉重疼痛等；实脾散以附子、干姜共为君药，故温脾之力胜于真武汤，且佐入木香、厚朴、槟榔、草果仁等行气导滞之品，主治阳虚水肿兼有胸腹胀满等气滞者。

四、萆薢分清散（萆薢分清饮）（《杨氏家藏方》）

【来源】《杨氏家藏方》卷9："治真元不足，下焦虚寒，小便白浊，频数无度，漩白如油，光彩不定，漩脚澄下，凝如膏糊，或小便频数，虽不白浊。"

【方名】以萆薢为君药组方，主治小便清浊不分，故名萆薢分清散。

【方组】益智　川萆薢　石菖蒲　乌药_{各等分}

【用法】上为细末，每服三钱，水一盏半，入盐一捻，同煎至七分，食前温服。

（现代用法：水煎服，加入食盐少许。）

【功用】温肾利湿，分清化浊。

【主治】下焦虚寒之膏淋、白浊。小便频数，浑浊不清，白如米泔，凝如膏糊，舌淡苔白，脉沉。

【方证解析】

主证：下焦虚寒之膏淋、白浊证。

症状与病机：小便频数——下焦虚寒，肾失封藏；尿浊如米泔或如膏脂——气化不利，膀胱失约；舌淡，苔白，脉沉——肾虚之象。

治则：温肾利湿，分清化浊。

方析：君——川萆薢，苦平，利湿分清化浊之要药。

臣——石菖蒲，辛温，助君药以化湿浊。

佐——益智，辛温，温脾肾以缩泉止遗；乌药，辛温，温肾散寒以除膀胱之寒。

使——盐，咸，以引药入肾。

全方利湿化浊治其标，温暖下元以固其本。

【应用要点】

（1）本方是主治下焦虚寒淋浊的常用方，以小便浑浊频数、舌淡苔白、脉沉为应用要点。

（2）若兼虚寒腹痛，可加肉桂、盐茴香以温中祛寒；久病气虚，可加黄芪、白术以益气祛湿。

（3）本方现代常用于乳糜尿、慢性前列腺炎、慢性肾盂肾炎、慢性肾炎、慢性盆腔炎等属于下焦虚寒、湿浊不化者。

（4）湿热白浊者不宜使用。

【变方及应用】

萆薢分清饮（《医学心悟》）

〖方组〗川萆薢_二钱　黄柏_炒黄,三分　石菖蒲_三分　茯苓_一钱　白术_一钱　莲子心_七分

丹参_一钱五分　车前子_一钱五分

〖用法〗水煎服。

〖功用〗清热利湿，分清化浊。

〖主治〗湿热白浊。小便混浊，尿有余沥，舌苔黄腻。

（按）《杨氏家藏方》《医学心悟》的两个萆薢分清饮均用萆薢、石菖蒲，利湿分清化浊。但前者配益智仁、乌药，温暖下元，主治虚寒白浊；而后者配黄柏、车前子其性偏凉，清热利湿，主治湿热白浊。

第五节　祛风胜湿

祛风胜湿剂适应证：风湿在表，或风寒湿痹。

独活寄生汤（《备急千金要方》）

【来源】《备急千金要方》卷 8："治腰背痛，独活寄生汤。头腰背痛者，皆犹肾气虚弱，卧冷湿热当风所得也。不时速治，喜流入脚膝，为偏枯，冷痹缓弱疼痛，或腰痛挛脚重痹，宜急服此方。"

【方名】以独活为君药，善治伏风除久痹，配伍桑寄生强肝肾祛风湿，主治痹证日久之证，故名独活寄生汤。

【方组】独活_{三两} 桑寄生_{二两} 杜仲_{二两} 牛膝_{二两} 细辛_{二两} 秦艽_{二两} 茯苓_{二两} 肉桂心_{二两} 防风_{二两} 川芎_{二两} 人参_{二两} 甘草_{二两} 当归_{二两} 芍药_{二两} 干地黄_{二两}

【用法】上㕮咀，以水一斗煎取三升，分三服，温身勿冷服。（现代用法：水煎服，剂量依据病情酌定。）

【功用】祛风湿，止痹痛，益肝肾，补气血。

【主治】痹证日久、肝肾两虚、气血不足证。腰膝疼痛，痿软，肢节屈伸不利，或麻木不仁，畏寒喜温，心悸气短，舌淡苔白，脉细数。

【方证解析】

主证：肝肾两虚，气血不足之痹证。

症状与病机：腰膝疼痛，痿软——风湿寒邪客于肢体关节，气血运行不畅；屈伸不利或麻木不仁——病情日久，累及肝肾，肝主筋，肾主骨，邪客筋骨；心悸气短——久病气血耗伤，致气血双虚；舌淡，苔白，脉细数——气血不足之象。

治则：祛风湿，止痹痛，补肝肾，益气血。

方析：君——独活，辛苦微温，善治伏风，除久痹，极善下行，祛下焦与筋骨间风寒湿邪。

臣——细辛，辛温，善于搜剔阴经之风寒湿邪；防风，辛微温，祛一身之风而胜湿；秦艽，辛苦平，祛风湿，舒筋骨，利关节；肉桂心，辛温，温经散寒，通利血脉。

君臣相伍共祛风寒湿邪。

佐——桑寄生，苦平，补肝肾，强筋骨；杜仲，甘温，补肾强筋；牛膝，苦酸平，补肝肾，强筋骨；当归，苦辛温，补血活血养血；干地黄，甘温，滋阴补血；川芎，辛温，血中气药，行气活血；芍药，酸苦寒，和营养血；人参，甘温，大补元气；茯苓，甘淡，健脾利湿。

使——甘草，甘平，调和诸药。

综观全方，针对痹证日久，肝、肾气血俱虚，以祛风寒湿邪为主，辅以补肝肾，益气血，邪正兼顾，祛邪而不伤正，扶正而不留邪，组方全面合理，为治痹证之良方。

【应用要点】

（1）主治久痹而致肝肾两虚、气血不足证，以腰膝冷痛、肢节屈伸不利、心悸气短、脉细数为应用要点。

（2）本方组方全面，邪正兼顾，临床应用略做调整即可应用。寒邪偏盛、疼痛较剧，加附子、乌梢蛇；湿邪偏盛，减干地黄，加苍术、黄柏；风邪偏盛，加地枫皮（追地风）、豨莶草；关节症状较重，加鸡血藤、海风藤等。

（3）本方现代常用于慢性关节炎、类风湿性关节炎、强直性关节炎、老年退行性骨关节痛、腰肌劳损、小儿麻痹属于风寒湿痹日久、肝肾气血不足者。

（4）一般须服用30～60天及以上。

（5）湿热痹证者不宜使用。

【变方及应用】

三痹汤（《校注妇人良方》）

〖方组〗川续断_一两_　杜仲_一两_　防风_一两_　桂心_一两_　细辛_一两_　秦艽_半两_　川牛膝_半两_　独活_半两_　当归_一两_　白芍_一两_　川芎_半两_　人参_一两_　茯苓_一两_　甘草_一两_

〖用法〗上为末，每服五钱，水二盏，加姜三片、大枣一枚，煎至一盏，去滓热服，不拘时候，腹稍空服之。

〖功用〗益气活血，祛风除湿。

〖主治〗痹证日久耗伤气血证。手足拘挛，或肢节屈伸不利，或麻木不仁，舌淡苔白，脉细或脉涩。

（按）独活寄生汤与三痹汤的立方原则基本相同，方组变化不大，故治疗病证相同，但三痹汤重用了补气血药，扶正之力更强。

〜〜〜〜〜 第十六章 〜〜〜〜〜

祛 痰 剂

凡以祛痰药为主的组方,具有消除痰湿作用,治疗各种痰疾的方剂,称祛痰剂。痰是人体的一种病理产物,有"有形之痰"和"无形之痰",致病原因复杂。痰产生的根本原因在于水液代谢失常。肾为生痰之本,脾为生痰之源,肺为贮痰之器,所以祛痰剂的治法根本在于调理肺、脾、肾三脏的生理功能。

痰致病证常见有咳嗽、喘促、头痛、眩晕、胸痛、呕吐、中风、痰厥、癫狂、惊痫、痰核、瘰疬等。

痰的属性常见有温痰、热痰、燥痰、寒痰、风痰等。所以祛痰剂有燥湿化痰、清热化痰、润燥化痰、温化寒痰和化痰熄风五类。

第一节 燥湿化痰

燥湿化痰剂适应证:湿痰证,多因脾失健运、湿郁气滞所致。

一、二陈汤(《太平惠民和剂局方》)

【来源】《太平惠民和剂局方》卷4:"治痰饮为患,或呕吐恶心,或头眩心悸,或中脘不快,或发为寒热,或因食生冷,脾胃失和。"

【方名】半夏和橘红二药以贮存时间长者为好,可减少过燥之性,本方以半夏、橘红组方,故名二陈汤。

【方组】半夏_{汤洗七次,五两}　橘红_{五两}　白茯苓_{三两}　甘草_{炙,一两半}

【用法】上药叹咀,每服四钱(12 g),用水一盏,加生姜七片、乌梅一个,同煎六分,去滓,热服,不拘时候。(现代用法:加生姜七片、乌梅一个,水煎温服。)

【功用】燥湿化痰,理气和中。

【主治】湿痰证。咳嗽痰多,色白易咯,恶心呕吐,胸膈痞闷,肢体困重,或头眩心悸,舌苔白滑或腻,脉滑。

【方证解析】

主证:脾虚湿阻,湿聚成痰证。

症状与病机:咳嗽痰多——痰湿犯肺;恶心呕吐——胃失和降;胸膈痞闷——湿阻气机不畅;肢体困重——湿邪留注肌肉;头晕目眩——湿邪阻内,清阳不升;心悸——痰浊凌心;苔白腻,脉滑——痰湿内阻之象。

治则:燥湿化痰,理气和中。

方析：君——半夏，辛温，燥湿化痰，和胃降逆。

臣——橘红，辛苦温，燥湿化痰，理气和中。

佐——白茯苓，甘平，健脾渗湿。

使——生姜，辛温，理气和中降逆；乌梅，酸平，收敛肺气；炙甘草，甘温，调和诸药。

全方标本兼顾，燥湿理气，祛已生之痰，健脾渗湿以防痰湿再生，散收结合，组方严谨。

【应用要点】

（1）本方是燥湿化痰的基础方，以咳嗽、呕恶、痰多色白易咯、舌苔白腻、脉滑为应用要点。

（2）本方加减化裁后可用于多种痰证：治湿痰，可加苍术、厚朴以增燥湿化痰之力；治热痰，可加胆南星、瓜蒌以清热化痰；治寒痰，可加干姜、细辛以温化寒痰；治风痰眩晕，可加天麻、僵蚕以化痰熄风；治食痰，可加莱菔子、麦芽以消食化痰；治郁痰，可加香附、青皮、郁金以解郁化痰；治痰流经络之瘰疬、痰核，可加海藻、昆布、牡蛎以软坚化痰。

（3）本方现代常用于慢性支气管炎、慢性胃炎、梅尼埃病、神经性呕吐等属于湿痰证者。

（4）因本方性燥，故燥痰者慎用；吐血、消渴、阴虚、血虚者忌用。

【变方及应用】

1. 导痰汤（《传信适用方》）（引皇甫坦方）

〔方组〕半夏四两　天南星浸，一两姜汁　枳实一两　橘红一两　赤茯苓一两

〔用法〕上为粗末，每服三大钱，水二盏，生姜十片，煎至一盏，去滓，食后温服。（现代用法：加生姜十片，水煎服，剂量酌定。）

〔功用〕燥湿祛痰，行气开郁。

〔主治〕痰厥证。头痛目眩，或痰饮壅盛，胸膈痞塞，胸胁胀满，头痛呃逆，喘急痰嗽，涕唾稠黏，舌苔厚腻，脉滑。

2. 涤痰汤（《奇效良方》）

〔方组〕南星姜制　半夏各二钱半　枳实麸炒，二钱　茯苓去皮，二钱　橘红一钱半　石菖蒲一钱　人参一钱　竹茹七分　甘草半钱

〔用法〕上作一服，生姜五片，煎至一盏，食后服。（现代用法：加生姜三片，水煎服，剂量酌定。）

〔功用〕涤痰开窍。

〔主治〕中风痰迷心窍证。舌强不能言，喉中痰鸣，辘辘有声，舌苔白腻，脉沉滑或沉缓。

3. 金水六君煎（《景岳全书》）

〔方组〕当归二钱　熟地三五钱　陈皮一钱半　半夏二钱半　茯苓二钱　甘草炙，一钱

〔用法〕水二盏，生姜三五片，煎七分，远食温服。

〔功用〕滋养肺肾，祛湿化痰。

〔主治〕肺肾阴虚、湿痰内盛证。咳嗽呕恶，喘急痰多，痰带咸味，或咽干口燥，自觉口咸，舌质红，苔白滑或薄腻，脉沉滑或沉缓。

（按）上述三方组方原则均为燥湿化痰，均由二陈汤变化而得。导痰汤燥湿化痰之功较二陈汤更强，主治痰厥证；涤痰汤是在导痰汤基础上加入开窍扶正药，主治中风痰迷心窍证；金水六君煎在二陈汤基础上加滋阴养血药，取金水相生之法，主治肺肾阴虚、痰湿壅盛证。

4. 除湿汤（《证治要诀类方》）

〔方组〕陈皮　半夏曲　茯苓　白术　苍术　甘草　厚朴　藿香　生姜　大枣

〔用法〕水煎服。

〔功用〕燥湿健脾，理气和中。

〔主治〕脾虚痰湿证。脘腹胀满，恶心，纳差，身沉重，乏力倦怠，或湿痢，苔白或厚腻，脉滑。

5. 除湿蠲痹汤（《类证治裁》）

〔方组〕陈皮　茯苓　白术　苍术　甘草　羌活　泽泻　姜竹沥

〔用法〕水煎服。

〔功用〕健脾燥湿，祛风止痛。

〔主治〕湿邪痹阻之痹证。身体酸痛，痛无定处，天阴则发，苔白或腻，脉滑或沉缓。

（按）上述二方均为二陈汤类方，燥湿化痰。但除湿汤重在健脾燥湿，以调理脾胃失和；除湿蠲痹汤重在燥湿祛风，以治湿痹证。

二、温胆汤（《三因极一病证方论》）

【来源】《三因极一病证方论》卷9："治大病后，虚烦不得眠，此胆寒故也，此药主之，又治惊悸。"

【方名】胆为中精之府，胆气以宁、清为佳，痰气郁而上扰胆，以理气化痰、和胃温胆立法组方，故名温胆汤。胆气以清为补，本方实为清胆汤。

【方组】半夏汤洗七次　竹茹　枳实麸炒，去瓤，各二两　陈皮三两　甘草炙，一两　茯苓一两半

【用法】上锉为散。每服四大钱，水一盏半，加生姜五片，大枣一枚，煎七分，去滓，食前服。（现代用法：加生姜5片、大枣1枚，水煎服，用量按原方比例酌减。）

【功用】理气化痰，和胃利胆。

【主治】胆郁痰扰证。胆怯易惊，头眩心悸，心烦不眠，夜多异梦，或呕恶呃逆，眩晕，癫痫，苔白腻，脉弦滑。

【方证解析】

主证：胆郁痰扰证。

症状与病机：胆怯易惊，心烦不寐，夜多异梦，惊悸不安——胆为清净之府，被邪所扰，失去清宁；呕吐痰涎，或呕逆——脾胃失和，胃失和降；眩晕——痰气内扰清阳；癫痫——痰扰清窍；苔白，脉滑——痰湿之象。

治则：理气化痰，和胃利胆。

方析：君——半夏，辛温，燥湿化痰，和胃止呕。

臣——竹茹，甘微寒，燥湿化痰，除烦止呕，以配君药，寒热并用；陈皮，辛苦温，燥湿化痰，理气行滞；枳实，苦温，降气导滞，消痰除痞。陈皮、枳实并用，通降并举。

佐——茯苓，甘平，健脾渗湿。

使——大枣，甘平，温中健脾；生姜，辛温，温中和胃；炙甘草，甘温，调和诸药。

全方不寒不燥，理气化痰以和胃；胃气降则胆郁疏，痰浊去则胆无邪扰。

【应用要点】

（1）本方是治疗胆郁痰扰所致不眠、惊悸、呕吐、眩晕、癫痫的常用方，以心烦不寐、眩悸呕恶、苔白腻、脉弦滑为应用要点。

（2）若心热烦甚，加黄连、栀子、淡豆豉以清热除烦；失眠，加琥珀粉、远志以宁心安神；惊悸，加珍珠母、生牡蛎、生龙齿以重镇定惊；呕吐呃逆，酌加紫苏叶或紫苏梗、枇杷叶、旋覆花以降逆止呕；眩晕，可加天麻、钩藤以平肝熄风；癫痫抽搐，可加胆南星、钩藤、全蝎以熄风止痉。

（3）本方现代常用于神经症（抑郁性神经症、焦虑性神经症）、急慢性胃炎、消化性溃疡、慢性支气管炎、梅尼埃病、围绝经期综合征、癫痫等属于胆郁痰扰证者。

【变方及应用】

1. 黄连温胆汤（《六因条辨》）

〖方组〗陈皮　半夏　茯苓　甘草　黄连　竹茹　枳实　生姜

〖用法〗水煎服。

〖功用〗理气化痰，清热除烦。

〖主治〗痰热内扰证。不寐，心烦，口苦，眩晕。

2. 蒿芩清胆汤（《重订通俗伤寒论》）

〖方组〗陈皮_一钱　姜半夏_一钱　赤茯苓_三钱　甘草_一钱半　青蒿_一钱半　青子芩_一钱半　竹茹_三钱　枳壳_一钱半　碧玉散_二钱

〖用法〗水煎服。

〖功用〗清胆和胃利湿。

〖主治〗寒热如疟，寒轻热重，胸痞作呕，舌红苔白腻，脉滑数。

3. 十味温胆汤（《世医得效方》）

〖方组〗半夏_二两　枳实_三两　陈皮_三两　白茯苓_一两半　炒酸枣仁_一两　远志_一两　北五味　熟地　条参_各一两　粉草_三钱

〖功用〗益气养血，化痰宁心。

〖用法〗上锉散，每服五钱，加水盏半、姜五片、枣一枚同煎，不以时服。（现代用法：水煎服，剂量酌定。）

〖主治〗心胆虚怯，痰浊内扰证。触事易惊，惊悸不眠，夜多噩梦，短气自汗，耳鸣目眩，四肢浮肿，饮食无味，胸中烦闷，坐卧不宁，舌淡苔腻，脉沉缓。

（按）温胆汤最早见于《外台秘要》，后有很多类似方，基本原则相同，组方略有变化。后世医家发展的创新方黄连温胆汤、蒿芩清胆汤、十味温胆汤仍遵循了理气化痰、和胃清热之法则，所不同者各有侧重。黄连温胆汤适用于痰热内扰；蒿芩清胆汤适用于温疟；十味温胆汤适用于心胆气虚、痰浊内扰。

第二节 清 热 化 痰

清热化痰剂适应证：痰热证。痰热多由邪热内盛，灼津为痰，或痰郁生热化火，痰浊与火热互结而成。

一、清气化痰丸（《医方考》）

【来源】《医方考》卷2："此痰火通用之方也。"

【方名】由于痰阻气机，气郁则化火，火能役痰，故要清热平气，则气机通畅，热消火退痰消，肺之宣肃正常，咳嗽则平，故名清气化痰丸。

【方组】陈皮_{去白,一两}　杏仁_{去皮尖,一两}　枳实_{麸炒,一两}　黄芩_{酒炒,一两}　瓜蒌仁_{去油,一两}　茯苓_{一两}　胆南星_{一两半}　制半夏_{一两半}

〖用法〗姜汁为丸。每服6 g，温开水送下。（现代用法：以上8味除瓜蒌仁外，粉碎成细粉，与瓜蒌仁混匀，过筛。另取生姜100 g，捣碎加水适量，压榨取汁，与上述粉末泛丸，干燥即得。每服6～9 g，每日2次，小儿酌减；亦可作汤剂，加生姜水煎服，用量按原方比例酌减。）

〖功用〗清热化痰，理气止咳。

〖主治〗痰热咳嗽。咳嗽气喘，咯痰黄稠，胸膈痞闷，甚则气急呕恶，烦躁不宁，舌质红，苔黄腻，脉滑数。

【方证解析】

主证：痰阻气滞，气郁化火，痰热互结证。

症状与病机：胸膈痞满，甚则气逆呕恶——痰阻气机，升降失常；咳嗽气喘，咳痰黄稠——痰热阻肺；烦躁不宁——痰热扰神；舌质红，苔黄腻，脉滑数——痰热之象。

治则：清热化痰，理气止咳。

方析：君——胆南星，甘凉，清热化痰；瓜蒌仁，苦寒，润肺燥，降肺火。

　　　　臣——制半夏，辛温，燥湿化痰；黄芩，苦寒，清肺降火。寒温并用以清热化痰。

　　　　佐——杏仁，苦温，降利肺气以宣上；陈皮，苦温，理气化痰以畅中；枳实，苦温，破气化痰以宽胸；茯苓，甘平，健脾渗湿以除湿。

　　　　使——姜汁，辛温，调理脾胃。

　　　　组方合理，配伍得当，诸药合用清热化痰理气，痰消火除，诸证自愈。

【应用要点】

（1）本方是治疗痰热咳嗽的常用方，以咯痰黄稠、胸膈痞闷、舌红苔黄腻、脉滑数为应用要点。

（2）若痰多气急，可加鱼腥草、桑白皮；痰稠胶黏难咯，可减半夏用量，加青黛、蛤粉；恶心呕吐明显，加竹茹；烦躁不眠，可去黄芩，加清热除烦之黄连、栀子，并酌加琥珀粉、远志等宁心安神之品。

（3）本方现代常用于肺炎、急性支气管炎、慢性支气管炎急性发作等属于痰热内结证者。

【变方及应用】

清金降火汤（《古今医鉴》）

〔方组〕陈皮一钱五分　半夏一钱　茯苓一钱　桔梗一钱　枳壳麸炒，一钱　贝母一钱　前胡一钱　杏仁去皮，一钱半　黄芩炒，一钱　石膏一钱　瓜蒌仁一钱　甘草炙，三分

〔用法〕上锉一剂，加生姜三片，水煎，食运，临卧服。（现代用法：水煎服，剂量酌定。）

〔功用〕清金降火，化痰止嗽。

〔主治〕痰热咳嗽。

（按）清气化痰丸与清金降火汤均治痰热所致咳嗽。前者清热化痰，以痰多黄稠为主；后者清热泻火力强，以治肺热咳嗽为佳。

二、小陷胸汤（《伤寒论》）

【来源】《伤寒论·辨太阳病脉证并治》："小结胸病，正在心下，按之则痛，脉滑者小陷胸汤主之。"

【方名】《伤寒来苏集》："热入有深浅，结胸分大小，心腹硬痛，或连小腹不可按者为大结胸，此土燥水坚……止在心下，不及胸腹，按之痛不甚硬者，为小结胸，是水与热结，凝滞成痰，留于膈上……"本方治结胸证，故名小陷胸汤。

【方组】黄连一两　半夏半升洗　瓜蒌实大者一枚

【用法】上三味，以水六升，先煮瓜蒌实，取三升，去滓，内诸药，煮取二升，去滓，分温三服。（现代用法：先煮瓜蒌，后纳他药，水煎温服。）

【功用】清热化痰，宽胸散结。

【主治】痰热互结证。胸脘痞闷，按之则痛，或心胸闷痛，或咳痰黄稠，舌红苔黄腻，脉滑数。

【方证解析】

主证：痰热互结证。

症状与病机：胸脘痞闷，按之则痛——伤寒误治，邪热内陷；心胸闷痛——痰热结于胸膈；咳痰黄稠——痰热内蕴；舌红，苔黄腻，脉滑数——痰热之象。

治则：清热化痰，宽胸散结。

方析：君——瓜蒌实，甘寒，清热涤痰，宽胸散结。

　　臣——黄连，苦寒，泻热除痞。

　　佐、使——半夏，辛温，燥湿化痰，助君药散结开痞，配臣药辛开苦降。

　　全方辛开苦降，燥润相合，组方合理。

【应用要点】

（1）本方是治疗痰热结胸的常用方，以胸脘痞闷、按之则痛、舌红苔黄腻、脉滑数为应用要点。

（2）方中加入破气除痞之枳实，可提高疗效。若心胸闷痛者，加柴胡、桔梗、郁金、赤芍等以行气活血止痛；咳痰黄稠难咯者，可减半夏用量，加胆南星、杏仁、贝母等以清润化痰。

（3）本方现代常用于急性胃炎、胆囊炎、肝炎、冠心病、肺心病、急性支气管炎、胸膜炎、胸膜粘连等属于痰热互结心下或胸膈者。

第三节　润燥化痰

　　润燥化痰剂适应证：燥痰证。症见干咳无痰、或痰黏、或痰中带血、胸闷胸痛、口鼻干燥、舌干少津、脉涩。

贝母瓜蒌散（《医学心悟》）

【来源】《医学心悟》卷3："燥痰涩而难出，多生于肺，肺燥则润之，贝母瓜蒌散。"

【方名】以贝母、瓜蒌为君药，润燥化痰组方，故名贝母瓜蒌散。

【方组】贝母_一钱五分　瓜蒌_一钱　花粉_八分　茯苓_八分　橘红_八分　桔梗_八分

【用法】水煎服。

【功用】润肺清热，理气化痰。

【主治】燥痰咳嗽。咳嗽呛急，咯痰不爽，涩而难出，咽喉干燥哽痛，苔白而干。

【方证解析】

主证：燥热伤肺，灼津成痰证。

症状与病机：咳嗽，呛咳——燥痰犯肺，肺失清肃；咳痰不爽而难咳出——燥痰内结；咽喉干燥或痛——燥热伤津；咯血——燥痰灼伤肺络；胸闷且痛——肺气失宣，气机不畅；舌干少津，脉涩——燥热痰结之象。

治则：润肺清热，理气化痰。

方析：君——贝母，苦寒，润肺清热，化痰止咳；瓜蒌，甘寒，润燥清肺，宽胸化痰止咳。

　　　　臣——橘红，苦温，理气化痰；茯苓，甘平，健脾渗泄；花粉，甘寒，养阴生津。

　　　　佐、使——桔梗，苦平，开提肺气，载药上行入肺。

全方清润宣化并用，脾肺同调，肺得清润，燥痰自化，宣降有权，咳逆自平。

【应用要点】

（1）本方是治疗燥痰证的常用方，以咳嗽呛急、咯痰难出、咽喉干燥、苔白而干为应用要点。

（2）如兼感风邪、咽痒而咳、微恶风，可加桑叶、杏仁、蝉蜕、牛蒡子等宣肺散邪；燥热较甚、咽喉干涩疼痛明显，可加麦冬、玄参、生石膏等清燥润肺；声音嘶哑、痰中带血，可去橘红，加南沙参、阿胶、白及等养阴清肺、化痰止血。

（3）本方现代常用于肺结核、肺炎等属于燥痰证者。

（4）肺肾阴虚、虚火上炎之咳嗽不宜使用。

（按）本方与清燥救肺汤、麦门冬汤同治燥咳，但主治、病机不尽相同，立法、用药亦有异。本方证为燥热伤肺、灼津为痰所致，故方中以贝母、瓜蒌为主，旨在润燥化痰，主治燥痰咳嗽、痰稠难咯；清燥救肺汤证为新感温燥、耗气伤阴，故方中以桑叶宣肺，配伍石膏清热、麦冬润燥、人参益气，旨在清宣燥热，主治温燥伤肺、身热头痛、干咳少痰、口渴等；麦门冬汤证为肺胃阴虚、气火上逆，故方中以大量麦冬配伍半夏、人参，旨在滋阴润肺、降逆下气，主治虚热肺痿、咳唾涎沫等。

《医学心悟》（卷3）"中风篇"另有一贝母瓜蒌散，较本方少花粉、茯苓、桔梗，多胆南星、黄芩、黄连、黑山栀子、甘草，主治痰火壅肺的类中风证，其证虽亦见卒然昏倒、喉中痰鸣，但无㖞斜偏废之候。

第四节　温 化 寒 痰

温化寒痰剂适应证：寒痰证。

苓甘五味姜辛汤（《金匮要略》）

【来源】　《金匮要略·痰饮咳嗽病脉证并治》："咳逆倚息不得卧，小青龙汤主之……小便难，时复冒者，与茯苓桂枝五味甘草汤治其气冲。"

【方名】　以组方五种药物命名，故名苓桂五味姜辛汤。

〖方组〗　茯苓四两　甘草三两　干姜三两　细辛三两　五味子半升

〖用法〗　上五味，以水八升，煮取三升，去滓，温服半升，日三服。（现代用法：水煎温服。）

〖功用〗　温肺化饮。

〖主治〗　寒饮咳嗽。咳痰量多，清稀色白，或喜唾涎沫，胸满不舒，舌苔白滑，脉弦滑。

【方证解析】

主证：脾阳不足，寒饮犯肺证。

症状与病机：咳嗽痰多，清稀色白——寒饮射肺，肺失宣肃；胸脘不适——饮阻气机；喜吐涎沫——饮邪犯胃；苔白，脉滑——寒饮之象。

治则：温肺化饮。

方析：君——干姜，辛温，温肺散寒，运脾化湿。

臣——茯苓，甘平，健脾渗湿，化饮利水；细辛，辛温，温肺散寒，以助干姜。

佐——五味子，酸温，敛肺止咳，散敛结合。

使——甘草，甘平，调和诸药。

本方配伍，具有温散并行、开合相济、肺脾同治、标本兼顾，堪称温化寒饮之良剂。

【应用要点】

（1）本方是治寒饮咳嗽的常用方，以咳嗽痰多稀白、舌苔白滑、脉象弦滑为应用要点。

（2）若痰多欲呕，加半夏以温化寒痰、降逆止呕；咳甚喘急，加杏仁、厚朴以降气止咳；脾虚食少，可加人参、白术、陈皮等以益气健脾。

（3）本方现代常用于慢性支气管炎、肺气肿等属于寒饮内停者。

（4）肺燥有热、阴虚咳嗽、痰中带血者忌用。

（按）本方实际上与小青龙汤组方原则、用药基本相同。《金匮要略》中治疗支饮服用小青龙汤后，出现气冲小腹、上冲咽喉、手足痹、其面翕热如醉状、因复下流阴股、小便难、时复冒者、多唾，出现下虚上实、冲气上逆，故必须兼顾下焦，小青龙汤去麻黄、桂枝、白芍，加茯苓，敛气平冲，使虚阳不浮，用苓甘五味姜辛汤温肺化饮。

第五节　化痰熄风

化痰熄风剂适应证：风挟痰证。

半夏白术天麻汤（《医学心悟》）

【来源】《医学心悟》："头旋眼花，非天麻，半夏不除也，半夏白术天麻汤主之。"

【方名】湿痰壅遏，内风挟痰上扰清阳，以天麻、半夏为君药组方，化痰祛风，故名半夏白术天麻汤。

【方组】半夏一钱五分　天麻一钱　茯苓一钱　橘红一钱　白术三钱　甘草五分

【用法】生姜一片，大枣二枚，水煎服。（现代用法：加生姜1片、大枣2枚，水煎服。）

【功用】化痰熄风，健脾祛湿。

【主治】风痰上扰证。眩晕，头痛，胸膈痞闷，恶心呕吐，舌苔白腻，脉弦滑。

【方证解析】

主证：风痰上扰证。

症状与病机：眩晕，头痛——风痰上扰，蒙蔽清阳；胸满痞闷，恶心呕吐——痰阻气机，升降失司；舌质淡，苔白，脉滑——风痰之象。

治则：化痰熄风，健脾祛湿。

方析：君——半夏，辛温，燥湿化痰，降逆止呕；天麻，甘平，平熄肝风，而止头眩。两药为治风痰眩晕之要药。

臣——白术，甘苦温，健脾祛湿以治本；茯苓，甘平，健脾利湿。

佐——橘红，苦温，理气化痰。

使——甘草，甘平，调和诸药；生姜，辛温，温中和胃；大枣，甘温，和中健脾。

本方风痰并治，标本兼顾，化痰熄风治标，健脾祛湿治本。

【应用要点】

（1）本方是治风痰眩晕、头痛的常用方，以眩晕头痛、舌苔白腻、脉弦滑为应用要点。

（2）若眩晕较甚，可加僵蚕、胆南星等以加强化痰熄风之力；头痛甚，加蔓荆子、蒺藜等以祛风止痛；呕吐甚，可加代赭石、旋覆花以镇逆止呕；兼气虚，可加党参、黄芪以益气；湿痰偏盛、舌苔白滑，可加泽泻、桂枝以渗湿化饮。

（3）本方现代常用于耳源性眩晕、高血压病、神经性眩晕、癫痫、面神经瘫痪等属于风痰上扰者。

（4）阴虚阳亢，气血不足所致之眩晕，不宜使用。

第十七章

消 食 剂

　　凡以消食药为主组方，具有消食健脾，化积导滞的作用，治疗食积停滞的方剂，称消食剂，属于"八法"中的"消法"。

第一节 消 食 化 滞

　　消食化滞剂适应证：食积内停之证。症见胸脘痞闷、嗳腐吞酸、恶食呕逆、腹痛泄泻。食积易阻气机，或生湿化热。

一、保和丸（《丹溪心法》）

　　【来源】《丹溪心法》卷3："保和丸，治一切食积。"

　　【方名】《成方便读》云："积郁之凝，必多痰滞，故以二陈化痰而行气，此方虽纯用消导，毕竟是平和之剂，故谓之保和耳。"

　　【方组】山楂_六两_　神曲_二两_　半夏_三两_　茯苓_三两_　陈皮_一两_　连翘_一两_　莱菔子_一两_

　　【用法】上为末，炊饼为丸，如梧桐子大，每服七八十丸（9 g），食远白汤下。（现代用法：共为末，水泛为丸，每服6～9 g，温开水送下；亦可水煎服，用量按原方比例酌减。）

　　【功用】消食和胃。

　　【主治】食滞胃脘证。脘腹痞满胀痛，嗳腐吞酸，恶食呕逆，或大便泄泻，舌苔厚腻，脉滑。

　　【方证解析】

　　主证：食滞中脘证。

　　症状与病机：脘腹痞满，腹痛——饮食过度，食积内停，气机不畅；嗳腐吞酸，恶食呕吐——脾胃升降失常，浊气不降，清气不升；大便泄泻——脾失健运，不能运化；舌苔厚腻，脉滑——食停痰生，内积之象。

　　治则：消食和胃。

　　方析：君——山楂，酸甘温，消一切食积，长于消肉食油腻。

　　　　　　臣——神曲，甘辛温，消食健胃，长于消酒食；莱菔子，辛甘平，下气消胀，长于消面食。

　　　　　　佐——陈皮，苦温，理气和中；半夏，辛温，健脾燥湿；茯苓，甘平，健脾渗湿。

使——连翘，苦凉，清食积内生之热。

全方消食化积，清热祛湿，诸证自除。

【应用要点】

（1）本方是治疗一切食积的常用方，以脘腹胀满、嗳腐厌食、苔厚腻、脉滑为应用要点。

（2）本方药力较缓，若食积较重，可加枳实、槟榔；苔黄脉数，可加黄连、黄芩；大便秘结，可加大黄；兼脾虚者，可加白术。

（3）本方现代常用于急慢性胃炎、急慢性肠炎、消化不良、婴幼儿腹泻等属于食积内停者。

（4）本方属攻伐之剂，故不宜久服。

二、枳实导滞丸（《内外伤辨惑论》）

【来源】《内外伤辨惑论》卷下："治伤湿热之物，不得施化而作痞满，闷乱不安。"

【方名】因湿热食滞，气机壅塞，以枳实行气消积导滞，大黄攻坚泻热，故名枳实导滞丸。

【方组】大黄_{一两}　枳实_{麸炒，五钱}　神曲_{炒，五钱}　茯苓_{去皮，三钱}　黄芩_{去腐，三钱}　黄连_{拣净，三钱}　白术_{三钱}　泽泻_{二钱}

【用法】上为细末，汤浸蒸饼为丸，如梧桐子大，每服五十至七十丸，温开水送下，食远，量虚实加减服之。（现代用法：共为细末，水泛为小丸，每服6~9 g，温开水送下，每日2次。）

【功用】消导化积，清热利湿。

【主治】湿热食积证。脘腹胀痛，下痢泄泻，或大便秘结，小便短赤，舌苔黄腻，脉沉有力。

【方证解析】

主证：湿热食积证。

症状与病机：脘腹胀满，疼痛——积滞内停，气机壅塞；大便泄泻或下痢——食积不消，湿热不化；大便秘结——食积热结；苔黄腻，脉沉——湿热之象。

治则：消导化积，清热化湿。

方析：君——大黄，苦寒，攻积泻热，邪从大便而排。

臣——枳实，苦酸温，行气导滞，除满止痛。

佐——黄芩，苦寒；黄连，苦寒。两药清热燥湿，厚肠止痢。茯苓，甘平；泽泻，甘寒。两药渗湿利水以止泻。

使——白术，苦温，健脾燥湿以益气；神曲，甘辛温，消食化滞。

全方消食祛积，清热除湿，诸症自解。

【应用要点】

（1）本方是治疗湿热食积、内阻胃肠证的常用方，以脘腹胀满、大便失常、苔黄腻、脉沉有力为应用要点。

（2）腹胀满较甚、里急后重，可加木香、槟榔等以助理气导滞之功。

（3）本方现代常用于胃肠功能紊乱、慢性痢疾等属于湿热积滞者。

（4）泄泻无积滞及孕妇均不宜使用。

第二节　健脾消食

健脾消食剂适应证：胃虚弱、食积内停之证。

健脾丸（《证治准绳》）

【来源】《证治准绳》卷15："治一切脾胃不和，饮食劳倦。"

【方名】主治脾虚食积证，故名健脾丸。

【方组】白术_{炒，二两半}　木香_{另研，七钱半}　黄连_{酒炒，七钱半}　甘草_{七钱半}　白茯苓_{去皮，二两}　人参_{一两五钱}　神曲_{炒，一两}　陈皮_{一两}　砂仁_{一两}　麦芽_{炒，取面，一两}　山楂_{取肉，一两}　山药_{一两}　肉豆蔻_{面裹煨热，纸包槌去油，一两}

【用法】上为细末，蒸饼为丸，如绿豆大，每服五十丸，空心服，一日二次，陈米汤下。（现代用法：共为细末，糊丸或水泛小丸，每服6～9 g，温开水送下，每日2次。）

【共用】健脾和胃，消食止泻。

【主治】脾虚食积证。食少难消，脘腹痞闷，大便溏薄，倦怠乏力，苔腻微黄，脉虚弱。

【方证解析】

主证：脾虚食积证。

症状与病机：食少难消，脘腹满胀——脾胃虚弱，健运无力；乏力倦怠——气血生化不足；大便稀溏——脾虚湿阻；苔腻微黄，脉弱——食积气机受阻。

治则：健脾和胃，消食止泻。

方析：君——白术，甘苦温；白茯苓，甘平。两药健脾祛湿止泻。

　　　　臣——山楂，酸甘温；神曲，温甘辛；麦芽，甘平；人参，甘温；山药，甘温。五药消导和胃，益气健脾。

　　　　佐——木香，辛温；陈皮，苦温；砂仁，辛温；肉豆蔻，辛温。四药理气开胃，健脾化湿。黄连，苦寒，清热燥湿。

　　　　使——甘草，甘平，调和诸药。

　　　　全方补而不滞，理气开胃，醒脾化湿，涩肠止泻，为健脾和胃、消食止泻之良方。

【应用要点】

（1）本方是治疗脾虚食滞的常用方，以脘腹痞闷、食少难消、大便溏薄、苔腻微黄、脉虚弱为应用要点。

（2）湿甚，加车前子、泽泻以利水渗湿；兼寒，去黄连，加干姜以温中祛寒。本方为消补兼施之剂，但补益之药多壅滞，消克之品易伤脾，故临床应用时应权衡轻重，配伍适宜。

（3）本方现代常用于慢性胃炎、消化不良属于脾虚食滞者。

第十八章

驱 虫 剂

以驱虫的药物组方，称驱虫剂。人体寄生虫很多，如蛔虫、蛲虫、绦虫、肝包虫、血吸虫、弓形虫，寄生的部位也很复杂，治疗的方法、方剂也很多。本章选用驱蛔虫的名方乌梅丸。

乌梅丸（《伤寒论》）

【来源】《伤寒论·辨厥阴病脉证并治》："蛔厥者，其人当吐蛔，今病者静，而复时烦者，此为藏寒，蛔上入其膈，故烦，须臾复止，得食而吐，又烦者，蛔闻食臭出，其人常自吐蛔。蛔厥者，乌梅丸主之。又主久利。"

【方名】柯琴云："蛔得酸则静，得辛则伏，得苦则下。"本方重用味酸之乌梅为君药组方，故名乌梅丸。

【方组】乌梅_{三百枚}　细辛_{六两}　干姜_{十两}　黄连_{十六两}　当归_{四两}　附子_{炮,去皮,六两}　蜀椒_{出汗,四两}　桂枝_{去皮,六两}　人参_{六两}　黄柏_{六两}

【用法】上十味，异捣筛，合治之。以苦酒渍乌梅一宿，去核，蒸之五斗米下，饭熟，捣成泥，和药令相得，内臼中，与蜜杵二千下，丸如梧桐子大，每服十丸，食前以饮送下，日三服，稍加至二十丸。禁生冷、滑物、臭食等。（现代用法：乌梅用 50% 醋浸一宿，去核捣烂，和人余药捣匀，烘干或晒干，研末，加蜜制丸，每服 9 g，日服 2～3 次，空腹温开水送下；亦可作汤剂，水煎服，用量按原方比例酌减。）

【功用】温脏安蛔。

【主治】脏寒蛔厥证。脘腹阵痛，烦闷呕吐，时发时止，得食则吐，甚则吐蛔，手足厥冷；或久泻久痢。

【方证解析】

主证：脏寒蛔厥证。

症状与病机：脘腹阵痛，烦闷呕吐，甚则吐蛔——蛔虫停于肠中，肠道虚寒，蛔性喜钻窜上扰而致；呕吐与腹痛，时发时止——蛔性走伏不定，故时发时止；四肢厥冷——痛甚致气机逆乱，阴阳不相顺接；久痢——脾胃虚寒，湿热积滞，寒热错杂。

治则：温脏安蛔。

方析：君——乌梅，酸平，重用酸，以安蛔。

　　　　臣——蜀椒，辛温；细辛，辛温。两药辛可伏蛔，温可祛寒。

　　　　佐——黄连，苦寒；黄柏，苦寒。两药苦能下蛔。

　　　　使——附子，辛甘大热；桂枝，辛甘温；干姜，辛热。三药温脏祛寒。当归，甘辛温；人参，甘苦温。两药补养气血。蜂蜜，甘平，甘缓和中。

本方酸苦辛并进，寒热并用，邪正兼顾，除本证外，临床应用广泛，用于疑难杂证屡获良效。

【应用要点】

（1）本方是治疗脏寒蛔厥证的常用方，以腹痛时作、烦闷呕吐、常自吐蛔、手足厥冷为应用要点。

（2）本方以安蛔为主，杀虫之力较弱，临床运用时可酌加使君子、苦楝皮、榧子、槟榔等以增强驱虫作用；若热重，可去附子、干姜；寒重，可减黄连、黄柏；口苦、心下疼热甚，重用乌梅、黄连，并加川楝子、白芍；无虚，可去人参、当归；呕吐，可加吴茱萸、半夏；大便不通，可加大黄、槟榔。

（3）本方现代常用于治疗胆道蛔虫症、慢性细菌性痢疾、慢性胃肠炎、结肠炎等属于寒热错杂、气血虚弱者。

第十九章

涌 吐 剂

凡以涌吐药物为主组成，具有涌吐痰涎、宿食、毒物等作用，以治疗痰厥、食积、误食毒物的方剂，叫涌吐剂。

涌吐，俗称催吐，"八法"中称"吐法"，是中医的一种治疗方法。张子和曾以吐法治病而闻名。涌吐剂被用于治疗中风、癫狂、喉痹之痰涎壅塞、宿食停留胃脘、毒物尚留胃中等病。由于医学的发展，这些病的治疗方法已被现代医学方法所替代，如吸引、洗胃等，但在没有条件的情况下仍可应用涌吐剂以解急迫之症。

瓜蒂散（《伤寒论》）

【来源】《伤寒论·辨太阳病脉证并治》："病如桂枝证，头不痛，项不强，寸脉微弱，胸中痞硬，上冲咽喉，不得息者，此为胸有寒也，当吐之，宜瓜蒂散。"《伤寒论·辨太阳病脉证并治》："病人手足厥冷，脉乍紧者，病在胸中，当需吐之，宜瓜蒂散。"

【方名】瓜蒂味苦，善涌吐痰涎宿食，以其为君药组方，故名瓜蒂散。

【方组】瓜蒂_{熬黄一分} 赤小豆_{一分}

【用法】上二味，分别捣筛，为散已，合治之，取一钱匕，以香豉一合，用热汤七合，煮作稀糜，去滓。取汁合散，温顿服之。不吐者，少少加，得快吐者乃止。（现代用法：将二药研细末和匀，每服1～3 g，用香豉9 g煎汤送服。不吐者，用洁净翎毛探喉催吐。）

【功用】涌吐痰涎宿食。

【主治】痰涎宿食、壅滞胸脘证。胸中痞硬，懊憹不安，欲吐不出，气上冲咽喉不得息，寸脉微浮者。

【方证解析】

主证：痰涎宿食，壅滞胸脘证。

症状与病机：胸中痞硬，懊憹不安——痰涎宿食壅盛；欲吐不出，气上冲咽——气机被遏所致；喉不得息，寸口脉浮——邪气在上。

治则：涌吐痰涎宿食。

方析：君——瓜蒂，苦寒，涌吐痰涎宿食。

臣——赤小豆，甘酸平，祛湿除烦满。

佐、使——香豉，苦辛凉，宣泄胸中邪气，且可益胃。

本方为催吐治标之方。

【应用要点】

（1）本方是涌吐法之首方。以胸膈痞硬、懊憹不安、气上冲咽喉不得息、或误食毒物尚在胃中为应用要点。

（2）本方可用于治疗暴饮暴食之胃扩张、误食毒物、精神分裂症、抑郁性神经症等属于痰涎宿食壅滞胸脘证者。

（3）瓜蒂有一定毒性，易伤胃气，故不宜久用。

（按）《外台秘要》引《延年秘录》："用治急黄，心下坚硬，渴欲得水吃，气息喘促，目黄等。"《温病条辨》中本方去香豉，加栀子，以治胸中痞塞欲吐。

临床有人将瓜蒂散及以其为主要成分的中成药用于治疗慢性黄疸型肝炎，但仍待进一步研究。

第三编

现代中医名方

第一章

呼吸系统类方

一、久咳方（裘沛然）

【来源】《壶天散墨》。

【方组】诃子 30 g　黄芩 30 g　龙胆草 9 g　甘草 9 g　乌梅 9 g　干姜 5 g　细辛 5 g

【用法】水煎服，每日 1 剂。

【功用】敛肺止咳。

【主治】久咳不愈、服药罔效，属肺气失司而内有寒痰。

【应用要点】以久咳不愈、服药无效、痰多色白黏稠、脉滑为应用要点。

（按）裘沛然认为，提高临床疗效要"立法宜奇""用药在巧"。本方临床服用后有恶心、呕吐现象，可吐出很多痰涎，应告之病人，而后病渐愈。咳嗽是一种保护性反射，可有效清除呼吸道内的分泌物防止其进入气管，本方有祛痰涎之巧而治咳嗽。年龄偏大、久咳久治不愈的病人使用时需谨慎，必要时可进行 CT 检查排除严重病变后再使用本方为宜。

二、温肺化痰平喘汤（周仲瑛）

【来源】《国家级名医秘验方》。

【方组】蜜麻黄 6 g　射干 6 g　法半夏 10 g　炒苏子 10 g　炒白芥子 6 g　葶苈子 10 g紫菀 10 g　款冬花 10 g　地龙 10 g　僵蚕 10 g　细辛 3 g（后入）　白前 10 g　茯苓 10 g

【用法】水煎服，每日 1 剂。

【功用】温肺散寒，化痰平喘。

【主治】慢性喘息型支气管炎、冬天寒哮。

【应用要点】以咳嗽、咳痰、呼吸急促、喉中喘息、痰鸣有声、心慌、胸闷、气塞、不能平卧、夜间病情较甚、纳差、苔白滑、脉滑为应用要点。

（按）慢性喘息型支气管炎是难治之病，多为"内有胶固之痰，外感非时之邪，外邪引动内邪"而发病。本方依据《伤寒论》名方小青龙汤、射干麻黄汤、葶苈大枣泻肺汤及三子养亲汤化裁配伍组方，入地龙、僵虫可缓解气管痉挛、以温肺化饮、豁痰平喘，实乃良方，临床用之有效。但在使用时需要注意白芥子有刺激咽喉引起不适的副作用，应酌情使用。

支气管哮喘是气道慢性炎症性疾病，气道反应性增加，通常出现广泛多变的可逆性气流，并引起反复发作性的喘息、气急、胸闷或咳嗽等，常在夜间或清晨发作、加剧。

该病受遗传因素和环境因素的双重影响，环境因素如尘螨、花粉、真菌、动物毛屑、二氧化硫等，细菌、病毒、原虫、寄生虫等，鱼虾、蛋类、牛奶等，阿司匹林药物等，以及气候变化、运动等。所以本病的治疗复杂，需要查找原因，以预防为主，提高自身抗病能力，中医治疗常采用冬病夏治，坚持治疗，卓有良效。

三、平喘固本胶囊（王保林）

【来源】《陕西中医杂志》1997 年 18 卷第 4 期。

【方组】紫河车粉 60 g　蛤蚧 1 对　地龙 60 g　川贝母 30 g　核桃仁 30 g　苦杏仁 30 g　蜜麻黄 30 g

【用法】共为极细末，装入胶囊，备用。在"三伏天""三九天"连续服 1 个月，每日 3 次，每次 4 粒，连续服用 3 年。

【功用】益气固本，止咳平喘。

【主治】哮喘缓解期，肺肾气虚证。

【应用要点】以咳嗽、咳痰、胸闷气短、哮喘、甚者不能平卧、舌暗、苔薄白、脉沉无力为应用要点。

（按）哮喘病是一种难治之病，一般认为因"内有顽固之痰""外感非时之邪""外邪引动内邪"而发生。本方只适用于哮喘缓解期以治其本，天人相应，择时服药。

四、止咳汤（岳美中）

【来源】《国家级名医秘验方》。

【方组】荆芥 9 g　前胡 9 g　杏仁 9 g　川贝母 9 g　连翘 9 g　紫苑 9 g　桔梗 5 g　芦根 20 g　甘草 3 g

【用法】水煎服，每日 1 剂。

【功用】疏风清热，祛痰止咳。

【主治】慢性气管炎，属于表有风寒、内有郁热痰阻。

【应用要点】以咳嗽日久、胸闷喉痒、咳痰白色、多而黏、苔薄白、脉滑为应用要点。

（按）本方组方用药平淡，主张治咳要宣散、清热、祛痰相结合，临床用之确有良效。

五、补肺定喘汤（陈世安）

【来源】《国家级名医秘验方》。

【方组】野人参 10 g　大蛤蚧 1 对　川贝母 10 g　杏仁 10 g　藏红花 10 g　桃仁 10 g

【用法】上药共为细末，装入胶囊，每日 1 次，每次 1～2 g，服药期间忌食鱼腥及刺激性食物。

【功用】宣肺补肺，纳气定喘。

【主治】支气管哮喘缓解期，属肺肾不足。

【应用要点】以自汗畏风、短气喘急、喉中常有轻度哮鸣音、舌淡或腻、苔薄白、脉虚弱细、素有哮喘、易于感冒为应用要点。

（按）本方是治疗哮喘缓解期的良方，由参蛤散化裁而来，在应用时可酌加紫河车、地龙、麻黄、蛤蚧更佳。藏红花价格昂贵，以草红花替代亦可。

六、清肺六二汤（魏长春）

【来源】《魏长春中医实践经验录》。

【方组】活水芦根60 g（去节）　白茅根30 g　桑白皮9 g　地骨皮9 g　桑叶9 g　枇杷叶9 g　浙贝母9 g　知母9 g　北沙参9 g　南沙参9 g　苦杏仁9 g　冬瓜子9 g

【用法】水煎服。

【功用】清泻肺热。

【主治】大叶性肺炎，属风温外感。

【应用要点】以发热咳喘、或痰中带血、神志清楚、二便通调、体温约40℃、舌质红燥或深红、苔薄白、脉滑数为应用要点。

（按）本方组方"二根""二皮""二叶""二母""二参""二仁"共6对药组成，宣肺养肺，清热化痰，滋阴润燥，对外感风温之证（大叶性肺炎）有良好疗效。若无新鲜药活水芦根，可用芦根30～60 g代替。

七、姜苍桂枝汤（陈潮祖）

【来源】《中医治法与方剂》。

【方组】桂枝15 g　芍药15 g　生姜15 g　炙甘草10 g　大枣4枚　苍耳10 g　辛夷15 g

【用法】水煎服，每日1剂。

【功用】调和营卫，宣通肺窍。

【主治】过敏性鼻炎，外感风寒，营卫失和证。

【应用要点】本方由桂枝汤演化而来，以畏风、自汗、流涕、苔薄、舌质淡、脉缓为应用要点。本方对过敏性鼻炎属于营卫失和者有显著疗效。

（按）桂枝汤是《伤寒论》诸方之首，应用广泛，变化很多，对于外感、内伤加减变化后有诸多名方。本方加入苍耳、辛夷治疗过敏性鼻炎，方组合理，疗效较好。但《伤寒论》中桂枝汤有很多禁忌，故应用时需要特别注意。

八、苍辛五苓散（陈潮祖）

【来源】《中医治法与方剂》。

【方组】桂枝 15 g   白术 20 g   猪苓 15 g   茯苓 20 g   泽泻 30 g   苍耳 10 g
辛夷 15 g

【用法】水煎服，每日 1 剂。

【功用】温阳化气，宣肺通窍。

【主治】过敏性鼻炎，属脾肺气虚证。

【应用要点】

(1) 本方由《伤寒论》中的五苓散变化而来，以鼻塞流涕如水、舌淡、舌体胖有齿痕、脉缓为应用要点。

(2) 本方据中医水液代谢及气化基本理论，鼻流清涕属于肺脾肾气不足、水液代谢失常、气不摄水所致，故以温阳化气、宣肺通窍治疗过敏性鼻炎。

(按) 本方配伍淡中有奇，老、幼、男、女均可应用，亦可随证加减变化，用之有效。偏于痰热证者不宜使用。

九、过敏性鼻炎（王德鉴）

【来源】《国家级名医秘验方》。

1. 内服方

【方组】黄芪 30 g   白术 12 g   防风 10 g   党参 15 g   茯苓 15 g   甘草 8 g
苍耳 12 g   辛夷 12 g   白芷 12 g   菊花 12 g   木通 12 g

【用法】水煎服，每日 1 剂。

【功用】补脾固表，疏风通窍。

【主治】过敏性鼻炎，属脾肺气虚证。

2. 外用方·碧云散

【来源】《医宗金鉴》。

【方组】鹅不食草   川芎   细辛   辛夷   青黛各等分

【用法】共为极细末，入瓶备用，涂于鼻中，每日 3～4 次。

【功用】宣肺开窍。

【主治】过敏性鼻炎。

【应用要点】以鼻塞、流清涕、打喷嚏、眼痒、舌质淡、苔薄白、脉细无力为应用要点。

(按) 本方由玉屏风散化裁而来，以补脾益肺立法组方，内服外用相合，用之有效。

第二章

消化系统类方

一、萎缩性胃炎四方（朱良春）

【来源】《国医大师验案良方》。

1. 胃安方

【方组】黄芪 15 g　莪术 10 g　党参 15 g　川芎 15 g　蒲公英 15 g　枸杞子 10 g　鸡内金 10 g　刺猬皮 10 g　蒲黄 10 g　五灵脂 10 g　徐长卿 10 g　炮山甲 5 g　玉蝴蝶 5 g　凤凰衣 5 g　甘草 5 g

【用法】水煎服，每日 1 剂。

【功用】健脾益气，活血祛瘀。

【主治】慢性萎缩性胃炎，属虚实并见、多虚多瘀证。

【应用要点】以胃脘隐痛、久治不愈、乏力倦怠、大便失调、脉沉细弦、苔厚白、舌质淡、舌体有瘀点、胃镜提示"慢性萎缩性胃炎"为应用要点。

2. 益气化瘀养胃汤

【方组】黄芪 15 g　莪术 10 g　山药 15 g　鸡内金 10 g　三七 10 g（冲服）玉蝴蝶 5 g　凤凰衣 5 g　甘松 10 g　徐长卿 10 g　炒白术 15 g

【用法】水煎服，每日 1 剂。

【功用】益气化瘀。

【主治】慢性萎缩性胃炎，属气虚血瘀证。

【应用要点】以形体消瘦、面色晦暗无华、胃脘隐痛、饮食无味、腹痛腹胀、大便失调、苔薄白、舌质淡、脉细涩、萎缩性胃炎属气虚血瘀为应用要点。

3. 滋阴柔肝养胃汤

【方组】北沙参 15 g　麦冬 10 g　芍药 15　知母 10 g　天花粉 10 g　乌梅 10 g　柿霜饼 10 g　绿萼梅 10 g　蒲公英 10 g　佛手 10 g　失笑散 10 g（冲服）

【用法】水煎服，每日 1 剂。

【功用】柔肝养胃。

【主治】萎缩性胃炎，属肝气犯胃证。

【应用要点】以胃脘隐痛、胁腹胀满、口干舌燥、胃中灼热、时有嘈杂、大便偏干、胃纳欠佳、苔薄白、舌质偏红、脉弦细、肝郁气滞、胃阴不足、萎缩性胃炎为应用要点。

4. 调理方

【方组】黄芪 90 g　莪术 30 g　山药 90 g　鸡内金 60 g　玄参 90 g　刺猬皮 60 g

蒲黄 60 g　　五灵脂 60 g　　徐长卿 60 g　　炮山甲 45 g　　玉蝴蝶 45 g　　凤凰衣 45 g　　蒲公英 90 g　　甘草 30 g

【用法】共为细末，每日 3 次，每次 4 g，饭前半小时开水送服。

【功用】健脾和胃，活血化瘀。

【主治】慢性萎缩性胃炎。

【应用要点】本方为胃脘隐痛、乏力倦怠、纳食欠佳、久治不愈之萎缩性胃炎调理方。

（按）朱良春治疗萎缩性胃炎基本思想为久病多虚，故以健脾益气为重点；久病多瘀，气虚所致血瘀，又以化瘀通络为重点；以扶正祛邪并举之法组方，其四方针对不同的临床证型应用，并有疗效。配方中党参与五灵脂配伍，本属于相畏药，但有较多报道两者配伍有较好疗效，是该方组方的独到之处。

慢性胃炎发病原因复杂，现在认为与幽门螺杆菌感染、饮食和环境因素、自身免疫及其他因素相关，其诊断以内镜和活体组织检查为基本方法，分为慢性浅表性胃炎和慢性萎缩性胃炎。萎缩性胃炎患者心理压力较大，治疗复杂，需要长时间的治疗，应注意药物、心理、饮食三者结合。

二、消化性溃疡四方（李振华）

【来源】《国医大师验案良方》。

1. 理脾愈疡汤

【方组】党参 15 g　　白术 10 g　　茯苓 15 g　　桂枝 6 g　　白芍 10 g　　砂仁 8 g　　木香 6 g　　厚朴 10 g　　甘松 10 g　　刘寄奴 15 g　　延胡索 10 g　　海螵蛸 10 g　　炙甘草 6 g　　生姜 3 片　　大枣 3 枚

【用法】水煎服，每日 1 剂。

【功用】温中健脾，理气活血。

【主治】消化性溃疡，属脾胃虚寒证。

【应用要点】以脘腹隐痛、饥后更甚、得食得温痛减、乏力倦怠、纳谷无味、大便失调、苔薄白、舌淡、脉沉细弦、消化性溃疡为应用要点。

2. 活血愈疡汤

【方组】当归 10 g　　赤芍 10 g　　川芎 10 g　　香附 10 g　　小茴香 10 g　　木香 6 g　　延胡索 10 g　　五灵脂 10 g　　炒蒲黄 10 g　　甘草 3 g　　三七粉 3 g（冲服）

【用法】水煎服，每日 1 剂。

【功用】活血化瘀，理气止痛。

【主治】消化性溃疡，属气滞血瘀证。

【应用要点】以胃痛日久、痛如针刺、脘腹隐痛、胃纳欠佳、苔薄白、舌体见瘀、消化性溃疡属于气滞血瘀为应用要点。

3. 养阴疏肝汤

【方组】北沙参 20 g　　麦冬 15 g　　石斛 15 g　　白芍 15 g　　青皮 10 g　　陈皮 10 g

甘松 10 g　刘寄奴 12 g　吴茱萸 5 g　黄连 5 g　白及 10 g　甘草 3 g

【用法】水煎服，每日 1 剂。

【功用】疏肝泄热，养阴和胃。

【主治】消化性溃疡，属肝郁化火、胃阴不足证。

【应用要点】以胁痛胀满、胃脘隐痛、胃中灼热、偶有反酸、口干舌燥、纳谷无味、心烦易怒、舌质偏红、舌淡白、苔薄白、脉弦细为应用要点。

4. 健脾活血汤

【方组】党参 15 g　白术 10 g　茯苓 12 g　当归 10 g　赤芍 12 g　香附 10 g　砂仁 8 g　厚朴 10 g　甘松 10 g　延胡索 6 g　甘草 6 g

【用法】水煎服，每日 1 剂。

【功用】健脾和胃。

【主治】胃痛，胃胀，脾虚有瘀血。

【应用要点】本方在消化性溃疡治疗后期服用，以健脾扶正，活血祛瘀，促进溃疡愈合。

（按）消化性溃疡包括胃、十二指肠球部溃疡。其发病机制有多种学说，基本认为与感染、服用非甾体抗炎药、胃酸和胃蛋白酶比例失调，以及其他因素（如吸烟、遗传、应激、胃十二指肠运动异常等）相关。中医认为该病病因基本在于正气不足，脾气虚弱与多种病邪（血瘀、痰、饮食）相关。李振华治疗消化性溃疡四方据不同的证型选用，用之有良效。

三、浅表性胃炎三方（何任）

【来源】《国医大师验案良方》。

1. 何氏舒解养胃方

【方组】柴胡 9 g　枳壳 9 g　九香虫 6 g　绿萼梅 6 g　陈皮 6 g　白芍 15 g　炙甘草 9 g　蒲公英 15～30 g

【用法】水煎服，每日 1 剂。

【功用】肝胃气滞。

【主治】慢性浅表性胃炎，属肝胃气滞证。

【应用要点】以胃脘胀满且痛、嗳气、大便失调、胁痛、心烦、舌淡白、苔薄白、脉弦为应用要点。

2. 何氏滋阴养胃方

【方组】北沙参 15 g　麦冬 15 g　当归 12 g　生地黄 15 g　枸杞子 15 g　白芍 15 g　炙甘草 5 g　蒲公英 15～30 g

【用法】水煎服，每日 1 剂。

【功用】养阴和胃。

【主治】慢性浅表性胃炎，属肝胃阴虚证。

【应用要点】以胃痛隐隐、口干咽燥、大便干结、舌红少津、苔薄白、脉弦细为应用要点。

3. 何氏益气和胃方

【方组】黄芪 15～30 g　白芍 15 g　炙甘草 9 g　干姜 6～9 g　乌药 6 g
党参 15～20 g　茯苓 15 g　九香虫 6 g　蒲公英 20～30 g

【用法】水煎服，每日 1 剂。

【功用】益气和胃。

【主治】慢性浅表性胃炎，属脾胃虚弱证。

【应用要点】以乏力倦怠、胃脘隐痛、喜暖喜按、胃纳欠佳、大便溏薄、苔薄白、舌质淡、脉细无力为应用要点。

（按）浅表性胃炎是临床常见疾病之一，表现为胃脘满胀且痛，胃镜检查提示"浅表性胃炎"。胃痛治疗需要"三分治疗、七分调养"，故此类病人在治疗的同时须注意生活调理。此三方辨证立法组方用药轻巧，寓意中西，用之有效。

四、胃痛三方（李玉奇）

【来源】《国医大师验案良方》。

1. 舒肝和胃汤

【方组】柴胡 10 g　紫苏梗 15 g　藿香 15 g　苍术 15 g　丁香 5 g　檀香 5 g
木香 10 g　桃仁 10 g

【用法】水煎服，每日 1 剂。

【功用】疏肝理气。

【主治】胃脘痛，肝胃气滞。

【应用要点】以胁痛且胀、胃脘疼痛、纳食不香、脉弦有力、苔薄白、舌质淡为应用要点。

2. 活血化瘀导滞汤

【方组】蒲黄 10 g　五灵脂 10 g　槐花 20 g　桃仁 15 g　黄连 10 g　延胡索 10 g
川楝子 15 g　败酱草 20 g

【用法】水煎服，每日 1 剂。

【功用】清热活血。

【主治】胃痛，流血热瘀结、胃络受损之证。

【应用要点】以胃痛日久、痛如针刺、口干、纳差、大便不畅、脉弦有力、苔黄厚、舌质有瘀斑为应用要点。

3. 温通化瘀豁痰汤

【方组】苦参 10 g　丹参 15 g　人参 10 g　瓜蒌 20 g　薤白 15 g　王不留行 15 g

【用法】水煎服，每日 1 剂。

【功用】益气化痰。

【主治】胃心痛，属气虚痰瘀证。

【应用要点】以胃痛日久、胸闷且胀、脉弦、苔薄白、舌质暗之胃心痛为应用要点。

（按）胃痛病机复杂，李玉奇治疗胃痛三方以久病入络必致气滞、血瘀、痰郁立法组方，有独特之意，临证可用。

五、黄白金仙汤（王保林）

【来源】《陕西中医》1992 年 13 卷 8 期。

【方组】黄芪 30～60 g　金钱草 30～60 g　黄连 10 g　炒白术 15～30 g　白花蛇舌草 15～30 g　白豆蔻 10 g（后入）　郁金 10～15 g　鸡内金 10～15 g　淫羊藿 15～30 g　柴胡 5～10 g　炙甘草 5～10 g

【用法】水煎服，每日 1 剂。

【功用】健脾养胃，疏肝清胆。

【主治】胃脘隐痛，脘腹满胀，胁痛且胀，神疲乏力，嘈杂泛酸，纳食无味，口干且苦，大便失调，舌淡苔薄，脉弦或细。

【应用要点】以神疲乏力，脘腹胀痛，口苦胁痛，大便失调，胃镜病理检查提示“萎缩性胃炎”“腺体异型增生”“肠化生”，B 超提示“胆囊炎或胆石症”，属脾胃双虚、肝郁胆热证为应用要点。

（按）王保林多年研究萎缩性胃炎，该病病人往往压力大，仅针对胃进行治疗，效果欠佳，有近 70% 病人患有胆囊炎、胆石症，故提出“胆胃同治”。其临床治疗 75 例，有效率 96%，胃镜病理检查及 B 超检查有效率 93.3%。此类病人多涉及脾、胃、肝、胆、肠、肾等多种脏腑的功能失调，故组方立法健脾和胃、疏肝清胆、养肾益气、消导通腑，辨证与辨病相结合，将提高人体免疫力、抗幽门螺杆菌、清利胆汁等诸多因素一并考虑。治疗须守法守方而缓图，病人要同时配合以情志调理、饮食管理、加强锻炼方可收效。

六、消化道溃疡愈合灵（王保林）

【来源】《中国现代实用医学杂志》2003 年第 2 卷第 9 期。

【方组】柴胡 30 g　醋香附 30 g　陈皮 15 g　炒白术 60 g　炒稻芽 60 g　炒麦芽 60 g　川楝子 30 g　延胡索 30 g　砂仁 30 g　沉香 15 g　三七 30 g　黄连 30 g　吴茱萸 30 g　乌贼骨 60 g　浙贝母 60 g　白及 30 g　刺猬皮（炒）60 g　炙甘草 30 g

【用法】共为细末，用 100 目过筛后，装入胶囊，每日 3 次，每次 6 粒，开水服用，连服 3 个月。

【功用】疏肝健脾，止胃酸。

【主治】胃痛纳差，嗳气，胁痛，吞酸，脉沉细，舌质淡，脉弦。

【应用要点】以胃痛、胃镜检查提示“溃疡（胃溃疡、十二指肠球部溃疡）”、肝郁脾虚、胃阴不足证为应用要点。

（按）王保林在古方基础上将多方组合而成本方，临床对 50 例用本方与奥美拉唑治疗对照研究，本方有明显优势，有效率90%。

七、化消胃石汤（王保林）

【来源】《人体结石病防治》。

【方组】枳壳30 g　炒白术30 g　炒鸡内金10 g　炒槟榔10 g　大黄12 g（后入）
山楂60 g　姜半夏15 g　茯苓30 g　炙甘草15 g

【用法】水煎服，每日1剂。

【功用】健脾和胃，消积化石。

【主治】胃痛，腹泻反复发作，周期性呕吐，上腹部痉挛性疼痛，厌食纳差，口
臭，苔厚白腻，脉滑。

【应用要点】以胃痛、久治不愈、胃镜检查结合病史明确诊断"胃石症"为应用
要点。

（按）胃石症临床不多见，在盛产柿子的地区的居民及有不良生活习惯如吃头发、
嚼毛线、吮漆胶乙醇溶液者，多患此病。目前，内镜下取石手术简单、方便、可靠。有
部分病人胃石取不干净，可用本方。服用本方可发生腹泻，停药后可自动停止。本方治
疗10例均有效。

八、黄芍药甘草汤（王保林）

【来源】《新消化病学杂志》1993年1卷第2期。

【方组】黄芪30～60 g　硫黄1.5 g（冲服）　芍药（醋炒）15～30 g
炙甘草10～15 g

【用法】水煎服，每日1剂。

【功用】益气温肾，缓急止痛。

【主治】腹痛腹泻，腹胀肠鸣，晨起腹泻，胁痛胃胀，神疲乏力，畏寒怕冷，或大
便干稀交替，久治不愈。

【应用要点】以各项检查未发现肠结构上缺陷和肠组织病理改变，诊断"肠易激综
合征"属脾肾两虚、肝郁脾虚证为应用要点。

（按）肠易激综合征为难治之病，本方治疗20例，连续服用1～2个月后有效率为
90%。孕妇、肝肾功能差者不宜使用。硫黄不宜久服，每次不宜超过0.75 g，禁食生
冷、刺激、油腻饮食。

九、萎缩性胃炎方（俞尚德）

【来源】《国家级名医秘验方》。

【方组】黄芪10～30 g　党参15～20 g　甘草10～15 g　白芍30 g　茯苓30 g
桂枝10 g　当归10 g　莪术10 g　白花蛇舌草15～20 g　三七粉3 g（冲服）

【用法】水煎服，每日1剂。

【功用】健脾益气，清热解毒，活血通络。

【主治】萎缩性胃炎，属气虚血瘀兼有湿热证。

【应用要点】以乏力神疲、胃脘隐痛、绵绵不断、得温则减、胃纳欠佳、舌有瘀斑、苔薄白、脉沉细、胃镜提示"萎缩性胃炎"为应用要点。

（按）萎缩性胃炎病人多数有较长的病史，久病入络，除脾胃虚弱，多有血瘀及郁热之证象，故本方以健脾益气为主，配以活血化瘀、清热，标本兼顾，恰中病机。

十、养胃汤（张羹梅）

【来源】《国家级名医秘验方》。

【方组】石斛12 g　太子参15 g　川楝子9 g　延胡索9 g　白芍9 g　黄连8 g　吴茱萸1 g　甘草6 g　谷芽12 g　麦芽12 g　佛手9 g　瓦楞子18 g

【用法】水煎服，每日1剂。

【功用】益阴养胃，平肝缓急。

【主治】慢性胃炎，胃或十二指肠溃疡，属胃阴不足证。

【应用要点】以胃脘灼热、隐约作痛、呕恶反酸、口干而苦、脉弦细数、苔薄白或黄、舌质偏红或绛、胃镜提示"慢性胃炎"或"消化道溃疡"为应用要点。

（按）慢性胃炎、消化道溃疡多数为虚寒之证，但少数为脾虚肝郁、胃阴灼伤，本方为此类病之良方。

十一、双枳术丸（何晓辉）

【来源】《国家级名医秘验方》。

【方组】白术30 g　苍术12 g　枳实12 g　枳壳15 g

【用法】水煎服，每日1剂。

【功用】健脾运湿，理气消痞。

【主治】慢性胃炎，慢性肠炎，胃下垂，胃肠动力障碍，属脾虚湿困气滞证。

【应用要点】以脘腹痞满、不思饮食、嗳气纳差、大便失调、或溏或干或黏腻、肠中矢气多、苔厚白腻、脉滑为应用要点。

（按）本方由枳术丸化裁而来，健脾消痞除满，组方简洁，便于加减应用。若气虚偏重，加党参、山药、黄芪；若湿郁偏重，加姜半夏、茯苓、陈皮；若兼寒热夹杂，加吴茱萸、黄连；若纳差，加"焦三仙"；若气滞为甚，加厚朴。本方实为消化道疾病之基础良方。

十二、五花芍草汤（魏长春）

【来源】《国家级名医秘验方》。

【方组】佛手花6 g　扁豆花6 g　绿萼梅6 g　玳瑁花6 g　厚朴花6 g　芍药15 g
甘草5 g

【用法】水煎服，每日1剂。

【功用】养阴清热，和胃生津。

【主治】慢性胃炎，消化性溃疡，属脾胃阴虚、气机壅滞证。

【应用要点】以胃脘灼热隐痛、饥不饮食、食难入咽、心烦嘈杂、口燥咽干、大便干结、干呕呃逆、舌红少津、苔薄白或薄黄或无苔、脉细数或细弦为应用要点。

（按）本方配伍清轻巧妙，用于脾胃失和、肝脾失和、气机出入升降失常所致之胃痛。

十三、百合荔楝乌药汤（程绍恩）

【来源】《国家级名医秘验方》。

【方组】百合40 g　川楝子20 g　荔核15 g　乌药10 g

【用法】水煎服，每日1剂。

【功用】养阴和胃，理气止痛。

【主治】慢性胃炎，消化道溃疡，属肝胃阴虚气滞证。

【应用要点】以胃脘隐痛、恶心呕吐、胁腹胀痛、口干纳呆、舌红苔薄、脉细数为应用要点。

（按）本方配伍独到，以百合为君药，润肺养阴，使肺气升降有序，以养肝胃之阴，并调理气机，消化道多种病机属肝胃阴虚并有气滞者都可应用。

十四、疏肝健脾汤（陈景河）

【来源】《国家级名医秘验方》。

【方组】乌梅10 g　柴胡10 g　白芍20 g　山药15 g　白术15 g　党参20 g
神曲20 g　炒山楂30 g　厚朴15 g　延胡索20 g

【用法】水煎服，每日1剂。

【功用】疏肝健脾和胃。

【主治】慢性萎缩性胃炎，属肝郁脾虚证。

【应用要点】以素体瘦弱、面色无华、胃脘胀满、头晕乏力、纳差、口干、脉弦细、苔薄白、舌质红、胃镜提示"慢性萎缩性胃炎"为应用要点。

（按）本方组成中，乌梅、白芍、山楂味酸，甘草味甘，酸甘化阴，可用于胃阴不足之口干、舌红、胃中灼热等属肝胃阴虚、肝胃失和者。

十五、溃疡止血粉（谢昌仁）

【来源】《国家级名医秘验方》。

【方组】乌贼骨 3 份　白及 2 份　三七 1 份

【用法】共为细末，每日 2~3 次，每次 5~10 g，温开水送服。

【功用】收敛止血，抑酸止痛。

【主治】上消化道出血，属气不摄血证。

【应用要点】以胃痛隐约、嗳气吞酸、大便柏油样便、大便潜血阳性、有消化道溃疡病史为应用要点。

（按）本方为治标之方，对上消化道溃疡出血者有效。

十六、软肝煎 （邓铁涛）

【来源】《国家级名医秘验方》。

【方组】太子参 30 g　醋鳖甲 30 g（先煎）　炒白术 15 g　茯苓 15 g　楮实子 10 g
菟丝子 12 g　萆薢 18 g　丹参 15 g　甘草 6 g　土鳖虫（炒，为末，冲服）

【用法】水煎服，每日 1 剂。

【功用】健脾护肝补肾，活血化瘀软坚。

【主治】肝硬化，属肝脾肾虚、气滞血瘀或癥证。

【应用要点】以早期肝硬化失代偿期，表现为胁痛隐约、乏力倦怠、脘腹胀满、纳谷无味、面色晦暗、苔薄、舌质红有瘀点、脉沉涩为应用要点。若为酒精肝，加葛花
15 g；牙龈出血，加仙鹤草 15 g；大便溏薄，加山药 30 g；口干舌燥，加石斛 30 g。

（按）肝硬化属癥瘕、臌胀者，其五脏俱虚，肝脾肾气血失调，痰水血瘀，病机复杂，寒热虚实兼有。本方标本兼顾，用药精准，实为良方。肝硬化发病原因非常复杂，最常见的是病毒性肝炎（乙肝、丙肝）、酒精肝、胆汁淤积、循环障碍、代谢障碍、营养障碍、免疫紊乱、工业毒物和药物中毒、血吸虫病，还有原因不明者，其发病隐匿，发展缓慢，根本的治疗原则是要治未病，防止其发生。

十七、复肝丸 （朱良春）

【来源】《朱良春精方治验实录》。

【方组】紫河车 20 g　红参须 20 g　炙土鳖虫 24 g　炮山甲 24 g　郁金 24 g
三七 30 g　鸡内金 18 g　姜黄 18 g　虎杖 120 g　石见穿 120 g　蒲公英 120 g
糯稻根 120 g

【用法】共为细末，每日 3 次，每次 3 g，温开水送服。

【功用】扶正祛邪，化瘀消癥。

【主治】早期肝硬化，属气虚血瘀证。

【应用要点】以面色晦暗、消瘦、舌暗有瘀点、脉弦涩、苔薄白、早期肝硬化、肝功能受损、肝脾肿大为应用要点。

（按）本方扶正与祛邪相结合，组方合理，对早期肝硬化治疗有良效。

十八、犀泽汤（颜德馨）

【来源】《国家级名医秘验方》。

【方组】广犀角粉8g（冲服） 泽兰15g 败酱草15g 土茯苓30g
对坐草（金钱草）30g 平地木（矮地茶）30g

【用法】水煎服，每日1剂。

【功用】凉血化瘀，解毒利湿。

【主治】乙型肝炎，属湿热蕴蒸、气滞血瘀证。

【应用要点】以乏力、倦怠，胁痛，苔黄腻，舌质红或有瘀点，脉弦细、"乙肝两对半"检查阳性、肝功能异常者为应用要点。

（按）犀角现用水牛角（30g）代替。本方对乙肝"大三阳"有一定疗效。

十九、疏肝开肺汤（印会河）

【来源】《国家级名医秘验方》。

【方组】柴胡10g 赤芍30g 当归15g 丹参30g 生牡蛎30g（先煎）
广郁金10g 桃仁10g 土鳖虫10g 紫菀10g 桂枝10g 川楝子12g

【用法】水煎服，每日1剂。

【功用】疏肝平肺，通利三焦，活血消胀。

【主治】慢性迁延性肝炎，早期肝硬化所致肝性腹水，属肝郁脾虚、气滞血瘀、三焦受阻证。

【应用要点】以慢性迁延性肝炎，表现为胁痛、腹胀、舌有瘀斑、脉弦涩为应用要点。

（按）本方肝病治肺，以桔梗、紫菀升提肺气，通利三焦水道，以解肝病之腹胀。《本经》云"紫菀去虫蛊，痿蹶实五脏"，张石顽云"能通调水道"。本方疏肝活血，升提肺气，组方独到，对肝性腹水确有疗效。

二十、燮枢汤（焦树德）

【来源】《国家级名医秘验方》。

【方组】柴胡9~10g 泽泻9~10g 炒黄芩9~12g 炒川楝子9~12g
蒺藜9~12g 制半夏10~12g 红花9~12g 刘寄奴（或茜草）9~12g
皂角刺3~4.5g 姜黄9g "焦三仙"（焦麦芽、焦山楂、焦神曲）10g 炒莱菔子10g

【用法】水煎服，每日1剂。

【功用】调肝和脾，活血消瘀。

【主治】慢性迁延性肝炎，早期肝硬化，慢性胆道系统感染，属肝胃不和证。

【应用要点】以慢性迁延性肝炎腹痛日久、脘腹胀满、不思饮食、胁下痞块、倦怠乏力、小便黄赤、大便欠爽、舌质红或有瘀斑、苔白或黄、脉弦或弦滑之慢性肝病为应用要点。

（按）本方燮枢立法，实为调气机升降出入，和解肝脾、脾胃、肝胆，以升清降浊、理气、活血、消痞，治疗慢性肝炎缓缓图之有效。

二十一、变通大柴胡汤（刘渡舟）

【来源】《国家级名医大师秘验方》。

【方组】柴胡18 g　大黄9 g　白芍9 g　枳实9 g　黄芩9 g　姜半夏9 g　郁金9 g　生姜12 g

【用法】水煎服，每日1剂。

【功用】疏肝清热，通腑利胆。

【主治】急、慢性胆囊炎，属肝胆湿热证。

【应用要点】以胁痛、便秘、口苦、恶心、纳差、脘腹满胀、苔薄白或微黄、脉弦或滑、B超检查提示"胆囊炎"为应用要点。

（按）本方是在大柴胡汤的基础上化裁而来，对急、慢性胆囊炎或胆石症有良效。湿重者加金钱草、茵陈，脾虚者加炒白术，胁痛甚者加川楝子、延胡索。

二十二、荣肝汤（关幼波）

【来源】《国家级名医大师秘验方》。

【方组】党参12 g　炒白术30 g　炒苍术10 g　木香10 g　茵陈15 g　当归12 g　白芍12 g　香附10 g　佛手10 g　山药15 g　泽兰15 g　生牡蛎15 g　王不留行12 g

【用法】水煎服，每日1剂。

【功用】健脾疏肝，活血化瘀，清热利湿。

【主治】慢性肝炎，早期肝硬化，属肝郁脾虚、气滞血瘀、湿热未清证。

【应用要点】以胸胁隐痛、脘满腹胀、大便失调、苔薄白、舌质红、脉弦细之慢性肝炎为应用要点。

（按）慢性肝炎病程长，治疗难，病机复杂，本方以扶正为主，见肝之病当先实脾之法，配伍组方实乃良法效方。

二十三、降脂汤（关幼波）

【来源】《名中医临床汇讲》。

【方组】青黛9 g（先煎）　明矾3 g　决明子15 g　山楂15 g　醋柴胡9 g　郁金9 g　丹参12 g　泽兰12 g　六一散15 g（包煎）

【功用】化痰祛湿。

【主治】肝炎合并脂肪肝，属痰湿郁阻证。

【应用要点】脂肪肝临床可无症状，亦可有较轻胁痛，但多体胖，B 超检查提示有"脂肪肝"。对于肝炎合并脂肪肝者本方亦可应用。

（按）单纯性脂肪肝发病率较高，多数病人临床并无症状，多于体查发现，可应用本方。

二十四、肝炎方（方药中）

【来源】《名家中医临床汇编》。

1. 清肝和胃汤

【方组】龙胆草 9 g　夏枯草 15 g　金钱草 30 g　茵陈 30 g　焦山楂 15 g　焦神曲 15 g　茯苓 30 g　法半夏 19 g　连翘 9 g　莱菔子 6 g　柴胡 9 g　郁金 9 g　薄荷 3 g

【用法】水煎服，每日 1 剂。

【功用】清肝和胃。

【主治】急性黄疸型肝炎，属肝热湿重证。

【应用要点】以全身皮肤黄染、巩膜黄染、小便黄赤、口苦咽干、舌质红、苔黄腻、脉滑数为应用要点。

2. 加味三仁汤

【方组】薏苡仁 30 g　制杏仁 9 g　白蔻仁 9 g　厚朴 9 g　法半夏 9 g　木通 6 g　滑石 30 g　淡竹叶 12 g　白茅根 30 g　柴胡 9 g　郁金 9 g　薄荷 3 g

【用法】水煎服，每日 1 剂。

【功用】清利湿热。

【主治】无黄疸型肝炎，属脾虚湿阻证。

【应用要点】以胁痛、脘腹满胀、胃纳欠佳、大便失调、小便不利、脉沉、苔薄白或薄黄为应用要点。

3. 加味黄精汤

【方组】黄精 30 g　当归 12 g　生地黄 30 g　夜交藤 30 g　苍术 12 g　白术 12 g　青皮 9 g　陈皮 9 g　甘草 6 g　柴胡 12 g　郁金 12 g　薄荷 3 g

【用法】水煎服，每日 1 剂。

【功用】健脾和胃，养肝益肾。

【主治】慢性迁延性肝炎，属肝肾脾胃气阴两虚证。

【应用要点】以胁痛、纳差、乏力、腰痛、脉沉细、苔薄白为应用要点。

（按）肝炎有甲肝、乙肝、丙肝、戊肝多种，有急性、慢性、亚急性、重症之分。中医认为其是由"湿""湿热""寒湿"邪气所犯。急性者多以肝胆脾胃湿热论治，慢性者多从肝脾肾虚、气滞血瘀诊治。本方对慢性肝病治疗有独到疗效，临床可辨证使用。

二十五、苍牛防己汤（方药中）

【来源】《名中医临床汇讲》。

【方组】苍术 30 g　白术 30 g　川牛膝 30 g　怀牛膝 30 g　汉防己 30 g

【用法】微火煎 1 小时，早晚空服，每日 1 剂，连服 2～3 月。

【功用】健脾疏肝，活血行水。

【主治】肝硬化腹水（失代偿期）。

【应用要点】以胁痛、腹满胀、脾虚水停之臌胀为应用要点。

（按）本方配伍合理、巧妙，但要注意汉防己有一定毒副作用，如肝肾功能较差者应酌情使用，亦可换成茯苓 30 g。

二十六、加味兰豆枫楮汤（龙松鑫）

【来源】《国家级名医秘验方》。

【方组】黑豆 10 g　楮实子 10 g　路路通 5 g　泽兰 10 g　郁金 5 g　炒麦芽 12 g

【用法】水煎服，每日 1 剂。

【功用】清滋肝肾，化瘀利水。

【主治】慢性肝炎，药物性或酒精性肝炎，脂肪肝，属肝肾阴虚兼有瘀血证。

【应用要点】以胸胁胀痛、纳差口苦、面色萎黄、或有齿衄、鼻衄、大便干结或泻泄、尿少黄赤、或下肢浮肿、舌苔黄腻、舌质红、脉弦细为应用要点。

（按）本方扶正祛邪，标本兼顾，可长期服用。本方由已故名医邹良才所制之方化裁而来，更加合理。

二十七、乌梅败酱方（路志正）

【来源】《国家级名医秘验方》。

【方组】乌梅 12～15 g　败酱草 12 g　黄连 4.5～6.0 g　木香 9 g（后入）　当归 10 g　炒白芍 12～15 g　炒枳实 10 g　太子参 12 g　炒白术 10 g　茯苓 15 g　葛根 12 g　炙甘草 6 g

【用法】水煎服，每日 1 剂。亦可用散剂，将乌梅用食醋浸泡 24 小时，取出取核，诸药烘干，为末，入胶囊，每次 1.5 g，每日 2 次。

【功用】清热化湿，理气活血，健脾柔肝。

【主治】慢性结肠炎，属湿毒滞肠兼脾虚证。

【应用要点】以长期腹泻、大便黏滞或带脓血、腹痛坠胀、或里急后重、脘腹痞闷、乏力纳少、面色萎黄、舌质黯滞苔腻、脉弦或滑、肠镜检查提示"慢性结肠炎"为应用要点。

（按）慢性结肠炎病程长，久治难愈，病机复杂，寒热虚实夹杂。本方扶正与祛邪、健脾与祛湿并用，组方合理独到，临床多获良效。

二十八、时疫腹泻三方（任继学）

【来源】《国医大师验案良方》。

1. **参术治中汤**

【方组】苍术10 g　苦参10 g　车前子15 g　前胡10 g　茵陈10 g　泽泻10 g　马齿苋15 g　莲子肉15 g　黄柏10 g　茯苓20 g　厚朴10 g

【用法】水煎服，通服紫金锭。

【功用】清利湿热，健脾止泻。

【主治】腹泻，属湿热证。

【应用要点】以腹泻水样便、有黏液，腹痛则欲入厕，胸闷，口苦，渴不欲饮，苔白腻，舌质红，脉濡数为应用要点。

2. **清暑解毒汤**

【方组】滑石10 g　扁豆15 g　甘草5 g　西瓜翠衣15 g　苍术10 g　马齿苋10 g　黄连5 g　肉桂5 g　泽泻10 g　荷叶梗5 g

【用法】水煎服，通服紫金锭。

【功用】清暑解毒。

【主治】时疫腹泻，属暑湿证。

【应用要点】以大便溏稀、恶心呕吐、腹泻腹痛、胃脘满胀、头晕且痛、舌红而赤、脉濡而滑为应用要点。

3. **温中逐湿汤**

【方组】白术15 g　藿香10 g　肉桂3 g　白豆蔻10 g　泽泻10 g　白芷10 g　莲子肉15 g　炮姜5 g　茯苓20 g　羌活10 g

【用法】水煎服，通服紫金锭。

【功用】温中逐湿。

【主治】时疫腹泻，属寒湿证。

【应用要点】以腹中肠鸣而泻、腹痛喜按、恶心呕吐、便色黯褐且黏、脉沉迟、苔厚白、舌质红为应用要点。

（按）时疫指传染性疾病。时疫腹泻三方均针对感染性胃肠炎，以药送服紫金锭，其方法独到。紫金锭又名玉枢丹，内服可治暑令时疫、脘腹胀满、恶心呕吐、泄泻、痢疾，外用可治疗毒肿、毒虫咬伤、无名肿毒。孕妇不可服用。

二十九、慢性肠炎丸（朱锡祺）

【来源】《国家级名医秘验方》。

【方组】焦山楂炭135 g　苍术60 g　山药60 g　苦参60 g　白头翁60 g　补骨脂45 g　厚朴30 g　木香30 g　蚂蚁草30 g　升麻30 g　炮姜24 g

【用法】共为细末，水制为丸，每日2次，每次6 g，温开水送服，1剂为1个疗程。

【功用】清热燥湿，健脾止泻。

【主治】慢性结肠炎，属湿热兼脾虚证。

【应用要点】以腹泻腹痛，大便有黏液、脓血，舌质淡，苔腻，脉滑，肠镜检查提示"慢性结肠炎"为应用要点。

（按）慢性结肠炎病程较长，取丸者缓治，服用方便，易于吸收。本方配伍祛邪扶正并用，合理有效。

三十、益气通便汤（宋兴）

【来源】《中医治法与方剂》。

【方组】人参10 g　黄芪30 g　白术20 g　炙甘草5 g　升麻10 g　柴胡10 g　陈皮10 g　益母草20～30 g

【用法】水煎服，每日1剂。

【功用】益气通便。

【主治】老年习惯性便秘，属气虚证。

【应用要点】以年老体弱、大便秘结、头晕、心悸、气短、乏力、脉缓弱、苔黄白、舌质淡，属中气虚弱、传导无力之习惯性便秘为应用要点。临床使用可酌加润肠类药物，以调气血、温阳气。

（按）本方由补中益气汤变化而来。老年性习惯性便秘是常见病，治疗棘手，本方加入赤芍15～30 g、当归10～20 g、茯苓10～20 g，更为有效。便秘治疗需要辨证论治，非气虚证不宜使用本方。

三十一、沉苏四逆汤（姚树锦）

【来源】《国家级名医秘验方》。

【方组】柴胡5 g　白芍15 g　枳实10 g　甘草10 g　沉香3 g（冲服）　紫苏子10 g

【用法】水煎服，每日1剂。

【功用】疏肝理气，降逆缓冲。

【主治】膈肌痉挛，慢性咽炎，食管炎，属于肝胃不和证。

【应用要点】以嗳气、呃逆、反酸、咽部异物感、舌红苔黄、脉沉弦为应用要点。食管灼热，加黄连、吴茱萸；反酸者，加乌贼骨、煅瓦楞；呃逆较甚者，加旋覆花、赭石；纳差，加砂仁、炒麦芽。

（按）本方以四逆散加沉香、紫苏子，以疏肝和胃、调理气机失常，组方简单，临床应用可随证加减，广泛用于气机失常的各种病症。

三十二、神仙服饵方（陈志忠）

【来源】《国家级名医秘验方》。

【方组】制首乌20 g　枸杞子15 g　熟地黄20 g　黄精30 g　淫羊藿30 g　泽泻40 g　山楂30 g

【用法】水煎服，每日1剂。

【功用】益肾填精，健脾渗湿，化痰祛瘀。

【主治】高脂血症，属痰湿血瘀证。

【应用要点】以体胖、痰多、乏力倦怠、脉滑、痰湿中阻者为应用要点。

（按）高脂血症西医临床目前多用他汀类药物治疗。该病预防为关键，需要合理饮食、良好的生活习惯及适当的锻炼。

三十三、加味五金汤（俞慎初）

【来源】《国家级名医秘验方》。

【方组】金钱草 30 g　海金沙 15 g　鸡内金 10 g　川楝子 10 g　郁金 10 g　玉米须 15 g

【用法】水煎服，每日 1 剂。

【功用】清肝利胆，化结排石。

【主治】肝胆结石，尿路结石，肝炎，胆囊炎，肾盂肾炎，膀胱炎，属温热内蕴证。

【应用要点】以胁痛、腰痛、口苦、尿赤、脉弦细为应用要点。

（按）胆石症、泌尿系统结石为常见病，本方之意为清肝利湿、化石排石，临床可随证加减应用。

三十四、加味消石散（关震西）

【来源】《国家级名医秘验方》。

【方组】煅鱼脑石 100 g　郁金 60 g　沉香 40 g　芒硝 60 g　鸡内金 60 g

【用法】上药共为细末，开水送服，每日 2 次，每次 6～10 g。

【功用】行气解郁，软坚化石。

【主治】胆道结石，属肝胆气郁证。

【应用要点】以胁痛、脘胀、痛及肩胛、胃纳欠佳、大便不畅、口中干苦、脉弦或细、B 超检查提示"胆道各类结石"为应用要点。

（按）鱼脑石有软坚化石的作用，本方配伍独特，对胆道结石有一定疗效。本方为江苏如皋名医黄星楼名方加鸡内金而成。

三十五、健胃散（郭谦亨）

【来源】《国家级名医秘验方》。

【方组】鸡蛋壳 80 g　甘草 20 g　佛手 20 g　枳实 20 g

【用法】上药共为细末，每日 2 次，每次 4 g，饭后开水送服。

【功用】理气解郁，抑酸健胃。

【主治】消化道溃疡，属肝胃气机失和证。

【应用要点】以胃痛隐约、饥时更甚、发作规律、胃中灼热、吞酸嗳气、苔薄白、舌质红、脉弦为应用要点。

（按）以鸡蛋壳为主药配伍组方治疗消化道溃疡，有较多的报道，配伍各有差异，但对消化道溃疡有一定疗效，尤其对胃酸过多者。

三十六、胆石症三方（王保林）

【来源】《人体结石病防治》。

1. 四逆三金汤

【方组】柴胡 15 g　枳壳 15～30 g　赤芍 15～30 g　甘草 5～10 g　郁金 15～30 g　鸡内金 10～15 g　金钱草 30～60 g　茵陈 10～15 g　川楝子 10 g　延胡索 10 g　大黄 10 g（后下）

【用法】水煎，分两次服，每日 1 剂。

【功用】疏肝利胆，通腑排石。

【主治】胆胀（胆石症）。

【应用要点】以胁痛且胀、牵及胸背、隐隐作痛、反复发作、胃脘满胀、纳食无味、口苦口干、心烦叹气、大便秘结、苔薄白或薄黄、舌质偏黯、脉滑有力，属肝郁脾虚、腑实胆热证为应用要点。

2. 四逆三金通腑汤

【方组】柴胡 10 g　枳壳 10～15 g　赤芍 15～30 g　甘草 5 g　郁金 30 g　金钱草 30 g　鸡内金 10 g　茵陈 10～15 g　焦栀子 10 g　龙胆草 10～15 g　大黄 10～15 g（后下）　炮山甲 10 g　芒硝 5～10 g（熔化）

【用法】水煎分二次服。

【功用】清热利湿，通腑利胆。

【主治】胆石症并胆囊炎，胆绞痛急性发作。

【应用要点】以胁痛、胃胀、突发胆绞痛、巩膜黄或无、大便秘结、苔厚黄、舌质黯、脉滑有力，属肝郁胆热、湿热壅盛、腑气不通证为应用要点。

3. 四逆三金通腑解毒汤

【方组】大黄 10～15 g（后下）　芒硝 10～15 g（熔化）　姜厚朴 10～15 g　枳壳 10～15 g　茵陈 10～15 g　栀子 10～15 g　龙胆草 10～15 g　连翘 30 g　柴胡 10～15 g　赤芍 10～15 g　鸡内金 10～15 g　郁金 15～30 g　金钱草 30～60 g　甘草 10～15 g　广木香 10～15 g（后下）

【用法】水煎服，根据病情每日可服 1～2 剂，1 剂可分多次服用。

【功用】通腑泻热，清热解毒，疏肝利胆。

【主治】胆石症或其他原因致胆道梗阻，出现黄疸，且有胆绞痛或发热。

【应用要点】以发热、黄疸、腹痛、便秘、胆绞痛、苔黄厚腻、舌质红、脉滑有力，属肝胆湿热壅盛、腑实不通证为应用要点。

（按）王保林研究结石病多年，采用辨证与辨病结合治疗胆石症。胆石症基本可概括为急性、慢性两种证型。慢性胆石症表现为慢性胆囊炎、胆结石的：①肝郁胆热型。

主要表现为胁痛且胀、胃脘满胀、口干咽苦、大便不畅、B超检查提示"胆石症",用四逆三金汤加减变化。②脾胃、肝胆失和型(慢性胆囊炎胆石症、慢性胃炎)。主要表现为胁痛、胃胀、口苦、乏力倦怠、纳差、大便不调、B超检查提示"胆石症"、胃镜检查提示"浅表性胃炎"或"慢性萎缩性胃炎"、病理检查提示有腺体性增生或肠上皮化生,用黄白金仙汤。急性胆石症表现为胆绞痛、急性发作、出现胆道梗阻黄疸的:①肝胆湿热壅盛型。主要表现为胆绞痛、反复发作、恶心呕吐、大便秘结、轻度黄疸、B超检查提示"胆囊增大、胆管扩张或梗阻"、肝功能异常,用四逆三金通腑汤。②肝胆湿热壅毒型。主要表现为胆绞痛发作严重、呕吐恶心、大便不通、腹胀、黄疸严重、发热、B超检查提示"胆囊大,胆道梗阻扩张"、肝功能异常、白细胞升高,用四逆三金通腑解毒汤。该类病人病情复杂且严重,需要严密观察,详细检查病情,中西医结合治疗。上述胆石症方对泥沙状充满型胆石症有效率达90%,结石排净率为25%。

三十七、南瓜子粉槟榔煎(陈潮祖)

【来源】《中医治法与方剂》。

【方组】南瓜子60~120 g(研粉)　槟榔60~100 g

【用法】槟榔煎水100 mL送服南瓜子粉,一次服完,半小时后再服泻剂。

【功用】驱虫。

【主治】绦虫病。

【应用要点】本方两药性味平和,驱除绦虫作用可靠,但用量宜大,应用新鲜槟榔效果更好,对牛绦虫、猪绦虫均有效。

(按)此类药方治疗绦虫在各类杂志均有报道。使用时配服泻下药有差异,但只要有泻下作用均可。驱虫时,当虫体部分到体外但还未完全驱出时,温水坐浴,水温30 ℃左右,使虫体在水中,对虫体完全驱出会有很大帮助。

第三章

心血管系统类方

一、救逆止痛汤（任继学）

【来源】《国家级名医秘验方》。

【方组】金银花 50 g　当归 15 g　玄参 20 g　甘草 10 g　麦冬 30 g　黄连 5 g　阿胶 5 g（烊化）

【用法】水煎服，每日 1 剂。

【功用】宣通救逆，祛邪止痛。

【主治】急性前侧壁心肌梗死，属心肾阴虚证。

【应用要点】以胸闷、心前区疼痛、面黯唇绀、气怯语微、乏力倦怠、动则气喘、脉弦涩、舌质红绛、无苔、心电图检查提示"急性前侧壁心肌梗死"为应用要点。

（按）本方为四妙勇安汤加黄连、麦冬、阿胶组成。以厥心痛为本虚，心体受损，缺血失养，以当归阿胶养心；以邪热伤心为标实，四妙勇安汤清热祛邪。心肌梗死乃凶险之病，必须严密观察病人病情变化。本方对于心肌梗死有体温升高者更为合适。

急性心肌梗死是在冠状动脉病变的基础上，冠脉因血供急剧减少或中断，相应部位心肌严重、持久急性缺血而发生坏死。半数病人在发病前一段时间表现为乏力、胸部不适、活动时惊悸、气急或有心绞痛的先兆症状，发病主要症状为胸痛难以缓解，有压榨感、濒死感，部分可表现为腹痛，或疼痛放射至下颌、颈部、背部。急性心肌梗死是一种发病快、病情危险的病种，临床需要快速而准确地诊断与治疗。所以本病在急性期非中医的优势病种，多数专家认为需要西医诊断与治疗；病情稳定后可中西医结合治疗。但任继学用中医治疗也有较好疗效。

二、胸痹方（颜正华）

【来源】《国医大师颜正华临证用药集萃》。

1. **通痹方一**

【方组】葛根 15 g　丹参 30 g　赤芍 15 g　川芎 10 g　红花 10 g　姜黄 12 g　黄芪 18 g　怀牛膝 12 g　续断 15 g　桃仁 6 g　降香 6 g　山楂 12 g

【用法】水煎服，每日 1 剂。

【功用】活血化瘀，行气通络。

【主治】冠心病，心绞痛，属气滞血瘀证。

【应用要点】以胸闷且痛、常感心慌、舌暗紫、苔薄白、脉滑属气滞血瘀之胸痹为应用要点。

2. 通痹方二

【方组】瓜蒌 30 g　薤白 12 g　丹参 30 g　赤芍 12 g　川芎 6 g　红花 6 g　茯苓 30 g　炒枣仁 18 g　炙远志 6 g　党参 12 g　当归 10 g　香附 10 g　益母草 15 g

【用法】水煎服，每日 1 剂。

【功用】化痰行瘀，理气通痹。

【主治】冠心病，心绞痛，属痰瘀阻滞证。

【应用要点】以胸闷胸痛、倦怠、痰多、脘腹满胀、苔厚白腻、舌质暗有瘀点属痰瘀痹阻胸痹为应用要点。

（按）冠心病、心绞痛与中医胸痹相似，多为本虚标实，本虚即阳气不振，标实是由于痰阻、血瘀、阴邪痹阻，两者互为因果。由于病人体质、宿疾之不同，可有多种不同的证型。通痹方一是针对气虚致气滞血瘀证，通痹方二是针对胸阳不足、痰湿、血瘀痹阻证。辨证高明，用药精当，临床可用。

三、心肌梗死方（陈可冀）

【来源】《名家中医临床汇讲》。

1. 促愈合合剂

【方组】黄芪 45 g　当归 30 g　丹参 30 g　桂枝 12 g　陈皮 9 g

【用法】水煎服。

【功用】益气活血。

【主治】急性心肌梗死。

【应用要点】以胸痛、气短、心慌、脉沉涩为应用要点。

2. 抚心梗合剂

【方组】黄芪 30 g　党参 15 g　黄连 15 g　丹参 30 g　郁金 15 g　赤芍 15 g

【用法】水煎服。

【功用】益气活血。

【主治】急性心肌梗死。

【应用要点】以胸痛、胸闷痛难忍受、舌质淡、苔薄、脉沉细或无力为应用要点。并发休克，加独参汤、参附汤、生脉散；并发急性左心衰竭，加五加皮、玉竹、黄精；大便秘结、腑气不通，加大黄、枳实、厚朴；烦躁不安，加炒酸枣仁、柏子仁、夜交藤；口干、五心烦热，加玄参、麦冬、沙参、石斛；心烦懊恼，加栀子、黄连；心率快，加琥珀、珍珠母、龙骨、牡蛎。

（按）急性心肌梗死与中医的真心痛酷似，凶险危急，临床可见气虚证、血瘀证、阴虚证、痰浊内阻证、气虚阳衰证、气虚阳脱证等，但基本以正虚为本、气滞血瘀痰浊为标，本虚标实，或虚实互见。陈可冀治疗心肌梗死两方均为标本兼顾，配伍合理，临床应用易于加减变化。本病采用中西医结合治疗更为合理有效。

四、通脉散 （高咏江）

【来源】《国家级名医秘验方》。

【方组】沉香 30 g　檀香 30 g　制乳香 30 g　三七粉 30 g

【用法】共为细末备用，每次 3～6 g，每日 2 次，开水冲服。

【功用】活血化瘀，通脉定痛。

【主治】各种类型冠心病、心绞痛。

【应用要点】属冠心病有心绞痛发作时，应用辨证的方法治疗，冲服本散剂：①气虚型，用归脾汤加减。②气滞型，用逍遥散加减。③血虚型，用补血六君子汤加减。④血瘀型，用血府逐瘀汤加减。⑤阴寒壅盛型，用细辛附子汤加减。⑥痰浊壅阻型，用瓜蒌薤白半夏汤加减。

（按）冠心病、心绞痛有不同证型，应辨证用方，合用本散剂冲服以加强活血通痹的作用，汤散合用，不失为一种治疗的好方法。

冠心病在我国发病率不断上升，其主要危险因素有血脂异常、血压升高、血糖异常、吸烟、肥胖、运动少压力大、不良饮食习惯及遗传因素等。针对上述危险因素，应及早预防，合理饮食，坚持锻炼，保持健康的心理，积极预防冠心病的发生。

五、养心定志汤 （高远辉）

【来源】《国家级名医秘验方》。

【方组】太子参 15 g　茯神 10 g　石菖蒲 10 g　远志 10 g　丹参 10 g　桂枝 10 g　炙甘草 5 g　麦冬 10 g　川芎 10 g

【用法】水煎服，每日 1 剂。

【功用】益心气，补心阳，养心阴，定心志。

【主治】冠心病，属心气不足、心阴、心阳虚损、心脉失养证，表现为心动悸、脉结代、疲倦无力、胸闷气短、或烦躁汗出、甚者胸痛、时发绞痛等。

【应用要点】胸痛、心悸、脉结代为主证。可随证加减：胸痛甚、瘀血证明显，加三七粉、丹参；胸闷甚、痰浊内阻明显，加全瓜蒌、薤白、枳实；兼有头晕、肝阳上亢，加生龙骨、生牡蛎；兼有大便秘结，加白术、赤芍、瓜蒌等。

（按）本方配伍合理，方组中有定志丸、桂枝甘草汤、生脉饮，是治疗冠心病的标本兼顾之方。由于冠心病是难治之疾，应用本方须久服方可获效。

六、潜阳封髓丹 （付文录）

【来源】《火神派扶阳临证备要》。

【方组】附片 60～90 g　龟板 10～15 g　砂仁 10～30 g　肉桂 10 g　黄柏 10～20 g　炙甘草 10 g　生龙骨 30 g　生牡蛎 30 g　紫石英 30 g　磁石 30 g　牛膝 10 g

骨碎补15～30 g　石菖蒲10～30 g　天麻10 g　远志10 g　丹参10～30 g　三七10～30 g

【用法】水煎服，每日1剂。

【功用】扶阳潜阴。

【主治】眩晕，肾阳虚衰，阴水上犯，头晕眩转，颈项不能转动，呕吐痰涎，手足厥冷，舌质淡，脉沉迟细。

【应用要点】以头晕、眩转、呕吐、畏寒怕冷、手足厥冷、舌质痰、脉迟细为应用要点。

（按）眩晕病因病机复杂，所谓"无痰不作眩""无虚不作眩"。临床无论内源性眩晕或外源性眩晕均为难治之证。本方对于辨证属于阳虚而阴水上犯者用之有效。但须注意药物的副作用及用法。附片须开水久煎，矿石类及甲类须先煎，肉桂须后入，三七冲服，方能提高疗效。

七、破格救心汤（李可）

【来源】《火神派扶阳临证备要》。

【方组】附片30～200 g（开水久煎）　干姜60 g　炙甘草60 g　高丽参10～30 g　山茱萸60～120 g　生龙骨30 g（先煎）　生牡蛎30 g（先煎）　磁石30 g（先煎）　麝香0.5 g（冲服）

【用法】水煎服，每日1剂。

【功用】回阳救逆。

【主治】各类心脏病所致之重危症，阴阳离决之危候。

【应用要点】以心悸、气喘、烦躁不寐、足膝冰冷、面色嫩红、多尿失禁、脉细欲绝、阴盛格阳证、下焦阴寒独盛、格拒真阳、浮阳上越、阴阳失去维系之重症为应用要点。

（按）李可以重剂救治病人，善用温阳之法，誉满医界。本方脱胎于《伤寒论》四逆汤类方，以四逆汤合参附龙牡救逆汤及张锡纯来复汤，破格重用附片、山茱萸，加麝香而成，用于救治心衰垂危重症。应用本方时须注意：①准确辨证，用于阴盛阳脱之格拒证，现代医学中各种病因所致心力衰竭患者。②注意煎药的方法，附片须开水先煎1～2小时，以不麻舌为好；龙骨、牡蛎、磁石须先煎30分钟，再入剩余之药合煎；高丽参另煎，再兑入煎好的药汁中；麝香分次冲服。③可在24小时中分多次服用。服药后严密观察病情，若出现毒副作用时采取相应的对策。④不宜久服，注意病人肝肾功能。

八、速心汤（何庆勇）

【来源】《临床综合征中医治疗学》。

【方组】附片10～30 g（开水先煎30～60分钟）　干姜10 g　黄芪20 g　细辛15 g（后入）　桂枝10 g　川芎15 g　黄精30 g　五味子20 g　白芍20 g　炙甘草6 g

【用法】水煎服，每日1剂。

【功用】温通心阳。

【主治】病态窦房结综合征，属心肾阳虚证。

【应用要点】以惊悸、心慌、畏寒怕冷、脉沉迟、苔薄白、舌质淡白为应用要点。

（按）病态窦房结综合征是由于窦房结或有关组织器质性病变导致窦房结起搏及传导功能障碍，产生多种心律失常或多种症状的综合征。临床表现为畏寒怕冷、胸闷、心慌、心悸、脉沉迟无力，属心肾阳虚证。

本病目前治疗方法较多，如放置人工心脏起搏器等。本方使用须注意：①附片、细辛均有一定的毒副作用，须注意。②附片须开水久煎。③掌握本方适应证，须辨证使用。

九、清凉滋补调脉汤（魏执英）

【来源】《国家级名医秘验方》。

【方组】太子参30 g　麦冬15 g　五味子10 g　丹参30 g　川芎10 g　香附10 g　香橼10 g　佛手10 g　牡丹皮15 g　赤芍15 g　黄连10 g

【用法】水煎服，每日1剂。

【功用】益气养心，理气通脉，凉血清热。

【主治】各种快速性心律失常，窦性心动过速，阵发性室上性心动过速，室性心动过速，心率偏快伴有早搏，属心阴不足、血脉瘀阻证。

【应用要点】以心悸，心慌，胸痛，气短，口干欲饮，舌质黯红或破碎，脉数、疾、促，心电图检查提示"快速性心律失常"为应用要点。

（按）快速性心律失常是一种常见疾病，来势急、病情险，一般多用西药治疗，能够迅速缓解病情，但对于疗效欠佳者可选用本方，也可采用中西医结合治疗。

窦性心律失常，尤其是窦性心动过速也是一种常见病，健康人吸烟、饮茶或咖啡、饮酒、进行体力活动及情绪激动时可发生，发热、甲亢、贫血、休克、心肌缺血、充血性心力衰竭、应用肾上腺素或阿托品等药时也可发生。本病非中医治疗的优势病种，但是有部分病人西医治疗无效时，用中医治疗往往会获得意想不到的效果。

十、加味天麻丸（黄春林）

【来源】《国家级名医秘验方》。

【方组】天麻15 g　川芎10～30 g　酸枣仁20 g　法半夏10～15 g

【用法】水煎服，每日1剂。

【功用】熄风定眩，化痰通络。

【主治】颈椎病或高血压病，属痰瘀阻络、虚风内动证。主要表现为头晕目眩、头颈疼痛，或伴有心悸、恶心、呕吐等，舌苔浊腻，脉弦或弦滑。

【应用要点】以"晕""眩""悸"为应用要点。本方组方简洁，可随证加减。如肝阳偏亢之头眩、血压高，可加生龙骨、生牡蛎、石决明各 30 g；气滞血瘀及手指麻木，加赤芍 15 g、姜黄 10 g、丹参 15 g；心阳瘀阻心悸、胸闷，加瓜蒌 30 g、桂枝 10 g、枳壳 10 g；恶心、纳差、脾虚，加炒白术 15 g、陈皮 10 g、砂仁 10 g。

（按）颈椎病、高血压病为常见病，本方针对其主证"虚""风""痰""瘀"组方，临床使用时抓病机，随证加减，有较好疗效。

十一、温阳复脉汤（张崇泉）

【来源】《国家级名医秘验方》。

【方组】人参 10 g　黄芪 30 g　麦冬 15 g　制附片 6 g（先煎）　丹参 15 g
细辛 5 g（后入）　麻黄 10 g　桂枝 6 g　五味子 10 g　红花 6 g　葛根 20 g　淫羊藿 15 g
炙甘草 5 g

【用法】水煎服，每日 1 剂。

【功用】温阳益气，祛寒复脉。

【主治】病态窦房结综合征、窦性心动过缓，属心肾阳虚证。

【应用要点】以胸闷气短、头晕目眩、神疲乏力、舌质紫或黯红、苔薄白、脉迟缓为应用要点。胸痛、血瘀较甚，加三七、川芎；气短甚，重用黄芪；痰多湿阻，加法半夏。

（按）病态窦房结综合征是较为常见的病，多以放置心脏起搏器治疗，有些不愿放置或条件所限不能放置心脏起搏器的病人，需要保守治疗，坚持应用本方有较好疗效。

第四章

泌尿系统类方

一、肾炎方（张琪）

【来源】《国医大师张琪》。

1. 清心莲子饮加味

【方组】黄芪 30～50 g 党参 30 g 地骨皮 20 g 麦冬 20 g 茯苓 20 g 柴胡 15 g 黄芩 15 g 车前子 20 g 石莲子 15 g 白花蛇舌草 30 g 益母草 30 g

【用法】水煎服，每日 1 剂。

【功用】补气养阴。

【主治】肾小球肾炎见蛋白尿。

【应用要点】以周身乏力、腰酸腰痛、面色苍白、头晕心烦、或轻度水肿、手足心热、口干咽干、舌质红、舌苔薄白、脉滑或细数为应用要点。

2. 益气补肾固摄合剂

【方组】黄芪 30 g 太子参 20 g 石莲子 15 g 乌梅炭 20 g 金樱子 15 g 熟地黄 20 g 五倍子 15 g 龟板 20 g 孩儿茶 15 g 龙骨 20 g 牡蛎 20 g 山茱萸 20 g 茜草 20 g 地骨皮 15 g 赤石脂 25 g 甘草 15 g

【用法】水煎服，每日 1 剂。

【功用】益气补肾固摄。

【主治】慢性肾小球肾炎，IgA 肾病，属肾阴虚、气虚血失统摄之滑脱证。

【应用要点】以血尿为主，以及不明原因的血尿顽固不止。病程日久不愈，腰酸腰痛，全身乏力，体倦消瘦气短，有轻度贫血；舌淡润，脉象淡弱或沉细无力为应用要点。

（按）IgA 肾病是以系膜区显著性 IgA 沉积为特征的系膜增殖病变的一组肾小球疾病，占肾小球疾病的 20%～40%，其诊断强调依靠肾活检标本的免疫学病理检查。

3. 清热利湿解毒饮

【方组】茯苓 25 g 萆薢 20 g 白花蛇舌草 30 g 萹蓄 20 g 淡竹叶 15 g 薏苡仁 20 g 滑石 20 g 通草 10 g 白茅根 25 g 益母草 30 g 金樱子 15 g 山药 20 g

【用法】水煎服，每日 1 剂。

【功用】清热利湿解毒。

【主治】肾小球肾炎见蛋白尿。

【应用要点】湿热毒邪蕴结下焦，精微外泄出现蛋白尿。主要见于慢性肾病日久，水肿消退或无水肿，或轻度水肿，蛋白尿仍持续不消者。以腰酸腰痛、周身困乏、尿黄或尿浑浊、咽痛红、口干、舌质红、苔白腻、脉滑数为应用要点。

4. 温肾利湿饮

【方组】淡竹叶 15 g　蒲公英 30 g　白花蛇舌草 30 g　白茅根 30 g　小蓟 30 g
小茴香 15 g　附子 7 g　桂枝 15 g　熟地黄 20 g　墨旱莲 20 g　甘草 10 g

【用法】水煎服，每日 1 剂。

【功用】温肾祛寒，清热利湿止血。

【主治】慢性肾炎，前列腺炎，精囊炎，属肾阳不足、湿热蕴于足少阴肾经、外为寒邪所浸、寒热夹杂之证。

【应用要点】以肉眼或镜下血尿、尿道灼热、或尿有余沥、排尿不畅、或尿浊、小腹凉、腰酸痛、舌苔白、脉沉滑或沉缓为应用要点。

5. 参地补肾方

【方组】人参 15 g　白术 15 g　茯苓 15 g　菟丝子 15 g　肉苁蓉 15 g　黄连 10 g
大黄 7 g　草果仁 10 g　半夏 15 g　桃仁 15 g　红花 15 g　丹参 20 g　麦冬 15 g
甘草 15 g

【用法】水煎服，每日 1 剂。

【功用】补脾肾，泻湿浊，解毒活血。

【主治】慢性肾功能衰竭失代偿期及肾功能衰竭期，体内毒素潴留增多，脾肾双虚，阴阳俱伤，湿浊毒邪内蕴，血络瘀阻，本虚标实，虚实夹杂证。

【应用要点】以面色萎黄或苍白、头晕、倦怠无力、气短懒言、口唇苍白、腰膝酸软、腹胀呕恶、口中秽味、舌质淡或有瘀斑、苔白或腻、脉沉滑或沉缓为应用要点。

6. 苏黄泻浊汤

【方组】大黄 10 g（醋炙）　黄连 10 g　黄芩 10 g　草果仁 15 g　藿香 15 g
苍术 10 g　陈皮 10 g　半夏 15 g　砂仁 10 g　甘草 10 g　生姜 15 g　茵陈 15 g　紫苏 10 g

【用法】水煎服，每日 1 剂。

【功用】芳化湿浊，苦寒泄热。

【主治】慢性肾功能衰竭，温邪蕴结日久则化热，或体内脾胃素热，与湿相互蕴结，脾胃运化受阻，湿热痰浊中阻证。

【应用要点】以恶心呕吐、脘腹胀满、口气秽臭、尿素氮及肌酐明显增高、大便秘结、肢体浮肿、舌苔厚腻或黄、少津、脉弦滑或沉滑为应用要点。

（按）国医大师张琪是国内研究和治疗肾炎的著名专家，他极其重视中医辨证与西医辨病相结合。他认为蛋白尿多为气阴两虚，应责之于脾肾，慢性肾炎、肾病综合征多属气虚，进而阳虚，日久转变为阴虚，阳损及阴为其规律。病人多用糖皮质激素且日久，进一步加重气阴双损，导致精关不固、精微流失。他的清心莲子饮加味治疗肾炎蛋白尿效果较好。益气补肾固摄合剂配伍组方独特，对肾炎血尿日久有较好疗效。清热利湿解毒饮对肾炎日久但蛋白尿不消而内下焦湿热蕴结有良效。温肾利湿饮对肾炎虚实夹杂证之血尿、尿浊效果良好。参地补肾方益气活血并用，对肾功能衰竭体内毒素难以代谢有显著疗效。苏黄泻浊汤主要用于慢性肾功能衰竭，以芳香化浊、苦寒泄热之法并用组方，以驱其毒素。肾小球疾病病变严重，但其临床表现（血尿、蛋白尿、高血压）

基本相同，其中原发性肾小球病占大多数，慢性肾小球肾炎成为最主要的病变，病程迁延，发展缓慢，直至发展成慢性肾功能衰竭。所以慢性肾小球肾炎须坚持长期治疗。

慢性肾小球肾炎是非常难治之病，大师以辨证与辨病相结合，创新数方为有效之方，但临证病人情况复杂，应用时可吸收其宝贵思想，师法师方而多做加减变化用之更为合适。

二、消乳糜尿系列方（李济仁）

【来源】《国医大师李济仁》。

1. 苦参消乳汤

【方组】苦参 5～30 g　熟地黄 25 g　山茱萸 25 g　山药 50 g　萆薢 20 g　石菖蒲 10 g　乌药 15 g　益智仁 15 g

【用法】水煎服，每日 1 剂。

【功用】清利湿热，温补脾肾。

【主治】乳糜尿，膏淋尿浊。

【应用要点】以小便混浊不清、白如泔浆、积如膏糊、腰膝酸软为应用要点。

2. 加减苦参清浊饮

【方组】苦参 20 g　山药 20 g　萆薢 20 g　车前子 20 g　黄芪 20 g　石菖蒲 10 g　乌药 10 g　益智仁 10 g　炮山甲 10 g　翻白草 15 g　琥珀 8 g（冲服）

【用法】水煎服，每日 1 剂。

【功用】健脾益气，补肾固涩。

【主治】乳糜血尿属脾虚失统证。

【应用要点】以小便赤浊，甚则血块阻于尿道、溲行不畅，伴体疲神倦、面色萎黄、纳谷无味、舌淡、苔薄腻、脉细弱为应用要点。

3. 加味萆薢分清饮

【方组】萆薢 15 g　乌药 15 g　益智仁 15 g　车前子 15 g　射干 15 g　苦参 15 g　翻白草 15 g　炮山甲 9 g

【功用】清热利湿，分清化浊。

【主治】乳糜尿属湿热蕴结型。

【应用要点】以小便混如米泔、置之沉淀似絮，心胸蕴满口渴，舌苔黄腻为应用要点。

4. 消浊固本丸

【方组】山茱萸 12 g　山药 20 g　牡丹皮 12 g　续断 15 g　熟地黄 15 g　黄芪 20 g　白术 12 g　甘草 9 g　苦参 15 g　射干 15 g

【用法】共为粉末，炼蜜为丸，每次 6～9 g，每日 2～3 次，温开水送服；亦可用作汤剂，水煎服，每日 1 剂。

【功用】益肾健脾，补虚固涩。

【主治】乳糜尿。

【应用要点】以病迁延日久、肾虚不固、清浊不分、小便浑浊、淋漓不尽、腰膝酸软、神疲乏力、烦热口干、遇劳加重、舌红脉细为应用要点。

（按）乳糜尿表现与中医的淋证相近。淋证有气淋、血淋、劳淋、石淋、膏淋之分。浊有赤浊、白浊之不同。乳糜尿接近五淋中膏淋之表现。李济仁认为本病以脾肾不足为本、湿热下注为标。上述方以苦参为主，取其既能益肾养精又能清热祛湿杀虫之功，取六味地黄汤以补肝肾，取莲子清心之意，分清泌浊，立法组方恰到好处。本方临床辨证应用有良效。

三、紫癜肾方（任继学）

【来源】《任继学经验集》。

【方组】何首乌15 g　白鲜皮12 g　五味子10 g　徐长卿10 g　当归头10 g　刺蒺藜12 g　白芍15 g　炙黄芪15 g　蝉蜕10 g　川芎10 g　紫草15 g

【用法】水煎服，每日1剂。

【功用】滋阴凉血。

【主治】紫癜型肾炎。

【应用要点】以西医诊断"紫癜型肾炎"，表现为浮肿、尿血、乏力、倦怠、营血之热所伤阴虚血热证为应用要点。

（按）任继学认为"肾炎"近于《黄帝内经》所论之"肾风"，治疗早宜取之上，利咽解毒，晚而无功。后以调理肾之阴阳，兼以健脾疏肝，且要注意兼证瘀血。本方治疗紫癜型肾炎有良效。据临床观察若已使用过皮质激素的病人用之无效。

过敏性紫癜肾炎好发于青少年，有典型的皮肤紫癜、关节痛、腹痛、黑便（消化道出血）症状，4周内发现血尿，血尿可以是持续性或一过性，伴有蛋白尿。所以对该病要早发现、早干预、早治疗，以免出现肾功能受损。

四、裘氏慢肾简验方（裘沛然）

【来源】《国家级名医秘验方》。

【方组】黄芪30 g　煅牡蛎30 g　巴戟天15 g　黄柏10 g　泽泻15 g　土茯苓30 g

【用法】水煎服，每日1剂。

【功用】补气健胃养胃，利水泄浊解毒。

【主治】慢性肾炎，属正虚水泛证。

【应用要点】以面色少华，气短无力，全身轻度浮肿且困重，胃纳欠佳，小便短少，脉沉细，苔薄白，舌质淡、边有齿痕为应用要点。

（按）肾炎为难治之疾。中医之水肿病病机复杂，本方组扶正祛邪，标本兼顾，黄芪经验用量可逐步增加到60～90 g，用之有效。

五、慢肾汤（赵藁）

【来源】《国家级名医秘验方》。

【方组】淫羊藿 15 g　鹿衔草 15 g　续断 15 g　狗脊 9 g　党参 15 g　陈皮 6 g　麦芽 30 g　谷芽 30 g　土茯苓 15 g　金钱草 15 g　益母草 9 g　紫苏叶 6 g　蝉蜕 6 g　甘草 4 g

【用法】水煎服，每日 1 剂。

【功用】温补脾肾，淡渗利湿。

【主治】慢性肾炎，属脾肾双虚证。

【应用要点】以面色白、颜面浮肿、形神疲惫、腰膝酸软、纳差腹胀、小便不利、苔黄舌淡、脉细为应用要点。

（按）本方组方标本兼顾，扶正祛邪结合，对慢性肾炎可久用缓图。

六、排石饮（王保林）

【来源】《甘肃中医》2004 年 17 卷 10 期。

【方组】金钱草 30~60 g　鸡内金 10~15 g　海金沙 10~20 g（包煎）　石韦 10~15 g　车前子 15~30 g（包煎）　枳壳 15~30 g　赤芍 10~15 g　益母草 10~15 g　盐杜仲 10~15 g　续断 10~15 g　川牛膝 15~30 g　琥珀 10~15 g（冲服）　甘草 10~15 g

【用法】水煎服，每日 1 剂，每次煎服 500 mL，早晚各服 1 次。

【功用】温肾活血，通淋排石。

【主治】砂淋（泌尿系统结石）。

【应用要点】以腰痛，腰酸，腹痛胁痛，小便隐痛，遇劳则发，甚则肾绞痛发作，苔白，舌质淡，脉弦有力，肾虚石阻，下焦湿热，本虚在肾、标实在下焦石阻，B 超检查提示有"泌尿系统各类结石"为应用要点。

（按）泌尿系统结石发病原因有多种，较难预防，治疗尽管方法很多，疗效可靠，但费用较高，且易复发。该病表现有腰痛、尿血、腹痛，其病机为肾虚湿热血瘀。上方据此立法组方，治疗泌尿系统结石，临床观察 178 例，有效率 97.2%，故本方用于泌尿系统结石保守治疗时疗效较好。泌尿系统结石治愈后复发率很高，所以需要采取有效措施以防结石再生。

七、肾结石三方（郭子光）

【来源】《郭子光名家学说临证精要》。

1. 四金附子汤

【方组】制附片 15 g（先煎）　鸡内金 15 g　郁金 15 g　海金沙 20 g（包煎）　金钱草 30 g　石韦 20 g　冬葵子 15 g　乌药 15 g　桃仁 10 g　川牛膝 15 g

【用法】水煎服，每日 1 剂。

【功用】温肾排石。

【主治】泌尿系统结石，属肾阳不足、寒凝石结而成结石者。

【应用要点】以腰痛酸困、B 超检查有"泌尿系统各类结石"为应用要点。

2. 四逆四金汤

【方组】柴胡 15 g　枳壳 15 g　白芍 30 g　甘草 5 g　郁金 30 g　金钱草 30 g
海金沙 20 g（包煎）　鸡内金 15 g　延胡索 24 g　石韦 20 g　川牛膝 15 g

【用法】水煎服，每日 1 剂。

【功用】疏肝排石。

【主治】泌尿系统结石属肝郁肾虚、气机不利、寒凝成石者。

【应用要点】以腰腹疼痛反复发生、小便刺痛、脉弦有力为应用要点。

3. 四金排石汤

【方组】金钱草 30 g　鸡内金 20 g　海金沙 20 g（包煎）　郁金 15 g　桃仁 15 g
天葵子 15 g　琥珀 5 g　车前子 15 g（包煎）　川牛膝 15 g　茵陈 20 g　白芍 20 g
地龙 10 g

【用法】水煎服，每日 1 剂。

【功用】通淋排石。

【主治】泌尿系统结石，属下焦湿热证。

【应用要点】以小便刺痛黄赤且腰腹疼痛、舌质红、苔薄黄、脉弦有力为应用
要点。

（按）泌尿系统结石（肾结石、输尿管结石、膀胱结石）是常见病，有很多有效的
治疗方法，中医保守治疗是很好的选择。郭子光认为应据阴阳立论，辨证与辨病相结
合，凡肾中结石不动，用温肾阳以治本，选上述方一；治疗结石久不移动，考虑气滞血
瘀，选上述方二；结石已动，排至输尿管、膀胱，热结下焦，选上述方三。

尿路结石应注意预防，早发现、早治疗，治愈后防止复发。其预防的主要措施是要
合理饮食，摄入适量的水分，养成良好的生活习惯，多运动，定期体查。

八、通淋化石汤（朱良春）

【来源】《朱良春精方治验录》。

【方组】金钱草 60 g　鸡内金 10 g　海金沙 12 g　石见穿 30 g　石韦 15 g
冬葵子 12 g　双头尖 9 g　芒硝 6 g　六一散 10 g（冲服）

【用法】水煎服，每日 1 剂。

【功用】清利湿热，通淋化石。

【主治】泌尿系统结石，属湿热证。

【应用要点】以腰痛，小便刺痛，苔薄黄，舌质红、边有瘀斑，脉弦细，有泌尿系
统结石为应用要点。

（按）本方对于结石移动所致肾绞痛较为合适。方中双头尖是毛茛科植物多被银莲

花的干燥根，味辛性热，有毒，有祛风湿、消痈肿、抗炎消肿等作用。

九、三金胡桃汤（周凤梧）

【来源】《国家级名医秘验方》。

【方组】金钱草 30～60 g　生地黄 15 g　海金沙 12 g　玄参 12 g　石韦 12 g
瞿麦 12 g　车前子 12 g（包煎）　滑石 12 g　天冬 9 g　怀牛膝 9 g　鸡内金 6 g
木通 4.5 g　甘草 4.5 g　核桃仁 4 枚（嚼服）

【用法】水煎服，每日 1 剂。

【功用】滋肾清热，肾湿利尿，通淋化石。

【主治】泌尿系统结石，属肾虚石阻证。

【应用要点】以腰痛、腰酸、小便不适或涩痛、舌质淡、苔薄白、脉弦或滑、B 超
检查提示有"泌尿系统结石"为应用要点。

（按）泌尿系结石病人的日常饮水量十分重要，每天需要饮水 2 L 以上。结石较
大、治疗无效的，可选用体外超声碎石、腔镜手术取石等方法治疗。结石排出或取出
后，需要坚持长期的预防措施：①多饮水；②多运动；③定期服补肾药，如金匮肾气
丸、六味地黄丸，或自制胡桃膏（核桃仁 500 g、炙鸡内金 50 g、蜂蜜 500 g，药粉合为
细面入蜜中蒸后成膏，早晚各 1 次服用，每次 1 匙）。

十、通癃汤（梁乃津）

【来源】《国家名医秘验方》。

【方组】王不留行 15 g　淫羊藿 15 g　怀牛膝 15 g　黄芪 60 g　穿山甲 10 g
大黄 10 g

【用法】水煎服，每日 1 剂。

【功用】祛瘀通络，益气通癃。

【主治】前列腺肥大增生，属气虚瘀阻证。

【应用要点】以排尿困难、小便量少或点滴难出、小腹坠胀、苔薄、舌有瘀象、脉
弦或涩为应用要点。

（按）良性前列腺增生简称前列腺增生或前列腺肥大，严重者可小便不通，属中医
之癃闭，多在男性 50 岁以后发生。本方为益气化瘀之方，用之对症，确有疗效，注意
临证需辨证。本方伤胃气，须注意。

该病的临床症状取决于梗阻的程度及是否合并感染，所以应早预防、早治疗，注意
养成良好的生活习惯，避免劳累、久坐、便秘、饮酒，减少性生活以保养肾气。

十一、猪脬汤（盛国荣）

【来源】《国家级名医秘验方》。

【方组】猪脬（猪膀胱）1 个　杜仲 10 g　冬虫夏草 7 g　地骨皮 10 g　茯苓 20 g　芡实 20 g　山药 20 g

【用法】除冬虫夏草外，余药煎服汁 1 000 mL，以药液炖猪脬及冬虫夏草，每日 1 剂，或隔日服 1 剂，连服 12 剂。

【功用】补肾强脬，健脾渗湿。

【主治】慢性肾炎，属脾肾虚证。

【应用要点】以全身浮肿，头晕，眼花，耳鸣，纳差，恶心，尿中有蛋白、管型，有尿毒症前驱症为应用要点。

（按）本方为盛国荣八代祖传验方，药性平和，药膳同用。

第五章
血液系统类方

一、阴阳双补汤（周仲瑛）

【来源】《国家级名医秘验方》。

【方组】菟丝子 20 g　枸杞子 20 g　制首乌 20 g　熟地黄 20 g　桑椹 20 g　麦冬 20 g　肉桂 6 g（后入）　制附片 10 g（先煎）

【用法】水煎服，每日 1 剂。

【功用】阴阳双补，健脾益气。

【主治】慢性再生障碍性贫血，属阴阳双虚证。

【应用要点】以周身乏力、头晕头痛、心悸气短、脉沉细无力、苔薄舌淡、慢性再生障碍性贫血为应用要点。

（按）慢性再生障碍性贫血患者多于西医治疗病情控制后看中医，以"虚劳"诊治。本方脾肾双补，以治先后天之虚损，可守法守方缓缓图之。

再生障碍性贫血发病原因目前仍不明确，可能与化学因素（如氯霉素、苯）、物理因素（放射线）、生物因素等相关。重型再生障碍性贫血很快危及生命，而非重型再生障碍性贫血则病程缓慢，是中医治疗的优势病种。

二、滋阴扶阳汤（陆永昌）

【来源】《国家级名医秘验方》。

【方组】黄芪 30 g　炒白术 9 g　炙甘草 9 g　茯神 12 g　当归 12 g　生地黄 15 g　熟地黄 15 g　龙眼肉 15 g　阿胶 12 g（烊化）　木香 5 个（后入）　女贞子 12 g　墨旱莲 15 g　人参粉 6 g（冲服）　鹿茸粉 1.5 g（冲服）

【用法】水煎服，每日 1 剂。

【功用】益气养血，滋阴扶阳。

【主治】再生障碍性贫血，属阴阳气血双虚证。

【应用要点】以头晕乏力、面色萎黄、神疲意呆、腰酸膝软、口中无味、心慌气短、脉细无力、苔薄、舌质淡、慢性再生障碍性贫血为应用要点。

（按）本方由归脾汤化裁而来，方中加入温补之药，以益精血，临床阴虚兼有化热之象者本方不宜使用。

三、解毒补托汤（刘大同）

【来源】《国家级名医秘验方》。

【方组】白花蛇舌草 30 g　连翘 25 g　虎杖 25 g　黄芪 30 g　党参 25 g　当归 25 g　女贞子 30 g　墨旱莲 25 g　柴胡 15 g　葛根 15 g　陈皮 15 g

【用法】水煎服，每日 1 剂。

【功用】清热解毒，益气养阴，托邪外出。

【主治】再生障碍性贫血，属邪毒内陷证。

【应用要点】以面色苍白，少气乏力，时有发热，皮下出血，或有齿衄、鼻衄，月经量多，心烦口渴，尿赤，苔黄，舌质淡，脉虚而数，再生障碍性贫血为应用要点。

（按）本方解毒清热益气补阴，对于邪热耗伤阴血、本虚标实者非常适宜。

四、加减苍玉潜龙汤（柯微君）

【来源】《国家级名医秘验方》。

【方组】生地黄 30 g　龟板 20 g（先煎）　鳖甲 30 g（先煎）　生石膏 30 g（先煎）　生牡蛎 30 g（先煎）　白芍 18 g　牡丹皮 10 g　沙参 15 g　小蓟 30 g　地骨皮 30 g　三七粉 3 g（冲服）　羚羊角粉 0.6 g（冲服）

【用法】水煎服，每日 1 剂。

【功用】滋阴潜阳，凉血止血。

【主治】再生障碍性贫血，属阴虚阳亢血热妄行证。

【应用要点】以头晕头痛、心烦口干、唇焦、午后低热或发热、出血、衄血、紫癜、苔薄黄、舌尖红、脉弦芤大为应用要点。

（按）苍玉潜龙汤是费伯雄之方，北京名医宋维新用来治疗再生障碍性贫血，柯微君在其基础上进行化裁，由于用于治疗再生障碍性贫血属阴虚阳亢、血热妄行者有良效。

五、归芪四胶汤（廖金标）

【来源】《国家级名医秘验方》。

【方组】黄芪 60 g　当归 10 g　太子参 30 g　白术 10 g　茯苓 12 g　鸡血藤胶 15 g　炙甘草 10 g　补骨脂 12 g　菟丝子 15 g　枳实 10 g　砂仁 5 g　龟板胶 15 g（烊化服）　鹿角胶 15 g（烊化服）　阿胶 15 g（烊化服）　紫河车粉 15 g（冲服）

【用法】水煎服，每日 1 剂。

【功用】健脾益肾，补气生血。

【主治】再生障碍性贫血恢复期，属脾肾气血双虚证。

【应用要点】以面色㿠白、气短乏力、头晕头昏、心慌心跳、腰膝酸软、口中无味、胃纳欠佳、苔薄白、舌质淡、脉细弱、再生障碍性贫血为应用要点。

（按）本方对化疗后改善红细胞、白细胞、血小板指标有较好作用。但本方药味厚腻，易致碍胃，故应注意随证变化应用。

〜〜〜〜〜〜 第六章 〜〜〜〜〜〜

内分泌系统类方

一、愈消灵（董建华）

【来源】《国家级名医秘验方》。

【方组】黄芪 15 g　山药 10 g　黄精 10 g　石斛 10 g　天花粉 10 g　生地黄 10 g　熟地黄 10 g　竹叶 10 g　地骨皮 10 g　僵蚕粉 8 g（冲服）

【用法】水煎服，每日 1 剂。

【功用】滋阴清热，益气生津，敛气固精。

【主治】糖尿病，属阴虚燥热证，表现为渴饮无度、尿频、尿多、尿有甜味。

【应用要点】以 2 型糖尿病、临床表现"口渴、饮多、尿多"气阴两虚之上消为应用要点。

（按）现代医学中的糖尿病和中医学中的消瘅、消渴基本相同。中医学将其分为上消、下消、中消。本方适用于上消之气阴两虚证。

糖尿病治疗应做到自我管理、合理饮食、适当运动、科学用药、健康心理，从五个方面综合治疗，以期达到较好疗效。

糖尿病分为 1 型糖尿病、2 型糖尿病及其他类型如妊娠糖尿病。2 型糖尿病多数起病缓慢，症状轻微，甚至无症状，多数病人在体检时发现，少数病人则有家族史。病人大多身体肥胖，饮食不合理，生活不规律。所以本病重在预防；已患病者，则要认真治疗和多方面干预，防止疾病的发展。

二、治痹证二方（何懋生）

【来源】《名医论十大名中药》。

1. 骨痹汤

【方组】生草乌 10 g　生川乌 10 g（先煎）　全蝎 3 g（冲服）　葛根 15 g　木瓜 15 g　白芍 20 g　鸡血藤 40 g

【用法】水煎服，每日 1 剂。

【功用】散寒通络止痛。

【主治】各种骨痹、骨刺。

【应用要点】以风湿性关节病、退行性骨关节病、关节疼痛，属寒邪痹阻为应用要点。

2. 二乌白附汤

【方组】生草乌 10 g　生川乌 10 g　生白附 10 g（先煎）　独活 10 g

地枫皮（追地风）10 g　川牛膝 10 g　生地黄 10 g　防己 30 g　黄芪 30 g　当归 30 g

【用法】水煎服，每日 1 剂。

【功用】散寒祛湿，通络止痛。

【主治】寒湿顽痹，腰膝疼痛。

【应用要点】以关节、腰膝疼痛年久，膝关节变形、寒冷更甚，活动受限，疼痛难忍，脉沉细无力，苔薄白，舌质淡，属寒湿痹阻证为应用要点。

（按）本方对风湿、类风湿、各种骨性关节病、各种劳损、外伤后疼痛均有良效。但临床应用须慎重，一要注意该药的煎法，二要观察病人肝肾功能，三要注意毒副作用，应及时告知病人。

三、治痹方（娄多峰）

【来源】《国家级名医秘验方》。

1. 扶中痛痹汤

【方组】黄芪 30 g　党参 15 g　白术 15 g　薏苡仁 30 g　丹参 30 g　炮山甲 12 g　牛膝 30 g　木瓜 20 g　桂枝 10 g

【用法】水煎服，每日 1 剂。

【功用】健脾除湿，活血通络。

【主治】类风湿性关节炎，属脾虚、湿阻血瘀证。

【应用要点】以全身四肢关节疼痛，腕、膝、手指关节肿胀，功能受限，脉弦，苔厚白，舌质有瘀斑为应用要点。

2. 养血驱邪化瘀汤

【方组】黄芪 30 g　当归 15 g　丹参 15 g　鸡血藤 20 g　青风藤 30 g　忍冬藤 30 g　独活 12 g　桑枝 30 g　炮山甲 12 g　薏苡仁 30 g　甘草 6 g

【用法】水煎服，每日 1 剂。

【功用】益气养血，祛邪通络。

【主治】类风湿性关节炎，属气血亏虚、邪瘀留滞证。

【应用要点】以全身关节肿胀疼痛、手指变形、屈伸不利、感觉疲惫、面色萎黄、苔厚白、舌质淡、脉弦细为应用要点。

3. 二草二皮汤

【方组】伸筋草 60 g　透骨草 60 g　五加皮 60 g　海桐皮 60 g

【用法】水煎，以药水熏洗浸泡，每日 1 次，每次 20～40 分钟。

【功用】活血通络，止痛。

【主治】类风湿性关节炎。

【应用要点】以关节变形、强直僵硬、疼痛难忍、舌淡苔薄白、脉沉细、寒湿痹阻为应用要点。

（按）类风湿性关节炎与自身免疫功能失常有关，以关节起病、疼痛、肿胀、晨僵、类风湿因子检查阳性为特征。属难治愈顽疾，应内治外用相结合。该病症应早治疗、早干预、合理治疗、合理饮食。

四、痛风定痛汤（商宪敏）

【来源】《国家级名医秘验方》。

【方组】萆薢 30 g　土茯苓 30 g　车前子 30 g（包煎）　秦艽 15 g　秦皮 15 g
虎杖 10～30 g　山慈菇 10～15 g　伸筋草 15 g　牛膝 10 g　忍冬藤 30 g

【用法】水煎服，每日 1 剂。

【功用】清热利湿，通络止痛。

【主治】痛风急性发作期，属湿热痹阻证。

【应用要点】以足趾脚踝部位红肿热痛、灼痛难忍、痛不可忍、活动受限，身热口
干，烦渴汗出，舌质红，脉数，血尿酸升高为应用要点。

（按）痛风和中医的历节风相似，因不合理饮食导致嘌呤代谢紊乱、尿酸升高所
致。因此，对于本病，治疗与合理饮食缺一不可。

第七章

神经精神系统类方

一、中风二方（任应秋）

【来源】《名家中医汇讲》。

1. 豨莶草至阳汤

【方组】九制豨莶草 30 g　黄芪 9 g　天南星 6 g　何首乌 6 g　川附子 6 g　川芎 3 g　红花 3 g　细辛 15 g　防风 6 g　牛膝 6 g　僵蚕 3 g　苏木 6 g

【用法】水煎服，每日 1 剂。

【功用】扶阳祛风，通络。

【主治】中风证。

【应用要点】中风阳虚证，以突发口眼㖞斜、皮肤麻木、言语失利、口角流涎、半身不遂，甚至猝然昏仆、不省人事、目合口张、汗出肢凉、呼吸微弱为应用要点。

2. 豨莶草至阴汤

【方组】九制豨莶草 30 g　干地黄 9 g　知母 12 g　当归 9 g　枸杞子 9 g　炒赤芍 12 g　龟板 6 g（先煎）　牛膝 9 g　菊花 9 g　郁金 9 g　丹参 9 g　黄柏 3 g

【用法】水煎服，每日 1 剂。

【功用】滋阴祛风通络。

【主治】中风证。

【应用要点】中风的阴虚证，以头晕耳鸣、目眩少寐、突发舌强言謇、口眼㖞斜、半身不遂、两手握固、肢体强直或抽搐、面赤身热、烦躁不宁、猝然昏仆或言语失利、尿闭便秘为应用要点。

（按）中医中"风、痨、臌、胀"四大证最为复杂。《金匮要略》提出"邪犯于络、邪在于经、邪入于腑、邪入于脏"，故中风证须根据"风中经络、中腑、中脏"来辨证论治，与现代西医中脑血管病（脑血栓、脑梗死、脑出血）、面神经周围炎、脑血管痉挛、高血压危象等病相近。任应秋将其中风分为阳虚、阴虚二类，上述二方临床应用行之有效。此类疾病多于病情稳定时应用本方为妥。

中风常分为出血性中风和缺血性中风。前者即脑出血，多发生于 50～70 岁人群，常见病因为高血压、脑动脉粥样硬化、脑淀粉样血管病、脑动脉瘤、脑动静脉畸形、脑肿瘤、血液病等。后者常见有短暂性脑缺血发作、脑梗死、脑血栓形成、脑栓塞等。

二、治脑三方（谢海州）

【来源】《谢海州临证妙法》。

1. 化瘀通络汤

【方组】土鳖虫 10 g　苍术 10 g　刘寄奴 10 g　鬼箭羽 10 g　泽兰 10 g　红花 10 g　赤芍 10 g　地龙 15 g　石菖蒲 15 g　牛膝 15 g

【用法】水煎服，每日 1 剂。

【功用】化瘀醒脑。

【主治】瘀血阻于髓海而见头痛如刺、部位固定、入夜痛甚，或猝然昏倒，不省人事，肢体偏瘫，或有明显外伤史，舌紫暗，苔腻，脉细涩。

【应用要点】以头痛如刺、脑血管瘀血痹阻、或脑外伤所致后遗症之头痛为应用要点。

2. 健肾养脑汤

【方组】紫河车（冲服）9 g　龙眼肉 9 g　桑椹 15 g　熟地黄 12 g　太子参 9 g　当归 9 g　赤芍 9 g　白芍 9 g　丹参 12 g　郁金 12 g　石菖蒲 9 g　远志 9 g　茯苓 9 g　蒲黄 9 g

【用法】水煎服，每日 1 剂。

【功用】健脾养脑。

【主治】头部外伤后髓海不充而见肢体不遂、足痿不用、肌肉消脱。亦可用于小儿先天不足而见颅大、目滞、足软不行。

【应用要点】以脑中风之后遗症，或小儿脑瘫，属髓海不充之证为应用要点。

3. 三黑养脑汤

【方组】桑椹 30 g　黑芝麻 20 g　黑豆 30 g　熟地黄 20 g　枸杞子 15 g　菟丝子 15 g　党参 20 g　黄芪 15 g　全蝎 5 g（冲服）　地龙 10 g　水蛭 10 g　土鳖虫 10 g　陈皮 10 g　谷芽 30 g　麦芽 30 g　羌活 10 g　柴胡 10 g

【用法】水煎服，每日 1 剂。

【功用】补肾养脑。

【主治】老年性痴呆、脑髓病、脑外伤后遗症、乙醇中毒性脑病等慢性脑病。

【应用要点】以头晕、头昏、记忆减退或失忆、步履不稳、定向不准、年老体弱、畏寒怕冷、腰膝酸软、胃纳差、舌质淡、苔薄白、脉沉细或弦细为应用要点。

（按）谢海州认为，脑髓病之病机不外乎脑失清灵或髓海空虚，故对脑髓病变，无论何种原因形成的慢性脑病以活血化瘀、补肾养脑、填精益髓、祛痰瘀养脑髓之法治疗，重在充髓养脑，独创三方，临床用之确有疗效。

脑病所致精神障碍，有器质性脑综合征，也有原因不明退行性脑疾病（阿尔茨海默病），无论何种原因，中医药治疗有独特优势，可改善症状，延缓病程发展。

三、三化汤（任继学）

【来源】《国家级名医秘验方》。

【方组】

①清开灵注射液

②枳实 15 g　厚朴 20 g　羌活 10 g　炒水蛭 5 g　大黄 10 g（后下）

③羚羊角 3 g　玳瑁 15 g（共为细末，冲服）　胆南星 5 g　白薇 20 g　大黄 5 g（后入）　生地黄 20 g　龟板 50 g（先煎）　灵仙 15 g　黄芪 15 g　豨莶草 15 g　蒺藜 25 g

④安宫牛黄丸

【用法】清开灵注射液 60 mL 入 500 mL 液体静脉输入，每日 1 次；安宫牛黄丸每 4 小时服用 1 次，每次 1 丸鼻饲。亦可水煎服，每日 1 剂，凉服，待利后，停药。

【功用】①④方辛凉开窍，②方攻下破瘀，③方育阴潜阳、平肝熄风。

【主治】脑出血，属中风外脱证。

【应用要点】以高热烦躁、神昏谵语、四肢瘫痪、呼吸急促、舌红或绛、黄苔、脉数、中风脱证、热陷心包、脑出血为应用要点。

（按）任继学是中医治疗心脑血管疾病的专家，他研究的中医治疗脑出血方法有很好的疗效。但是脑出血是一种死亡率非常高的疾病，无论中医、西医内科保守治疗，都必须严密观察各项生命体征，保证病人生命安全，必要时应根据病情选择外科手术治疗。

四、防治心脑血管梗死方（胡国栋）

【来源】《国家级名医秘验方》。

【方组】西洋参 150 g　黄芪 200 g　三七 150 g　丹参 200 g　天麻 150 g

【用法】共为细末，早晚各服 1 次，每次 3～4 g，开水冲服。

【功用】益气活血，祛瘀通络。

【主治】各种心脑血管病，属气血不足、瘀阻经络证。

【应用要点】以头晕、健忘、肢体麻木、脉细涩、苔薄、舌有瘀点、脑梗死、脑供血不足、冠心病、老年性痴呆、脑血管病变为应用要点。

（按）本方可用于治疗多种心脑血管缺血性病变，也可以用于预防性治疗。

五、补气活血汤（李济春）

【来源】《国家级名医秘验方》。

【方组】黄芪 80～120 g　当归 10 g　赤芍 15 g　丹参 15 g　水蛭 10 g　红花 10 g　桃仁 10 g　怀牛膝 30 g　豨莶草 30 g　石菖蒲 10 g　地龙 10 g

【用法】水煎服，每日 1 剂。

【功用】益气活血，化痰通络。

【主治】各型、各期中风病，属气虚、血瘀痰阻证。

【应用要点】以半身不遂、口眼㖞斜、言语謇涩、肢体麻木、脉沉细弱或弦大无力、苔薄白、舌质有齿痕或边有瘀点、中风病恢复期治疗为应用要点。

（按）本方由补阳还五汤化裁而来，治疗中风后遗症确有疗效。治疗时要告知病人加强肢体功能锻炼，并与语言练习相结合的重要性。

六、滋肾宁心煎（董漱六）

【来源】《国家级名医秘验方》。

【方组】制首乌 90 g　黑豆 90 g　生地黄 90 g　天冬 60 g　丹参 90 g　枸杞子 60 g　女贞子 120 g　怀牛膝 90 g　桑椹 120 g

【用法】用水浸泡 24 小时，浓煎 3 次，去渣，加糖适量，用文火熬浓缩至 500 mL，装瓶备用，每次 30 mL，每月 2 次，可连服，4 剂为 1 个疗程。

【功用】滋肾填精，养血熄风。

【主治】神经衰弱，属肝肾精亏证。

【应用要点】以头眩耳鸣、头晕眼花、腰膝酸软、健忘、脉沉细、苔薄白、舌质淡为应用要点。

七、安眠四味饮（田维柱）

【来源】《国家级名医秘验方》。

【方组】枸杞子 30 g　炒酸枣仁 40 g　百合 40 g　五味子 15 g

【用法】水煎服，代茶饮。

【功用】清心除烦，安神定志。

【主治】不寐，属心肝血虚证。

【应用要点】以夜不安寐、梦多纷纭、心烦不安、脉细数、舌红苔薄为应用要点。

（按）本方配伍合理，也可用汤剂，随证加减变化更好。用茶剂时需要冷藏，以免变质而影响疗效。

八、黛玉疏肝散（马大正）

【来源】《国家级名医秘验方》。

【方组】绿萼梅 5 g　玫瑰花 4 g　合欢花 12 g　厚朴花 5 g　佛手 10 g　木蝴蝶 4 g　甘松 10 g　八月札 10 g　蒺藜 10 g

【用法】共为细末，早晚各服 1 次，每次 6～10 g，开水冲服。

【功用】轻疏肝气，芳香开郁。

【主治】抑郁性神经症，产后抑郁症，属肝气郁滞证。

【应用要点】以情绪低落、胸闷寡欢、心神不宁、长吁短叹、胁胀不适、口中无味、苔薄白、脉弦细为应用要点。

（按）本方适用于较轻的抑郁病或抑郁情绪，尤以女性经期或产后抑郁为适宜。

九、重症肌无力基本方（邓铁涛）

【来源】《邓铁涛医案与研究》。

【方组】黄芪60 g　党参18 g　白术15 g　甘草3 g　当归10 g　陈皮5 g　柴胡10 g　升麻10 g　五爪龙30 g　首乌20 g　枸杞子10 g

【用法】水煎服，每日1剂。

【功用】补中益气。

【主治】重症肌无力，属气虚证。

【应用要点】凡是诊断为重症肌无力者皆可以本方为基础方治疗，随证加减变化及调整剂量，坚持较长时间的治疗可取得理想疗效。

（按）邓铁涛是国内研究重症肌无力的著名专家，本方是在补中益气方基础上化裁应用，黄芪用量主张逐渐加大。本病发生危象时多用中西医结合治疗，病情稳定后以本方为基础用中医辨证论治。方中五爪龙又称五指毛桃，桑科植物，性味甘平，有益气健脾、祛痰平喘的作用。

重症肌无力是乙酰胆碱受体介导的细胞免疫依赖及补体参与的神经－肌肉接头传递障碍的自身免疫性疾病。病变主要发生在神经－肌肉接头突触后膜上乙酰胆碱受体。临床特征为部分或全身骨骼肌易疲劳，导致全身肌无力，具有活动后加重、休息后减轻、晨轻暮重等特点，急骤发作时延髓支配肌和呼吸肌严重无力致不能维持换气功能而发生窒息，是重症肌无力常见的死因。

十、益肾蠲痹丸（朱良春）

【来源】《朱良春精方治验录》。

【方组】熟地黄100 g　当归90 g　鹿衔草90 g　炙露蜂房40 g　炙乌蛇80 g　炙全蝎25 g　炙蜈蚣25 g　淫羊藿80 g　千斤拔90 g　甘草40 g　寻骨风90 g　伸筋草60 g　炙地龙50 g

【用法】共为细末，另以鸡血藤100 g、老鹳草100 g、苍耳子100 g煎水浓缩，与药末调和成水丸，每次6 g，每月2次，温开水送服。

【功用】益肾壮骨，蠲痹通络。

【主治】痹证、尪痹，属肾虚血瘀证。

【应用要点】以关节肿胀、变形、僵硬、疼痛、久治不愈、风湿、类风湿、骨质增生为应用要点。

（按）风湿热阻、阴虚火旺之痹症不宜使用本方。

十一、乌附麻辛桂姜汤（戴云波）

【来源】《中医治法与方剂》。

【方组】制川乌 10～60 g　制附子 10～60 g　麻黄 10 g　细辛 10 g　桂枝 30 g　干姜 10～30 g　甘草 10～30 g　蜂蜜 30～120 g

【用法】制川乌、制附子以开水先煎 1～4 小时，口尝药汁以不麻口为度，后下诸药再煎 30 分钟，煎 2 次，兑匀，分 3 次服完，可连服数剂。

【功用】温阳散寒，祛痹通络。

【主治】痛痹。肢体关节剧烈疼痛，屈伸更甚，痛有定处，自觉骨节寒凉，得温痛减，苔薄白，舌质淡，脉沉紧或弦紧。

【应用要点】以寒邪阻络、骨寒痛剧、苔薄白、舌质淡、脉沉弦之痹症为应用要点。本方可用于风湿（肌肉、关节痛寒）、类风湿性关节炎、退行性关节病外伤性骨关节病。

（按）本方由《金匮要略》"乌头煎"方变化而来，如果辨证准确，煎药、用法正确，疗效较好。近年来"火神学"派对乌头、附子应用均有深入的研究。据报道，此类药剂量已用到百克以上，对一些重症、沉疴有较好的疗效。但临床使用必须要辨证准确，因人、因地、因时而定，并与病人良好沟通，医嘱需要详细，出现不良反应及时解决，肝肾功能不全者慎用。

十二、抗疲劳汤（吕文良）

【来源】《临床综合征中医治疗学》。

【方组】黄芪 50 g　白芍 50 g　桂枝 15 g　炙甘草 30 g　木瓜 15 g　鸡血藤 15 g　巴戟天 15 g　蒲公英 30 g　重楼 15 g　丹参 30 g　紫河车 5 g（冲服）

【用法】水煎服，每日 1 剂，早晚各服 1 次，中午服六味地黄丸。

【功用】调和营卫，健脾养肾。

【主治】慢性疲劳综合征，属脾肾双虚、气血失调证。

【应用要点】以乏力、倦怠、四肢无力、头晕、头昏、腰酸背痛、脉沉细为应用要点。

（按）慢性疲劳综合征因其发病和机理尚难明确，故目前诊断标准还不统一。本病即是病人的躯体问题，又与社会环境、经济变化、心理因素及自身体质密不可分，症状多表现为精神倦怠、情绪低落、嗜睡懒动、低热头痛、头晕耳鸣、肌肉关节酸痛、失眠多梦、注意力不集中、记忆力减退、心烦意乱等。根据中医的整体观念、天人合一思想，该病是由于阴阳失和、气血失调所致。本方有调整阴阳、气血之作用。连续治疗 3 个月后，疗效较明显。

十三、治癫痫方（邓铁涛）

【来源】《邓铁涛用药十讲》。

1. 内服方

【方组】荆芥 8 g　全蝎 10 g　僵虫 10 g　浙贝母 10 g　橘络 10 g　白芍 15 g

甘草 6 g　茯苓 15 g　白术 12 g　丹参 15 g　黄芪 15 g　蜈蚣 2 条

【用法】共为细末，每日 2 次，每次 2 g，水冲服。

【功用】息风止痉。

【主治】癫痫。

【应用要点】以角弓反张、口吐白沫、抽搐、醒后如常人为应用要点。

2. **食疗方**

【方组】黄豆 2 500 g　地龙干 30 g　白胡椒 30 g

【用法】加水 5 000 mL　用慢火煲至水干，每日 3 次，每次 1 小撮。

【功用】息风止痉。

【主治】癫痫。

【应用要点】本方为癫痫之食疗方，可在不发作时坚持长期服用。

（按）邓铁涛治疗癫痫独具心得，以药物、食疗相结合。癫痫是慢性反复发作性短暂脑功能失调综合征，以脑神经元异常放电引起反复癫痫发作为特征，是发作性意识丧失的常见原因，其病因复杂，需要坚持长期规律治疗。中医治疗癫痫有其优势。

十四、治欠方（李今庸）

【来源】《李今庸医案医论精华》。

【方组】柴胡 24 g　黄芩 10 g　党参 10 g　法半夏 10 g　甘草 10 g　生姜 8 g
红枣 4 枚　黄连 10 g

【用法】水煎服，每日 1 剂。

【功用】和解少阳。

【主治】呵欠频繁。

【应用要点】以体弱多病、频频呵欠、苔薄白、舌质淡、脉弦细数为应用要点。

（按）《灵枢·口问》："故阴气积于下，阳气未尽，阳引而上，阴引而下，阴阳相引，故数欠。"呵欠病机在于阴阳之气失调，本方和解少阳之枢机，以调畅阴阳之枢机，独有心得。

十五、枫豆二藤汤（周仲瑛）

【来源】《周仲英医论集》。

【方组】天仙藤 15～30 g　路路通 10 g　鸡血藤 15 g　稽豆衣 10 g

【用法】水煎服，每日 1 剂。

【功用】行气活血，通络利水。

【主治】特发性水肿，内分泌失调水肿，营养不良性水肿，属气血不调、络阻水停证。

【应用要点】以面目虚浮㿠白、下肢浮肿、久治无效、舌质淡、苔薄白、脉细弦为应用要点。

（按）水肿有很多病人病因难找，而久治不愈，本方用之有效，可随证加减。

十六、山萸二枣汤（门纯德）

【来源】《门纯德中医临证要录》。
【方组】山茱萸60 g　酸枣仁15 g　炒酸枣仁15 g　生龙骨15 g　炒牡蛎15 g
当归9 g　炙甘草6 g
【用法】水煎服，每日1剂。
【功用】益肾养心。
【主治】不寐，属于心血失养、肾气失充者。
【应用要点】以夜不安寐、梦多纷扰、头晕耳鸣、脉细弦、舌质淡、久治无效为应用要点。

（按）本方配伍独到，以大剂量山茱萸充养肾气、生熟酸枣仁养心安神、生熟龙骨与生熟牡蛎镇肝潜阳、当归养心血，对于不寐久服各类方无效者确有良效。

十七、五子润燥方（高益民）

【来源】《高益民老中医临证经验集》。
【方组】枸杞子12 g　五味子10 g　决明子10 g　女贞子15 g　青葙子10 g
【用法】水煎服，每日1剂。
【功用】养阴润燥。
【主治】干燥综合征，属肝肾阴虚证。
【应用要点】以口干舌燥、烦渴多饮、失眠、大便干燥、皮肤干燥、眼干无泪者属肝肾阴虚证为应用要点。

（按）干燥综合征是一种难治的慢性疾病，本方对此症有较好疗效，应辨证后在本方基础上作适当加减，坚持治疗可奏效。

十八、三叉神经痛方（智世宏）

【来源】《名医传秘》。
【方组】羚羊角粉3 g（分冲）　钩藤12 g　蔓荆子10 g　柴胡15 g　石决明30 g
丹参30 g　僵蚕6 g　蜈蚣2条
【用法】水煎服，每日1剂。
【功用】养血活血，息风止痉。
【主治】三叉神经痛，属风阳上扰、脉络阻滞证。
【应用要点】以头痛、面颊痛、刀割电击样灼痛，持续几秒钟及数分钟，可反复发作为应用要点。

（按）方中羚羊角可用夏枯草30～60 g代替。

十九、偏头痛方（朱良春）

【来源】《国家级名医秘验方》。

【方组】炙全蝎15 g　天麻20 g　紫河车10 g　地龙15 g

【用法】共为细末备用，发作时每日之早，每次4 g，缓解后隔日1次，每次4 g，开水送服。

【功用】养血平肝，祛风止痛。

【主治】血管神经性头痛，属肝血不足、风阳上扰证。

【应用要点】以头痛多在气交之时、劳累或情绪波动时发生，头痛多在一侧，疼痛难忍，伴恶心、呕吐、眩晕，心烦，舌质淡，苔薄白，脉弦为应用要点。

（按）血管神经性头痛是一种常见但难治的疾病。坚持服用本方，调整生活状态，可有较好效果，也可减少复发。

二十、面瘫方

【来源】《常见中医优势病种治法集粹》。

【方组】全蝎10 g　僵蚕12 g　蜈蚣6条　地龙15 g　防风15 g　白附子6 g
马钱子6 g　乳香12 g　没药12 g　炮山甲30 g　制天南星30 g

【用法】共为细末，贮瓶备用，用时取适量药末，以生姜汁调成膏，置纱布，贴敷太阳、下关、翳风、颊车、地仓穴，胶布固定，每2～3天更换1次。

【功用】疏散风邪、通络解痉。

【主治】面神经周围炎。

【应用要点】以面肌瘫痪、口眼歪斜、蹙额皱眉、咬齿鼓腮试验阳性、流泪漏水为应用要点。

（按）本方为外敷方，药物有一定毒性，不能内服。外用时可能发生皮肤过敏，须注意。面神经周围炎是临床一种常见多发疾病，其治疗需要内服、外敷、按摩、针刺等结合治疗。多数病人用本方治疗后恢复正常，但部分年龄较大、体质较差的病人很难完全恢复，能达到喝水不漏水、说话不受影响、不妨碍基本生活即可。

二十一、面瘫灵（王保林）

【来源】《中外名医杂志》2002年第4卷第1期。

【方组】蜈蚣2条　僵蚕10 g　全蝎6 g（共为细末冲服）　乌梢蛇15 g　蝉蜕10 g
钩藤10 g　白附子10～15 g　防风10 g　细辛5 g（后入）　赤芍30 g　秦艽15 g
枸杞子15 g　黄芪30 g

【用法】水煎服，每日1剂。

【功用】祛风通络，益肾活血。

【应用要点】以风中经络、口眼㖞斜、血虚受风、肝肾不足为应用要点。以 2 周为 1 个疗程，临床治疗 80 例，有效率 90%。

二十二、四虫二蛇汤

【来源】《常见中医优势病种治法集粹》。

【方组】全蝎 5 g　蜈蚣 2 条　僵蚕 10 g　地龙 10 g　白花蛇 10 g　乌梢蛇 10 g 白附子 5 g　川芎 10 g　细辛 5 g　防风 15 g　白芍 20 g　甘草 5 g

【用法】水煎服，早中晚各服 1 次，每日 1 剂。

【功用】平肝熄风，祛痰通络，化痰止痛。

【主治】三叉神经痛，属于风痰阻络、瘀血痹阻证。

【应用要点】以阵发性短暂性电击样或针刺样头痛、时有头痛、倦怠、痰多、苔白腻、舌有瘀点或胖大为应用要点。

（按）三叉神经痛指在三叉神经分布区内呈反复发作的疼痛，属于中医的头痛。头痛病机复杂，需要辨证论治，本方只适用于瘀血痰阻头痛。

本方虫类药较多，有一定毒性，故改为散剂服用为佳，每日 3 次，每次 3～5 g，开水送服。

二十三、口眼正饮（李济春）

【来源】《国家级名医秘验方》。

【方组】白附子 6～10 g　全蝎 6～10 g　僵蚕 10 g　防风 10 g　赤芍 12 g　橘络 10 g 川芎 10 g　丝瓜络 10 g

【用法】水煎服，每日 1 剂。

【功用】祛风化痰，活血解痉。

【主治】面神经麻痹，面肌病，动眼麻痹，属风痰阻于头面经络证。

【应用要点】以口眼歪斜、漏水漏气或复视重影为应用要点。

（按）面神经周围炎是一种常见病，多于睡觉醒后发病，口眼歪斜，俗称"风中经络"。本病治法很多，如针刺、艾灸、贴敷、按摩、中药口服等中医方法，以及西医抗病毒治疗、营养神经输液等方法，应根据不同的情况选用不同的方法。本方扶正祛邪结合，适用于各种不同类型的病人。

第八章

外科系统类方

一、胰腺炎方（吴咸中）

【来源】《国医大师验案良方》。

1. 加减大承气汤

【方组】大黄10 g　芒硝10 g　厚朴10 g　枳实15 g

【用法】水煎服，若禁食则病人予以保留灌肠。

【功用】通里攻下。

【主治】弥漫性胰腺炎，肠麻痹，属里实证。

【应用要点】以腹满腹痛、大便秘结、苔黄厚腻、舌质红、胰腺炎为应用要点。

2. 清热解毒通腑汤

【方组】金银花15 g　连翘10 g　蒲公英10 g　紫花地丁10 g　黄连15 g　党参10 g　大黄10 g

【用法】水煎服，每日1剂。

【功用】清热解毒。

【主治】重型胰腺炎，属热毒壅盛证。

【应用要点】以发热、腹痛、大便不通、苔黄厚腻、舌质红、重型胰腺炎为应用要点。

（按）吴咸中多年致力于急腹症的中西医结合治疗研究，对早期胰腺炎用通里攻下治疗，上述两方代表了其基本学术思想。

二、脱疽汤

【来源】《常见中医优势病种治疗集粹》。

【方组】黄芪30～60 g　桂枝10 g　红花10～20 g　茯苓10～20 g　毛冬青10～20 g　赤芍10～20 g　金银花10～20 g　玄参10～20 g　当归10～20 g　丹参10～20 g　桃仁5～10 g　川芎5～10 g　丹参5～10 g

【用法】水煎服，每日1剂，并以药渣熏洗患处。再配服八虫胶囊［八虫胶囊：全蝎、蜈蚣、穿山甲、土鳖虫、水蛭、蚂蚁、地龙、守宫（壁虎）］。

【功用】活血化瘀，通络止痛，清热解毒，散结。

【主治】血栓闭塞性脉管炎，属气滞热壅毒阻证。

【应用要点】以肢足部紫红、黯红、青紫，活动后或水肿，或小腿下垂时颜色变深加重，足趾端或足掌部有瘀血瘀点，患肢持续性固定性肿痛、活动时痛肿加重，舌质红或紫黯，苔薄白，脉沉细涩为应用要点。

（按）血栓闭塞性脉管炎是一种周围血管疾病，多发于青壮年，血管腔发生闭塞，引起局部组织缺血，最后并发溃疡、坏死，导致肢体末端脱落，属于中医的"脱疽"。其临床表现各不相同，本方适用于以血瘀为主要病机的病人。

三、三色敷药膏（施杞）

【来源】《上海名老中医学术经验精粹》。

【方组】紫荆皮240 g（炒黑）　黄荆子240 g（去皮，炒黑）　当归60 g　牛膝60 g　丹参60 g　姜黄60 g　五加皮60 g　木瓜60 g　羌活60 g　独活60 g　白芷60 g　威灵仙60 g　防风60 g　天花粉60 g　川芎30 g　秦艽30 g　连翘24 g　甘草18 g　番木鳖60 g

【用法】共为细末，饴糖调糊备用。用时，膏药摊于软纸之上，再敷桑皮纸，敷于患处，以纱布橡皮膏固定。

【功用】活血化瘀，通络止痛。

【主治】软组织挫伤，肌肉韧带劳损，风湿痹证，各种骨关节病变。

（按）三色敷药膏为著名的外敷膏药，临床用之确有疗效。

四、三黄膏

【来源】《上海名老中医学术经验精粹》。

【方组】大黄　黄芩　黄柏　滑石（各等量）

【用法】共为细末，备用，以饴糖调糊，用桑皮纸涂摊，敷于患处。

【功用】清热解毒清肿。

【主治】各种软组织损伤红肿热痛。

五、损伤风湿膏

【来源】《上海名老中医学术经验精粹》。

【方组】生川乌120 g　生草乌120 g　天南星120 g　大黄120 g　当归120 g　黄药子120 g　紫荆皮120 g　生地黄120 g　苏木120 g　桃仁120 g　桑枝120 g　桂枝60 g　赤芍60 g　地龙60 g　羌活60 g　独活60 g　川芎60 g　白芷60 g　栀子60 g　蟅虫60 g　骨碎补60 g　透骨草60 g　赤石脂60 g　穿山甲60 g　红花60 g　牡丹皮60 g　落得打60 g　白芥子60 g　木瓜60 g　乳香60 g　没药60 g　马钱子60 g　甘松60 g　山奈60 g　细辛30 g　麻黄30 g　木香30 g

【用法】共为细末，用麻油7.5 kg，浸药7～10日后入锅，用文火熬药，药枯为度，过滤去渣，再用小火熬2小时。再加炒东丹2 100 g，徐徐筛入锅内，不断搅好，则药成收贮，备用。用时摊于软纸，敷于患处，以纱布橡皮膏固定。

【功用】温化寒湿，理伤止痛。

【主治】各种损伤劳损，骨伤后期，以及各种骨关节病变和风湿痹痛。

六、接骨丹（陈潮祖）

【来源】《中医治法与方剂》。

【方组】螃蟹 1 000 g　脆蛇 130 g　自然铜 30 g（醋煅）　血竭 20 g　三七 30 g　土鳖虫 30 g　制乳香 12 g　制没药 12 g　海马 15 g　人参 15 g　白术 15 g　党参 15 g　麝香 0.15 g

【用法】除麝香外，共为细末，再兑麝香装瓶中，密封备用，每次 3 g，成人早晚各服 1 次，儿童减半。

【功用】接骨理损。

【主治】骨折中后期，无骨痂或骨痂稀少者。

【应用要点】本方接骨续筋，活血散瘀，固本培元，对骨折后骨痂生长缓慢者有良好疗效。本方对胃有一定刺激，宜饭后服用。

（按）中药对骨折愈合有促进作用，本方配伍特殊，尤以螃蟹、脆蛇独到，临床治疗效果较好。

七、肺痈汤（唐江山）

【来源】《国家级名医秘验方》。

【方组】金银花 60 g　鱼腥草 60 g　鲜芦苇茎 60 g　败酱草 15 g　桔梗 20 g　党参 10 g　百部 15 g　薏苡仁 30 g　浙贝母 12 g　陈皮 10 g　甘草 10 g

【用法】水煎煮，每日 1 剂。

【功用】清热解毒，化瘀排脓。

【主治】肺炎，肺脓疡，属肺痈成痈期、邪热壅肺证。

【应用要点】以发热、胸痛、咳嗽、咳吐腥臭黄色脓痰、口渴、苔黄、脉浮数、胸部 X 摄片显示"肺部炎性改变成脓疡者"为应用要点。

（按）肺痈是因热毒壅肺、痰热互结所致。本方由苇茎汤化裁而来，清热解毒、化痰祛瘀，实乃治疗肺痈之良方。方中若加入甜瓜子，以新鲜者为最好，可用量多一些，用至 60 g 左右其疗效会更好。鲜苇茎也可用量重一些，若无新鲜苇茎可用干苇茎。

八、瘰疬内消饮（张琪）

【来源】《国医大师验案良方》。

【方组】海藻 30 g　夏枯草 30 g　炮山甲 15 g　皂角刺 10 g　连翘 20 g　玄参 15 g　香附 15 g　陈皮 15 g　柴胡 15 g　当归 20 g　川芎 15 g　青皮 15 g

【用法】水煎煮，每日 1 剂。

【主治】瘰疬，瘿瘤，癥瘕，属痰气壅结证。

（按）中医认为人体出现肿块多为痰气壅结所致。本方除治疗上述病种外，还可治疗水疝、肠粘连等，用之有效。

九、疏肝利水通络汤（庞赞襄）

【来源】《国家级名医秘科验方》。

【方组】桔梗 10 g　茺蔚子 10 g　车前子 10 g　葶苈子 10 g　防风 10 g　黄芩 10 g　香附 10 g　泽泻 10 g　芦根 30 g　夏枯草 30 g　甘草 3 g

【用法】水煎煮，每日 1 剂，并用 0.25％噻吗心安和 1％匹罗卡品滴眼液交替滴眼。

【功用】泻肝解郁，利水通络。

【主治】青光眼，属肝经郁热证。

【应用要点】以眼球痛、视力下降、头痛、恶心、心慌、发热、口干便秘、苔黄、舌质红、脉弦有力、青光眼为应用要点。

（按）青光眼是眼科致盲的常见病，眼压升高，来势急骤，必要时应中西医结合治疗。

十、养阴利咽汤（张赞臣）

【来源】《国家级名医秘验方》。

【方组】白芍 9 g　百合 10 g　南沙参 10 g　北沙参 10 g　天花粉 9 g　桔梗 4.5 g　甘草 2.5 g　射干 4.5 g

【用法】水煎煮，每日 1 剂。

【功用】滋养肺胃，清热利咽。

【主治】慢性咽炎，属肺胃阴虚证。

【应用要点】以咽喉干痛、有异物阻塞感，久治不愈，苔薄白，舌质红，脉细数为应用要点。

（按）张赞臣是我国著名的五官科专家，本方是其治疗喉痹的基础方，可随证加减变化。音哑，可加木蝴蝶、西青果；头晕，加钩藤、菊花；胸闷，加郁金、枳壳；痰多，加浙贝母、姜半夏；大便秘结，加瓜蒌仁、炒莱菔子；不寐，加远志、浮小麦、炒酸枣仁。

慢性咽炎是一种常见但难治的疾病，其原因多与不良生活习惯、不合理治疗、环境因素等有关。治疗须辨证论治，尤其要观察咽喉充血情况。咽喉色黯红者属虚火；鲜红者属实火；增生滤疱，水晶透明为挟湿，红者为火盛，色淡者为痰湿。且应结合全身整体情况，还可依据经络理论辨证，因咽喉是多个经络循行之处，最忌随意以"炎症"论治，而用苦寒之药治疗。

十一、清肾凉肝饮（丁化民）

【来源】《丁化民临证备忘录》。

【方组】玄参20 g　知母5 g　炒黄柏5 g　栀子5 g　黄芩12 g　龙胆草4 g
柴胡8 g　连翘12 g　桔梗8 g

【用法】水煎煮，每日1剂。

【功用】清肾凉肝。

【主治】急性中耳炎，疼痛流脓者。

【应用要点】以耳道流水、流脓、咽干、脉滑、苔薄黄、舌质红、中耳炎为应用
要点。

（按）中耳炎是一种常见病，治疗越早疗效越好。本方对急性中耳炎尤宜。

皮肤系统类方

一、湿疹方（李辅仁）

【来源】《国医大师验案良方》。

【方组】苍术 10 g　炒白术 10 g　黄芩 10 g　薏苡仁 20 g　茯苓皮 10 g　牡丹皮 10 g　紫草 10 g　泽泻 10 g　连翘 10 g　生地黄 10 g

【用法】水煎服，每日 1 剂。

【功用】健脾利湿。

【主治】各类湿疹。

【应用要点】本方为治疗湿疹基础方，可随证加减，有血热者加赤芍、连翘、黄柏，有风盛而痒者加乌梢蛇、白鲜皮、刺蒺藜。

（按）湿疹是难治之皮肤病。本方从脾虚湿阻论治立方，用之有效。

二、荨麻疹方（朱仁康）

【来源】《名家中医汇讲》。

1. 活血祛风汤

【方组】当归尾 9 g　赤芍 9 g　桃仁 9 g　红花 9 g　荆芥 9 g　防风 9 g　蝉蜕 9 g　蒺藜 9 g　甘草 6 g

【用法】水煎服，每日 1 剂。

【功用】活血祛风。

【主治】慢性荨麻疹。

【应用要点】以荨麻疹日久发作不止，或有压迫、抓痕性荨麻疹，舌质紫，苔薄白，脉弦而虚属血虚受风证为应用要点。

2. 乌蛇驱风汤

【方组】乌梢蛇 9 g　蝉蜕 9 g　荆芥 9 g　防风 9 g　羌活 9 g　马尾莲 9 g

【用法】水煎服，每日 1 剂。

【功用】搜风败毒驱风。

【主治】顽固性慢性荨麻疹、皮肤瘙痒症、急性神经性皮炎等。

【应用要点】以皮肤瘙痒、舌质淡、苔薄白、脉弱，属风毒所致者为应用要点。

3. 固卫御风汤

【方组】黄芪 9 g　防风 9 g　炒白术 9 g　桂枝 9 g　赤芍 9 g　白芍 9 g　生姜 3 片

大枣 7 枚〔重者加麻黄 9 g　附片 12 g（先煎）〕

【用法】水煎服，每日 1 剂。

【功用】益气固卫祛风。

【主治】冷激性荨麻疹。

【应用要点】以畏寒怕冷、怕风、遇之则全身起片状白色风团、脉沉细、苔薄白、舌质淡、气虚证为应用要点。

4. 健脾祛风汤

【方组】苍术 9 g　陈皮 9 g　茯苓 9 g　泽泻 9 g　羌活 9 g　防风 9 g　乌药 9 g　木香 9 g　生姜 9 g　大枣 7 枚

【用法】水煎服，每日 1 剂。

【功用】健脾祛风。

【主治】肠胃型荨麻疹。

【应用要点】以全身起白色风团、腹胀不适、脉细沉、苔薄白为应用要点。

5. 局方消风散加减

【方组】荆芥 9 g　防风 9 g　蝉蜕 9 g　羌活 9 g　白芷 4.5 g　陈皮 9 g　茯苓 9 g　金银花 9 g　炙甘草 4.5 g

【用法】水煎服，每日 1 剂。

【功用】祛风除湿。

【主治】丘疹性荨麻疹（多见于小儿），并用于丘疹性湿疹。

【应用要点】以全身起丘疹样皮疹且很痒、时隐时现为应用要点。

（按）朱仁康是我国著名皮肤专家，对皮肤治疗擅长辨证论治，对荨麻疹以风论治，分为风热、风寒、风湿、风燥四型，此为其部分经验用方，临床用之有效。

三、消瘰散 （朱良春）

【来源】《国医大师朱良春》。

【方组】炙全蝎 20 只　穿山甲 20 片　火硝 1 g　核桃仁 1 枚

【用法】共为细末，每日 2 次，每次 4.5 g，陈酒送服。

【功用】通络散结。

【主治】瘰疬，溃破者方可使用。

【应用要点】以颈部有串状肿块、痛或不痛为应用要点。须注意病人脾胃状态，中病即止，不宜久服，以免损伤脾胃之气。方中穿山甲可改为牡丹皮 10～20 g。

（按）朱良春善用虫类药，本方亦为应用虫类药物治疗瘰疬的范例。

四、益气化斑汤 （姚寓晨）

【来源】《国家级名医秘验方》。

【方组】淫羊藿 15 g　菟丝子 20 g　当归 12 g　川芎 12 g　桃仁 10 g　红花 10 g

生地黄15 g　白芍12 g　僵蚕10 g

【用法】水煎服，每日1剂。

【功用】补肾化瘀。

【主治】黄褐斑，肾虚，络有瘀血证。

【应用要点】以面出瘀斑、腰酸心烦、脉弦、苔薄、舌质淡为应用要点。

（按）黄褐斑为常见难治之病，多数学者主张以肝郁、肾虚、血瘀于络论治，本方以肾虚络瘀论治，可为独树一帜，临床应用可随证加减变化。体质阴虚，加二至丸、知母、黄柏；阳虚，加肉苁蓉、巴戟天、鹿角霜；偏肝郁，加柴胡、绿萼梅；斑多在额部，加丹参、黄连；斑多在颊部，加桑白皮、杏仁；斑多在鼻部，加苍术、姜半夏；斑多在口唇四周，加黄芩、藿香、焦栀子；斑多在颈部，加补骨脂。本病除内调外，还须清心寡欲、合理饮食、劳逸结合，以助斑清而颜美。

五、全虫方（赵炳南）

【来源】《国家级名医秘验方》。

【方组】全蝎6 g　皂角刺12 g　苦参6 g　白鲜皮15 g　黄柏15 g　蒺藜15 g　炒槐花15～30 g　威灵仙12～30 g　猪牙皂6 g

【用法】水煎服，每日1剂。

【功用】熄风止痒，除湿解毒。

【主治】慢性湿疹，慢性阴囊湿疹，神经性皮炎，结节痒疹，慢性顽固性瘙痒性皮肤病，属风湿内浸结为湿毒证。

【应用要点】以皮肤瘙痒、日久难愈的多种皮肤病为主要应用要点。

（按）皮肤瘙痒为风盛，久治不愈为湿毒难清。本方清利湿毒、搜风止痒，标本兼顾，组方合理，乃治皮肤病之良方。

六、全虫方（张志礼）

【来源】《张志礼医话验案精选》。

【方组】全蝎6 g　皂角刺12 g　猪牙皂6 g　蒺藜15 g　威灵仙12 g　苦参9 g　白鲜皮15 g　黄柏15 g

【用法】水煎服，每日1剂。

【功用】祛风止痒、除湿解毒。

【主治】慢性顽固性瘙痒性皮肤病，如慢性湿疹、慢性阴囊湿疹、神经性皮炎、结节性痒疹、皮肤瘙痒症等。

【应用要点】以皮肤病久治不愈且奇痒无比、舌质淡、苔薄白、脉细为应用要点。

（按）本方对慢性顽固性瘙痒性皮肤病用之有效，但需久服，可随证变化。

七、痤愈灵（夏少农）

【来源】《国家级名医秘验方》。

【方组】夏枯草 10 g　桑叶 10 g　菊花 10 g　蒲公英 10 g　山楂 10 g　大黄 6 g　淫羊藿 12 g　丹参 12 g　白花蛇舌草 15 g　重楼（蚤休）10 g

【用法】水煎服，每日 1 剂。

【功用】祛风，清热，凉血。

【主治】痤疮，属风热壅盛证。

【应用要点】以颜面、胸、背痤多，其色红、痒、痛为应用要点。

（按）本方用药较轻，故宜用于面部痤疮轻症。

八、清热消痤饮（刘复兴）

【来源】《国家级名医秘验方》。

【方组】黄芩 15 g　黄连 10 g　枇杷叶 15 g　桑白皮 30 g　蒲公英 30 g　重楼 30 g　生地黄 30 g　牡丹皮 15 g　皂角刺 30 g　甘草 5 g

【用法】水煎服，每日 1 剂。

【功用】清热解毒，凉血，泻火。

【主治】痤疮属肺胃郁热证。

【应用要点】以颈、面、胸、背等处生痤疮，或有化脓，结节囊肿，便秘溲赤，口干心烦，苔薄黄，舌质红为应用要点。

（按）痤疮是一种常见病，除内服药物治疗外，还需要饮食清淡、注意休息，并避免化妆品、护肤品的不良影响。

九、除湿止痒汤（马绍尧）

【来源】《国家级名医秘验方》。

【方组】白鲜皮 30 g　地肤子 9 g　苦参 9 g　土茯苓 30 g　徐长卿 15 g　生地黄 20 g　牡丹皮 9 g　甘草 3 g

【用法】水煎服，每日 1 剂。

【功用】清热利湿，凉血祛风。

【主治】湿疹，神经性皮炎，过敏性皮炎，属湿热内蕴、复感热毒、湿阻肌肤证。

【应用要点】以皮肤起疹、丘疹、疱疹、红斑、痒、脱屑、舌红、苔薄白、脉弦滑为应用要点。

（按）本方对急性期湿疹较为适用，可随证加减变化。湿疹在头面部，加菊花、苍耳子、桑叶；在躯干者，加龙胆草、柴胡、黄芩；在下肢者，加苍术、黄柏、牛膝；发热者，加栀子、生石膏、牡丹皮。本方偏于苦寒，易伤胃气，故脾胃虚寒者慎用。

十、颜玉饮（刘复兴）

【来源】《国家级名医秘验方》。

【方组】女贞子30 g　墨旱莲15 g　玉竹45 g　白芍30 g　肉苁蓉15 g　丹参30 g　玫瑰花6 g　柴胡6 g　水蛭10 g

【用法】水煎服，每日1剂。

【功用】滋补肝肾，疏肝解郁，化瘀祛斑。

【主治】黄褐斑，属肝肾阴虚、气滞血瘀证。

【应用要点】以颜面部有大小、形状不等的色素斑，黄褐色或暗褐色，伴有月经失调，行经乳胀胁痛，头痛，耳鸣，心烦易怒，睡眠欠安，苔薄白，舌质淡，脉弦细为应用要点。

（按）本方从肝肾阴虚、血瘀立法组方，用之有效。

十一、黄褐斑汤（李秀敏）

【来源】《国家级名医秘验方》。

1. 清肝丸

【方组】柴胡100 g　当归100 g　白芍120 g　生地黄120 g　丹参200 g　牡丹皮150 g　栀子140 g　凌霄花110 g　益母草200 g　香附100 g　白莲子60 g

【用法】共为细末，为蜜丸，每丸10 g，每日3次，每次1丸。

【功用】清肝解郁，理气活血。

【主治】黄褐斑，属肝郁气滞、血热壅盛证。

【应用要点】以面部色斑多、兼有心烦、月经失调为应用要点。

2. 益阴丸

【方组】菟丝子300 g　女贞子300 g　生地黄150 g　熟地黄150 g　牡丹皮150 g　桑寄生300 g　当归120 g　墨旱莲200 g　鸡血藤200 g　天花粉120 g　茯苓120 g

【用法】共为细末，为蜜丸，每丸10 g，每日3次，每次1丸。

【功用】滋阴补肾。

【主治】黄褐斑，属肾阴虚证。

【应用要点】以面部色斑偏黑偏暗、腰膝酸软为应用要点。

3. 实脾丸

【方组】党参120 g　白术100 g　薏苡仁300 g　冬瓜皮300 g　木香100 g　茯苓120 g　生地黄120 g　当归100 g　鸡血藤200 g　鸡内金100 g

【用法】共为细末，为蜜丸，每丸10 g，每日3次，每次1丸。

【功用】益气健脾。

【主治】黄褐斑，属脾虚证。

【应用要点】以面部色斑较淡、乏力倦怠、纳差便溏为应用要点。

4. 祛斑霜

【方组】当归 30 g　白芷 30 g　丹参 30 g　紫草 30 g

【用法】经醇提纯浓缩，制成水油型霜膏，外用。

【功用】活血祛斑。

【主治】黄褐斑。

【应用要点】黄褐斑辨证条件下偏于肝郁者用清肝丸，阴虚者用益阴丸，脾虚者用实脾丸。

（按）黄褐斑类似中医学记载的"面尘""黧黑斑"。多数病人外治而不内调，治而无功，且疗程长，很难坚持。因此，应外治内调结合，并注意饮食调理、心理养护、防止紫外线过度照射，才能起到较为理想的效果。

十二、活血镇痛汤

【来源】《常见中医优势病种治法集粹》。

【方组】细辛 10 g　丹参 30 g　王不留行 30 g　路路通 20 g　白芍 50 g
延胡索 15 g　地龙 15 g　土鳖虫 15 g　全蝎 15 g　丝瓜络 15 g　甘草 15 g

【用法】水煎服，每日 1 剂。

【功用】活血通络，舒气止痛。

【主治】带状疱疹后遗症神经痛，属气滞血瘀证。

【应用要点】以带状疱疹已愈但仍觉疼痛难忍、不能触，甚则穿衣困难，脉弦，苔薄，舌质有瘀点为应用要点。

（按）带状疱疹为带状疱疹病毒所致的常见病，中医称"缠腰火丹""蛇串疮"。不少年老体弱病人，由于治疗不及时或不合理，出现病愈后难以解决的神经痛，中西医治疗皆较难奏效。多数专家认为要早发现、早治疗，对年龄较大、体质较差的可中西医结合治疗，给予一定量的糖皮质类激素，对病愈后的神经痛有较好的预防作用。脾胃虚弱者使用本方时应多加注意。

第十章

妇科系统类方

一、调经四方（许润三）

【来源】《中医妇科名家经验心悟》。

1. 桂枝䗪虫汤

【方组】桂枝10 g　桃仁10 g　土鳖虫（䗪虫）10 g　赤芍15 g　白芍15 g
天花粉15 g

【用法】水煎服，每日1剂。

【功用】活血行滞。

【主治】血瘀所致痛经。

【应用要点】以行经腹痛、有血块、脉弦有力、舌质有瘀点为应用要点。

2. 理气通经汤

【方组】当归15 g　川芎10 g　红花10 g　丹参30 g　香附10 g　青皮10 g

【用法】水煎服，每日1剂。

【功用】疏肝和血。

【主治】肝郁气滞所致经胁痛、乳胀、心烦、抑郁诸证。

【应用要点】以行经前后以胁痛、心情抑郁，以及月经周期失常为应用要点。

3. 益肾调肝汤

【方组】柴胡10 g　当归10 g　白芍15 g　山茱萸10 g　香附10 g　益母草15 g
紫河车10 g（冲服）

【用法】水煎服，每日1剂。

【功用】疏肝补肾。

【主治】肝郁肾虚所致月经失调、经量少、腰酸背痛、心烦胁胀或畏寒怕冷。

4. 鹿角霜饮

【方组】鹿角霜15 g（先煎）　黄芪30 g　白术15 g　当归10 g　川芎10 g
半夏10 g　昆布15 g　枳壳15 g　益母草15 g

【用法】水煎服，每日1剂。

【功用】温肾补脾，祛湿利痰，行气通经。

【主治】素体脾肾不足、体胖痰湿内阻所致月经失调、脉滑、舌体胖。

【应用要点】以月经失调、乏力倦怠、畏寒怕冷、苔薄、舌质淡有齿痕、脉沉细或弱为应用要点。

（按）许润三调经方之桂枝䗪虫汤用于瘀血内阻所致痛经，理气通经汤用于肝郁所致月经失调、胁痛乳胀；益肾调肝汤用于肾虚所致月经失调、腰酸背痛；鹿角霜饮用于痰瘀所致月经失调、畏寒怕冷。四方各有侧重，基本概括了月经失调的不同病机和立法组方用药，组方合理，效果较好。

二、妇科病方（朱南孙）

【来源】《中医妇科名家经验心悟》。

1. 加味没竭汤

【方组】蒲黄 20 g（包煎）　炒五灵脂 15 g（包煎）　三棱 12 g　莪术 12 g　制没药 12 g　制乳香 12 g　山楂 12 g　青皮 6 g　血竭 2 g（冲服）

【用法】水煎服，每日 1 剂。

【功用】活血化瘀。

【主治】血瘀证之各种痛经，如腹膜性痛经、盆腔性痛经、子宫内膜异位症、盆腔瘀血综合征。

【应用要点】以来经腹痛，腰痛难忍，经血有血块，脉弦涩，舌有瘀斑、瘀点为应用要点。

2. 盆腔汤

【方组】蒲公英 30 g　紫花地丁 30 g　败酱草 30 g　蒲黄 12 g（包煎）　制乳香 3 g　制没药 3 g　柴胡 9 g　延胡索 9 g　川楝子 9 g　刘寄奴 15 g　地龙 12 g　三棱 12 g

【用法】水煎服，每日 1 剂。

【功用】活血化瘀，清热解毒。

【主治】气滞血瘀、毒热郁结所致盆腔炎、子宫内膜异位症，以腹痛为主证。

【应用要点】以行经腹痛难忍、经血有血块、脉弦、舌质有瘀斑、苔黄腻、B 超检查提示"盆腔积液"为应用要点。

（按）朱南孙衷中参西，力求实效，将妇科病中医之证、西医之病相结合立法组方，对子宫内膜异位症、盆腔炎确有疗效。需要注意的是，无血瘀证及脾胃虚者不宜使用本方。本方不宜久服，宜饭后服用以减少胃肠道不适。

子宫内膜组织（腺体和间质）见于子宫体以外部位时称子宫内膜异位症，虽为良性病变，但具有类似恶性肿瘤远端转移和种植生长能力，种植常见的部位是盆腔器官和腹膜，是激素依赖性疾病。盆腔炎多为炎症急性期治疗不彻底，或体质差、抵抗力弱所致。这些都是妇科常见疾病，需要定期体检，早发现、早治疗。

三、二稔汤（罗元恺）

【来源】《中医妇产科学》。

【方组】岗稔根 30～50 g　地稔根 30 g　续断 15 g　制首乌 30 g　党参 20～30 g　白术 10～20 g　熟地黄 15～20 g　棕榈炭 10～15 g　炙甘草 9～15 g　桑寄生 15～30 g　赤石脂 20 g

【用法】水煎服，每日 1 剂。

【功用】补气摄血。

【主治】功能性子宫出血，属肾阴不足、水不济火、血热妄行证之崩漏。

【应用要点】以月经行经周期长，经量多、色鲜红，腰痛酸困，头晕头痛，口干舌燥，苔薄舌红，脉细数，功能性子宫出血为应用要点。

（按）功能性子宫出血分为无排卵性功能失调性子宫出血和排卵性功能失调子宫出血两类，病情复杂，属中医之"崩漏"。本方虚实兼顾，标本同治。若经血中有血块，加益母草 15～30 g；经色鲜红，加墨旱莲 20～30 g；血色暗红，加炒艾叶 15 g；头晕较重，加阿胶 10 g（烊化）；行经不畅且腹痛，加三七粉 10 g（冲服）。方中岗稔根为桃金科桃金娘属植物之根，地稔根为野牡丹科野牡丹属植物之根，均为华南地区常用中药材，药性均为涩平，有益气摄血的功效。

四、补肾调冲方（许润三）

【来源】《国家级名医秘验方》。

【方组】淫羊藿 15 g　仙茅 6 g　巴戟天 6 g　枸杞子 20 g　沙苑子 20 g　柴胡 10 g　当归 10 g　白芍 15 g　香附 10 g　益母草 15 g　紫河车 10 g（冲服）

【用法】水煎服，每日 1 剂。

【功用】补肾益精，疏肝调冲。

【主治】月经失调之不孕症，属肝郁肾虚证。

【应用要点】以月经后期经量少、甚者闭经、婚后同居而久不受孕、时有精神抑郁、腰骶酸痛、性欲淡漠、带下、舌质淡、脉弦细为应用要点。

（按）本方对卵巢功能低下、排卵功能障碍不孕者补肾填精助养天癸，疏理肝气调经，对肝郁肾虚的不孕症屡有良效。

五、安冲止血汤（何秀川）

【来源】《国家级名医秘验方》。

【方组】川牛膝 20～30 g　地榆 20～30 g　当归 10 g　白芍 15 g　生地黄 12 g　川芎 10 g　三七粉 4 g（冲服）

【用法】水煎服，每日 1 剂。

【功用】固崩止漏，安冲止血。

【主治】崩漏属血热妄行证。

【应用要点】以行经经量多、持续时间长、色鲜红、心烦口干、脉数、苔薄舌质为应用要点。

（按）崩漏证病情复杂，寒热虚实兼见。治疗采用急则治标、缓则治本，澄源塞流之法。本方为急则治标之法，以凉血止血治崩漏。

六、二至龙牡汤（盛玉凤）

【来源】《国家级名医秘验方》。

【方组】墨旱莲 15 g　女贞子 15 g　生地黄 30 g　白芍 20 g　生龙骨 30 g（先煎）生牡蛎 30 g（先煎）　山茱萸 12 g　仙鹤草 15 g　桑叶 20 g　马齿苋 15 g　党参 12 g

【用法】水煎服，每日 1 剂。

【功用】滋阴清热，固涩止血。

【主治】功能性子宫出血，属阴虚血热、冲任不固证。

【应用要点】以月经淋漓不净、量多、色鲜红，苔薄，舌红，脉弦细为应用要点。

（按）本方组方合理，用药独到，对阴虚血热、久治不愈者标本兼顾，对功能性子宫出血卓有良效。

七、暖胞通络助孕汤（盛玉凤）

【来源】《国家级名医秘验方》。

【方组】鹿角霜 15 g（先煎）　肉苁蓉 15 g　淫羊藿 15 g　紫石英 20 g（先煎）炒白芍 15 g　太子参 20 g　忍冬藤 15 g　柴胡 10 g　绿萼梅 10 g　炮穿山甲 10 g皂角刺 15 g　当归 12 g　川芎 10 g　路路通 10 g　牡丹皮 12 g

【用法】水煎服，每日 1 剂。

【功用】补肾暖胞，疏肝通络，调经种子。

【主治】多囊卵巢综合征所致不孕，属肝郁肾虚证。

【应用要点】以月经错后、经量少、经期短、心烦抑郁、腰酸、腹胀、婚后久不受孕之多囊卵巢综合征为应用要点。

（按）多囊卵巢综合征是不孕症的重要原因之一，为难治证，需要坚持治疗，本方为有效之方。方中炮山甲可酌用，因服后影响消化功能。

八、吴氏通管汤（吴熙）

【来源】《国家级名医秘验方》。

【方组】川芎 5 g　肉桂 10 g　鸡血藤 20 g　炒枳实 15 g　怀牛膝 30 g　水牛角 30 g路路通 12 g　王不留行 15 g　炮穿山甲 10 g　赤芍 10 g　绒毛 20 g（人工流产取出之胚胎组织）

【用法】水煎服，每日 1 剂。

【功用】活血通络，温肾养血助孕。

【主治】输卵管不通所致不孕症，属肾虚血瘀证。

【应用要点】以婚后久不受孕、经检查示输卵管不通或通而不畅且全身无明显不适者为应用要点。

（按）输卵管不通或通而不畅是造成不孕症的原因之一。口服中药，再配以体外物理疗法或中药灌肠，有较好疗效，或采用西医治疗后配服中药。

九、排卵汤（赵松泉）

【来源】《国家级名医秘验方》。

【方组】柴胡 6 g　白芍 10 g　赤芍 10 g　泽兰 10 g　益母草 10 g　鸡血藤 10 g　川牛膝 10 g　刘寄奴 10 g　苍术 10 g　蒲黄 10 g　女贞子 10 g　覆盆子 10 g　菟丝子 10 g　枸杞子 10 g

【用法】采用周期服药法，每月 6～9 剂，在来经时始服 3～4 剂；后在月经第 15 天时再服 3～4 剂。水煎服，每日 1 剂。

【功用】疏肝健脾，通经益肾，温阳排卵。

【主治】不排卵或排卵不良，属肾虚肝郁证。

【应用要点】以月经错后、经量少、胁痛、心烦、脉弦苔薄、舌暗、原发性不孕为应用要点。

（按）本方有促进排卵的功能。不孕病因十分复杂，本方仅对于排卵功能不良者适用。

十、女性不孕三方（赵松泉）

【来源】《中医妇科名家经验心悟》。

1. 温肾排卵汤

【方组】柴胡 6 g　白芍 6 g　赤芍 6 g　木香 6 g　香附 6 g　牛膝 6 g　蒲黄 10 g　鸡血藤 10 g　泽兰 10 g　益母草 10 g　女贞子 10 g　淫羊藿 10 g　鹿角霜 10 g　肉苁蓉 10 g

【用法】水煎服，每日 1 剂。

【功用】疏肝温肾。

【主治】月经错后，经量少，甚至闭经，性冷淡，雌性激素水平低，黄体不全，属肾阴偏虚兼有肝郁血虚证。

【应用要点】以月经错后、甚则闭经、性冷淡、腰酸为应用要点。

2. 滋肾排卵汤

【方组】柴胡 6 g　白芍 10 g　牡丹皮 10 g　女贞子 10 g　墨旱莲 10 g　菟丝子 10 g　枸杞子 10 g　山茱萸 10 g　生地黄 10 g　地骨皮 10 g　椿根皮 10 g　侧柏叶 10 g　石斛 10 g　续断 10 g　阿胶 12 g（烊化）　生龙骨 15 g　生牡蛎 15 g（先煎）　海螵蛸 15 g　龟甲 12 g（先煎）

【用法】水煎服，每日 1 剂。

【功用】疏肝滋肾。

【主治】月经先期，经期延长，量多，崩中漏下，无排卵性子宫出血，激素水平异常，属肾阴偏虚兼有肝郁血热证。

【应用要点】以月经先期、行经周期长、心烦易怒、腰膝酸软为应用要点。

3. 培育排卵汤

【方组】太子参 10 g　熟地黄 10 g　石莲子 10 g　续断 10 g　椿根皮 10 g
苎麻根 10 g　山茱萸 10 g　山药 15 g　升麻 6 g　芡实 12 g　桑寄生 12 g　菟丝子 12 g

【用法】水煎服，每日 1 剂。

【功用】健脾益肾。

【主治】脾肾不足，习惯性流产，久不受孕，黄体不全，亦可用于保胎。

【应用要点】女性不孕症病因十分复杂，赵松泉认为"种子必先调经，经调自易成孕"。其排卵汤内补肾阴、肾阳为根本，兼以疏肝养血、健脾益气，以调理肝脾肾立法，促进排卵，治疗不孕。临床须辨证应用上述三方。

（按）种子调经为治疗不孕症的基本治疗方法，依中医的辨证诊治，常可获得意想不到的效果。赵松泉治疗不孕三方，以法组方，用药合理，效果良好。

十一、经前期紧张综合征方（唐吉父）

【来源】《中医妇科名家经验心悟》。

1. 解郁方

【方组】柴胡 9 g　郁金 9 g　香附 9 g　白芍 12 g　夏枯草 12 g　娑罗子 12 g
露蜂房 12 g　川楝子 12 g　王不留行 12 g

【用法】水煎服，每日 1 剂。

【功用】疏肝理气，解郁养血。

【主治】经前期紧张综合征。

【应用要点】以经期胁胸乳胀、心烦属肝气郁结为应用要点。

2. 清解方

【方组】柴胡 9 g　当归 9 g　川芎 9 g　香附 9 g　玫瑰花 9 g　白芍 12 g　黑栀子 12 g
夏枯草 12 g　八月札 12 g　牡丹皮 6 g

【用法】水煎服，每日 1 剂。

【功用】疏肝清心。

【主治】经前期紧张综合征。

【应用要点】以胸胁胀痛、心烦不安属肝郁心火偏亢为应用要点。

3. 清肝涤痰汤

【方组】黄连 6 g　制大黄 6 g　枳实 9 g　半夏 9 g　远志 9 g　茯神 12 g　夏枯草 12 g
礞石 12 g　胆南星 12 g　石菖蒲 12 g　钩藤 12 g　白金丸 12 g（吞）

【用法】水煎服，每日 1 剂。

【功用】疏肝清胆，健脾化痰。

【主治】经前期紧张综合征。

【应用要点】以经期前后便溏、腹泻、浮肿属肝郁脾虚证为应用要点。

（按）在月经前期出现诸多症状，在月经期后症状消失，查不到明显原因，西医称其为"经前期紧张综合征"。唐吉父治疗经前期紧张综合征三方组方合理，临床应用确有良效，三方须辨证使用。对经前期紧张综合征，需要采用综合治疗，减轻心理压力，注意饮食起居，加强身体锻炼，才能达到理想疗效。

十二、多囊卵巢综合征四方（李祥云）

【来源】《实用妇科中西医诊断治疗学》。

1. 归肾慈皂汤

【方组】当归 12 g　熟地黄 12 g　山药 15 g　杜仲 12 g　山茱萸 12 g　菟丝子 15 g　紫石英 15 g　淫羊藿 15 g　巴戟 12 g　山慈菇 12 g　皂角刺 12 g　夏枯草 12 g　浙贝母 12 g

【用法】水煎服，每日 1 剂。

【功用】温补肾阳，化痰散结。

【主治】多囊卵巢综合征。

【应用要点】以痰气郁结、肾阳虚衰证为应用要点。

2. 天癸方

【方组】石菖蒲 10 g　虎杖 10 g　知母 10 g　龟板 10 g（先煎）　麦冬 10 g　黄精 10 g　当归 10 g　补骨脂 10 g　马鞭草 10 g　淫羊藿 15 g　生地黄 15 g　桃仁 10 g

【用法】水煎服，每日 1 剂。

【功用】滋阴清热，化痰清瘀。

【主治】多囊卵巢综合征。

【应用要点】以高雄激素、高胰岛素血症属阴虚内热、兼有痰湿瘀血证为应用要点。

3. 补肾疏肝化瘀方

【方组】熟地黄 12 g　山药 15 g　补骨脂 10 g　淫羊藿 15 g　山茱萸 6 g　杜仲 10 g　柴胡 6 g　当归 10 g　白芍 10 g　苍术 10 g　山慈菇 10 g　皂角刺 10 g

【用法】水煎服，每日 1 剂。

【功用】补肾疏肝，化痰散结。

【主治】多囊卵巢综合征。

【应用要点】以肾虚肝郁兼有痰结血瘀为应用要点。

4. 补肾逐瘀汤

【方组】当归 10 g　熟地黄 12 g　山茱萸 6 g　淫羊藿 15 g　肉苁蓉 12 g　锁阳 10 g　葫芦巴 12 g　泽泻 12 g　三棱 10 g　莪术 10 g　夏枯草 12 g　香附 10 g　延胡索 15 g　丹参 15 g

【用法】水煎服，每日 1 剂。

【功用】补肾活血。

【主治】多囊卵巢综合征。

【应用要点】以肾虚兼痰结血瘀为应用要点。

（按）多囊卵巢综合征（PCOS）是以持续性无排卵、高雄激素或胰岛素抵抗为特征的内分泌紊乱的综合征。临床表现以月经稀发、或经量过多、或继发性闭经、无排卵、多毛、肥胖、卵巢囊性增大、不孕为特征，又称 S-L 综合征。中医称"月经不调""闭经""不育"，临床辨证诊治较为复杂。李祥云认为，该病以肾虚为本，以痰气郁结、肝气郁结、瘀血内结为标，总结出上述四方，据病人临床表现辨证定型使用。不孕症中多囊卵巢综合征占很大比例，治疗病人应较为棘手，需要较长时间的服药治疗，需要医生的细心、病人的耐心和良好的心态，病人应减少心理负担，积极配合治疗。

十三、生脉安胎饮（李光济）

【来源】《中医妇产科学》。

【方组】生地黄 12 g 麦冬 6 g 甘草 3 g 续断 9 g 桑寄生 9 g 黄芩 6 g 苎麻根 12 g

【用法】水煎服，每日 1 剂。

【功用】养阴清热，安胎止漏。

【主治】先兆流产，属阴血不足、热扰胎气证。

【应用要点】以妊娠早期胎动不安、腹隐痛、阴道有出血、心烦口干、脉滑数、苔薄质红为应用要点。有妊娠恶阻者可加紫苏梗 6 g、砂仁 6 g、姜竹茹 3 g，有习惯性流产者加菟丝子 10 g、黄芪 10 g、糯米 15 g，有腰痛者加炒杜仲 10 g。

（按）胎动或胎漏是先兆流产的主要症状，病人无须过分紧张，卧床休息、配合服药可安全渡过。对于习惯性流产者可中西医结合治疗，较为有效。

十四、乳痈二方（路志证）

【来源】《国医大师验案良方》。

1. 内消乳痈方

【方组】橘叶 20 g 瓜蒌 1 个 荆芥 9 g 连翘 12 g 浙贝母 12 g 甘草 10 g 赤芍 10 g

【用法】水煎服，每日 1 剂。

【功用】通络散结。

【主治】乳痈。

【应用要点】以产前或产后乳房突然红肿疼痛、全身酸楚、恶寒发热、纳差心烦、大便秘结、苔薄白或黄、舌质红、脉弦数为应用要点。

2. 乳痈外消膏

【方组】桃仁 30 g 青黛 15 g 朴硝 30 g

【用法】三药共为细末，加入蜂蜜适量成膏，敷于患处，外用纱布固定，1~2 天换药 1 次，5 天为 1 个疗程。

【功用】活血散结。

【主治】乳痈。

【应用要点】以乳房肿胀红痛为应用要点。

（按）急性乳腺炎属于中医之"乳痈"，路志证采用内治外敷，十分合理，临床效果显著。

十五、乳腺小叶增生方（陆德铭）

【来源】《上海名老中医学术经验精粹》。

【方组】鹿角片 15 g　淫羊藿 15 g　肉苁蓉 10 g　山茱萸 10 g　三棱 10 g　莪术 10 g　桃仁 10 g　红花 10 g　山慈菇 15 g　海藻 10 g　香附 10 g　郁金 10 g　延胡索 10 g　甘草 5 g

【用法】水煎服，每日 1 剂。

【功用】疏肝益肾，理气散结。

【主治】乳癖，属肝郁肾虚、痰气郁结证。

【应用要点】以经络不通、肾虚所致冲任失养、胁痛、乳腺有肿块、疼痛、畏寒怕冷、腰酸或带下、脉沉细、苔薄白、舌质淡为应用要点。

（按）本方对肝郁、痰结、血瘀、肾虚所致乳癖非常有效。组方用温肾以调冲任、破瘀活血以消瘀血、散结消肿以散结肿、疏肝理气以调畅气机止痛，组方合理，标本兼顾，临床应用确有良效。

第十一章

男科系统类方

一、温肾补阳壮髓丸（施今墨）

【来源】《中华名医名方薪传》。

【方组】海马 1 具　紫河车 60 g　石决明 60 g　龙骨 60 g　仙茅 60 g　桑叶 60 g　巴戟 60 g　菟丝子 60 g　海参 60 g　淫羊藿 60 g　紫贝齿 30 g　牡蛎 30 g　阳起石 30 g　蛇床子 30 g　刺猬皮 30 g　阿胶 30 g　鹿胶 30 g　附片 30 g　玉竹 30 g　人参 30 g　砂仁 15 g　益智仁 15 g　金樱子 90 g

【用法】上药共为细末，加山药 300 g 为面打糊，调上药面水泛为丸，如梧桐子大，晒干备用。早晚各服 1 次，每次 10 g，白开水送用。

【功用】温肾，补阳，壮髓。

【主治】阳痿，属肾阳虚弱、肾精不足证。

【应用要点】以腰痛酸软、畏寒怕冷、头晕耳鸣、阳痿不举、脉沉细为应用要点。

（按）性功能障碍原因复杂，治疗棘手，中医"阳痿"（勃起功能障碍）在临床需要辨证诊治，还需要和其他治疗方法相结合进来，心理治疗尤其重要。本方以健脾益气、温补肾阳为立法原则，组方合理，对于脾肾阳虚者尤为适宜。

二、滋阴固肾止遗方（王玉润）

【来源】《中华名医名方薪传》。

【方组】知母 9 g　黄柏 9 g　生地黄 30 g　金樱子 15 g　菟丝子 15 g　麻黄 9 g　甘草 6 g

【用法】水煎服，每日 1 剂。

【功用】滋阴泻火，宣肺固肾。

【主治】遗尿，属阴虚火旺、气不摄水证。

【应用要点】本方多用于儿童尿床者。

（按）中医对遗尿多以补肾制溺，以肾、脾、肺、膀胱虚证论治，但本方较为独特，以滋阴泻火、宣肺固肾立法，用之有效。

三、遗精方（张灿岬）

【来源】《中华名医名方薪传》。

【方组】五倍子 30 g　茯苓 60 g

【用法】共为细末，成为散剂、丸剂均可，每日 2 次，每次 6 g，白开水送服。

【功用】补肾养心，交通心肾。

【主治】遗精，属心肾失交者证。

【应用要点】本方多用于心肾失交、年轻体壮、梦遗者。

（按）本方配伍简洁，应用方便，可用于遗精患者。

四、疏肝利湿汤（张赞臣）

【来源】《中华名医名方薪传》。

【方组】赤芍 6 g　白芍 6 g　牡丹皮 9 g　稽豆衣 9 g　橘叶 9 g　橘核 9 g
酸枣仁 15 g　蒺藜 9 g　滑石 9 g（包煎）　通草 4.5 g　泽泻 9 g　桑寄生 9 g

【用法】水煎服，每日 1 剂。

【功用】泻肝清热利湿。

【主治】睾丸炎属湿热下注证。

【应用要点】以睾丸肿胀且痛、小便黄赤、口中苦且小腹痛、苔薄黄、脉弦或紧为
应用要点。

（按）睾丸炎因细菌或病毒感染所致，中医称为"子痈""外肾痈""偏坠"，多为
肝经感受寒湿、肝经湿热下注所致，治疗不当可造成睾丸受损导致不育。本方配伍合
理，对肝经湿热下注所致睾丸炎最为适用。

五、茵陈五苓散（刘渡舟）

【来源】《中华名医名方薪传》。

【方组】茯苓 30 g　猪苓 16 g　白术 20 g　泽泻 16 g　桂枝 10 g　川楝子 10 g
木通 10 g　小茴香 5 g　天仙藤 20 g　青皮 10 g

【用法】水煎服，每日 1 剂。

【功用】疏肝利水，通阳利水。

【主治】附睾炎，属肝经湿热、气不化水证。

【应用要点】本方多用于睾丸肿痛、少腹胀痛、小便黄赤、口苦、年轻体壮者。

（按）附睾炎有急慢性之分。急性附睾炎睾丸剧痛、肿胀或发热；慢性附睾炎由急
性变化而来，后遗症较多。本病属中医之"子痈"，多因感受外邪寒湿或肝肾受损所
致。本方对急慢性附睾炎均可应用，可随证加减变化。

六、活血通痿丸（王保林）

【来源】《中外名医杂志》2001 年第 3 卷第 8 期。

【方组】制乳香 60 g　制没药 60 g　血竭 60 g　阳起石 60 g　神曲 100 g

【用法】共为细末，以大葱捣汁为糊之丸，晾干后服用，早晚各服 1 次，每次 3 g，白开水通服。

【功用】活血化瘀，温阳治痿。

【主治】有脑外伤病史，头痛，头晕，阳痿，舌质暗，苔薄白，脉涩。

【应用要点】以脑外病史之阳痿为应用要点。

（按）阳痿勃起功能障碍（ED）需要辨证论治，其中，脑外伤后阳痿并不多见，本方对此类疾病有效。

七、补肾化瘀汤（李绍轩）

【来源】《中华名医名方薪传》。

【方组】淫羊藿 20 g　仙茅 15 g　菟丝子 10 g　牡丹皮 10 g　王不留行 10 g　肉苁蓉 10 g　怀牛膝 12 g　巴戟 12 g　土鳖虫 8 g　大黄 8 g（后下）　泽兰 10 g　炮穿山甲 10 g　车前子 10 g（包煎）　红花 10 g　桃仁 10 g

【用法】水煎服，每日 1 剂。

【功用】补肾温阳，活血通络。

【主治】前列腺炎，属肾阳不足、兼有瘀血证。

【应用要点】以前列腺炎患者肾阳不足且多有瘀血、会阴下坠、小便不适、尿频、刺痛、脉涩、舌有瘀斑为应用要点。

（按）方中炮穿山甲可以皂角刺 15 g、益母草 30 g 代替，亦有较好疗效。

八、十子六君子汤（张世雄）

【来源】《中华名医名方薪传》。

【方组】菟丝子 15 g　桑椹 15 g　五味子 10 g　枸杞子 10 g　女贞子 10 g　金樱子 10 g　车前子 7 g（包煎）　蛇床子 7 g　覆盆子 12 g　党参 15 g　炒白术 15 g　茯苓 10 g　姜半夏 10 g　陈皮 7 g　制首乌 10 g　炙甘草 5 g

【用法】水煎服，每日 1 剂。

【功用】补肾健脾。

【主治】无精症或弱精症，属脾肾双虚证。

【应用要点】以腰痛腰酸、四肢无力、纳差、畏寒怕冷、或性欲淡漠、脉沉细为应用要点。

（按）男性不育者有很大一部分是由于精液异常所致，其中，弱精症和无精症尤为常见，多数病人临床并无明显不适。本方以补肾健脾立法，组方合理，坚持长期服用有一定疗效。

九、生精散（贾福德）

【来源】《中华名医名方薪传》。

【方组】

①龙骨 50 g　紫石英 50 g　阴起石 50 g

②闹羊花（羊金花）50 g　巴戟 50 g　肉苁蓉 50 g　金樱子 50 g　锁阳 50 g
仙茅 50 g　虾仁 50 g　红参 25 g

③淫羊藿 50 g

④狗头骨炭 10 g　猪睾丸粉 10 g　石花 5 g　鹿茸 50 g

【用法】方药①炒后粉成细面。方药②煎 2 次，浓缩为 50 mL。方药③浸泡在方药
②浓缩液中 4 小时，干燥粉为细末。方药④粉为末。上述所有药面混在一起和匀，分为
26 份，早晚各服 1/2 份，26 天为 1 个疗程。

【功用】温肾助阳生精。

【主治】死精症。

【应用要点】以临床可无任何不适但婚后不育、精液化验异常者为应用要点。

（按）本方温热大补，且有一定毒性，临床应用须严密观察，肝肾功能不佳者不宜
使用。

十、复方前列清汤（顾文忠）

【来源】《中华名医名方薪传》。

【方组】黄芪 25 g　巴戟 18 g　炮附片 9 g　干姜 9 g　炒苍术 12 g　炒黄柏 12 g
薏苡仁 12 g　栀子 12 g　土茯苓 15 g　瓦松花 9 g　大红藤 18 g　皂角刺 12 g　水蛭 6 g
甘草 6 g

【用法】水煎服，每日 1 剂。药渣煎水 2 000 mL，45～50 ℃坐浴 30 分钟，每晚
1 次。30 天为 1 个疗程。

【功用】温补脾肾，清利湿热，解毒化瘀。

【主治】前列腺炎，属脾肾阳虚兼有湿热瘀血证。

【应用要点】以腰痛腰酸、小便不适、会阴坠胀、脉弦或涩为应用要点。

（按）前列腺炎多虚实夹杂，本方对于脾肾阳虚兼有湿热瘀阻者，内外合治较有
良效。

十一、温肾益精汤（罗元恺）

【来源】《国家级名医秘验方》。

【方组】炮天雄 6～9 g　熟地黄 20 g　菟丝子 20 g　怀牛膝 20 g　炙甘草 6 g
淫羊藿 10 g

【用法】水煎服，每日 1 剂。

【功用】温肾益精。

【主治】男性不育症，精液异常，属肾虚证。

【应用要点】以精液检查显示"精液计数及活力下降、精虫畸形、精液不液化"，

腰痛，畏寒怕冷，脉沉，舌质淡苔薄白为应用要点。

（按）精液异常是男性不育症的原因之一，本方对属肾虚证者可用。

十二、木香蜈蚣散（陈继成）

【来源】《中医治法与方剂》。

【方组】木香10 g　蜈蚣3条

【用法】共为细末，分3次服，成人白酒冲服，小儿煮甜酒服，可连服10剂或以上。

【功用】行气疏肝，解毒通络。

【主治】睾丸一侧或两侧痛。

【应用要点】睾丸为肾和肝脉所络，寒气客于肝肾二脉则睾丸肿而疼痛。本方对于寒邪所致睾丸肿痛有效。木香疏畅气机，蜈蚣活血通络，用酒以辛温散寒，配方合理，药味简单，共奏通络、解毒、散寒、消肿、止痛之功。

（按）本方适用于睾丸炎、附睾炎属寒凝肝肾者，疝气者不宜使用本方。

第十二章

儿科系统类方

一、小儿哮喘五方（王伯岳）

【来源】《中医儿科临床浅解》。

1. 麻杏石甘汤加味

【方组】炙麻黄3g　杏仁6g　石膏9g　黄芩6g　连翘6g　前胡6g　甘草3g

【用法】水煎服，每日1剂，分3次服。

【功用】宣肺，清热，定喘。

【主治】小儿风热哮喘。

【应用要点】以哮喘、气促、痰声辘辘、发热、有汗或无汗、舌红、舌质薄白或薄黄、脉浮数为应用要点。

2. 小青龙汤加味

【方组】炙麻黄3g　桂枝6g　细辛1.5g　法半夏6g　醋五味子3g　白芍6g　干姜3g　紫苏子6g　化橘红6g　甘草3g

【功用】宣肺，散寒，定喘。

【主治】小儿风寒哮喘。

【应用要点】以咳嗽喘促、面色苍白、喉间哮喘、甚则张口抬肩、不能平卧、痰多、舌质薄白、脉沉细或紧为应用要点。

3. 尊生定喘汤加味

【方组】炙紫菀9g　葶苈子9g　紫苏子9g　醋五味子6g　法半夏6g　化橘红9g　姜厚朴6g　杏仁9g　茯苓9g　甘草3g

【用法】水煎服，每日1剂，分3次服。

【功用】宣肺、祛痰、平喘。

【主治】肺虚痰喘。

【应用要点】以咳嗽喘急、胸满气逆、痰声辘辘、饮食不下、汗多、经常发作、苔白腻、脉缓为应用要点。

4. 益气定喘汤

【方组】党参9g　黄芪9g　茯苓9g　炒白术9g　炙紫菀9g　银杏仁9g　化橘红9g　甘草6g

【用法】水煎服，每日1剂，分3次服。

【功用】益气，和脾，定喘。

【主治】脾虚痰喘。

【应用要点】以咳喘痰多、气短肢倦、食少无味、畏风自汗、苔薄白、脉虚大为应用要点。

5. 育阴定喘汤

【方组】制首乌9g 醋五味子6g 海浮石9g 炙紫菀9g 款冬花9g 补骨脂9g 麦冬9g 海蛤粉9g 甘草6g

【用法】水煎服，每日1剂，分3次服。

【功用】育阴，补肾，定喘。

【主治】肾虚不能纳气，咳嗽，痰喘。

【应用要点】以喘咳痰多、自汗、气短、四肢厥冷、小便夜多、苔光、尺脉虚大为应用要点。

（按）小儿哮喘表现为突然发作、气喘且急、哮喘反复发作久治不愈。王伯岳治疗小儿哮喘五方基本概括了发作期及缓解期的临床证型，发作期治以平喘，缓解期治以扶正。小儿患病易虚易实，或虚实并见，变化快，故应用上述五方时还要临证加减变化。"三分服药，七分调理"对小儿哮喘病实为重要，家长需要科学看护。

二、一胆二百三拗汤（王保林）

【来源】《甘肃省中医学院学报》1993年10卷1期。

【方组】胆南星1～5g 百合5～10g 百部5～10g 炙麻黄3～5g 苦杏仁3～5g 甘草3～5g

【用法】水煎服，每日1剂，分4次服。

【功用】宣肺止咳，滋阴清肺。

【主治】阵发性连续性痉挛性咳嗽，咳后伴有鸡鸣样回声为特征，日作数次至数十次，早轻晚重，夜间加剧，咳吐黏液性痰涎，久治不愈，舌偏红，苔薄白，指纹青，多用于婴幼儿。

【应用要点】以小儿百日咳诊断明确者为应用要点。咳甚加川贝母1～3g，咳而呕者加姜半夏3～5g，微发热者加连翘5～8g、芦根5～10g，久咳伤阴者加南沙参5～10g、石斛10g。

（按）百日咳，中医称"小儿鹭鸶咳""顿咳""顿呛""鸡咳""天哮呛""疫咳"，有传染性。目前由于疫苗接种普及，已很少发生百日咳。

三、理气散寒汤（董延瑶）

【来源】《中华名医名方薪传》。

【方组】制乌头3g 白芍6g 干姜2.4g 淡附片3g 党参4.5g 桂枝2.4g 小茴香3g 花椒3g 橘核9g

【用法】制乌头、淡附片先用开水煎40～60分钟，再入其他药同煎30分钟，煎2次，分3～4次服，每日1剂。

【功用】理气散寒。

【主治】小儿寒疝。

【应用要点】以寒邪所致疝气、疼痛为应用要点。

（按）本方对寒湿内盛、肝肾感寒之小儿疝气适用，有一定毒性，临床应用须注意观察病情变化。

四、疳积经验方（董延瑶）

【来源】《幼科刍言》。

1. 消疳积方

【方组】煨三棱　煨莪术　炙干蟾胶　炒青皮　陈皮　广木香　醋炒五谷虫　胡黄连　佛手柑　焦山楂　炒莱菔

【用法】可用煎剂或散剂。剂量据病者年龄、体重酌定。

【功用】消疳化积。

【主治】疳积。

【应用要点】以疳积已成、腹部膨硬、形体尚实者为应用要点，以消为主。

2. 健脾消疳方

【方组】米炒党参　土炒白术　茯苓　清甘草　陈皮　炒青皮　醋炒五谷虫　炒神曲　煨三棱　煨莪术

【用法】可用煎剂或散剂。剂量据病者年龄、体重酌定。

【功用】健脾和胃，消疳散积。

【主治】疳积。

【应用要点】以疳病体质软弱或服消疳药后其疳渐化为应用要点，半补半消。

3. 疳平调方

【方组】米炒党参　土炒白术　茯苓　甘草　陈皮　山药　炒扁豆　五谷虫　炒神曲

【用法】可用煎剂或散剂。剂量据病者年龄、体重酌定。

【功用】健脾和胃。

【主治】疳积。

【应用要点】以疳积渐趋恢复、少量消导为应用要点，以补为主。

（按）疳积为儿科四大症之一，其根本原因是脾胃失调，过去多由小儿营养不良而多发，而现在多由儿童任意恣食、饥饱无度造成脾胃运化失调、气滞食积致成疳积。董延瑶疳积经验方有补、有消、消补并用，临床疗效显著。针刺四缝穴也是治疗疳积的重要辅助方法，可配合治疗。

五、二麻四仁汤（陈苏生）

【来源】《名医论十大名中药》。

【方组】麻黄 4.5 g　麻黄根 4.5 g　桃仁 9 g　苦杏仁 9 g　白果仁 9 g　郁李仁 9 g　款冬花 9 g　车前草 2.4 g　甘草 4.5 g

【用法】水煎服，每日 1 剂。

【功用】宣肺止咳。

【主治】小儿咳嗽、哮喘，属风寒犯肺、宣肃升降失司证。

【应用要点】以素易咳嗽、咳则哮喘为应用要点。

（按）本方麻黄与麻黄根同用，一开一合，宣畅肺气；桃仁、苦杏仁、白果仁、郁李仁合用，宣肺平喘，润肠通便，肺肠同调；麻黄、款冬花同用，善治咳嗽；甘草、车前草通利小便。故本方组方巧妙合理，实为良方。

六、熄风制动颗粒（刘弼臣）

【来源】《刘弼臣用药心得十讲》。

【方组】辛夷 10 g　苍耳子 10 g　玄参 10 g　板蓝根 10 g　山豆根 10 g　黄连 5 g　菊花 10 g　天麻 3 g　钩藤 10 g　木瓜 10 g　伸筋草 15 g　全蝎 3 g　蝉蜕 3 g　白芍 10 g　鸡内金 10 g　"炒三仙"各 10 g

【用法】水煎服，每日 1 剂。

【功用】熄风定惊。

【主治】小儿抽动秽语综合征。

【应用要点】以头面抽动，眨眼，喉中"嗯嗯"，任性骂人，思维障碍，抽动时噘嘴、耸肩、手足抽动、鼓腮等症状为应用要点。

七、小儿止泻散（马湘莲）

【来源】《国家级名医秘验方》。

【方组】苍术 150 g　车前子 90 g　大黄 130 g　熟大黄 130 g　制川乌 30 g　甘草 30 g

【用法】共为细末，装瓶备用。6 个月内婴儿每次 1 g，6 个月至 2 岁每次 2 g，3 岁以上每次 3 g。每日 3 次，温开水送服。

【功用】健脾祛湿，消积止泻。

【主治】小儿各种急慢性腹泻，属脾虚、食滞、湿蕴所致且久治不愈。

【应用要点】以腹泻、纳呆、体弱、久治不愈为应用要点。

（按）本方中有制川乌，使用时应注意。本方对慢性肠炎及肠功能紊乱之腹泻亦有良好疗效。

八、六味止泻散（张介安）

【来源】《国家级名医秘验方》。

【方组】炒白术 200 g　泽泻 150 g　茯苓 200 g　猪苓 15 g　车前子 100 g　木瓜 50 g

【用法】共为细末，装瓶备用。1 岁内每次 10 g，1～3 岁每次 15 g，4～7 岁每次 20 g。每日 2 次，白开水送服。

【功用】健脾利湿，分清止泻。

【主治】泻泄，属脾虚土亏、清浊不分证。

【应用要点】以神疲倦怠，睡觉露睛，腹泻不止、食后则利，大便完谷不化或如水样，小便短少，苔厚白，舌质淡为应用要点。

（按）本方由四苓散化裁而来，健脾利湿、分清泌浊以止泻，有较好疗效。

九、发热方（裴学义）

【来源】《国家级名医秘验方》。

【方组】石膏 18 g（先煎）　薄荷 4 g（后入）　鲜芦根 20 g　地骨皮 9 g　金银花 15 g　连翘 9 g　白薇 10 g　板蓝根 9 g

【用法】水煎服，每日 1 剂。

【功用】清热透邪，凉血清热。

【主治】小儿风热感冒。

【应用要点】以发热、咽痛、汗出不解、神疲乏力、小便黄赤、舌红苔黄、脉滑数为应用要点。

（按）小儿发热为常见之病，本方为退热之良方，但需要注意病人扁桃体情况，严密观察使用。

第十三章

肿瘤系统类方

一、胃癌三方（徐景藩）

【来源】《国医大师验案良方》。

1. 理气化瘀解毒方

【方组】当归 15 g　赤芍 10 g　白芍 10 g　川芎 10 g　枳壳 10 g　香附 10 g
制大黄 10 g　五灵脂 10 g　乌药 10 g　桃仁 10 g　三棱 10 g　龙葵 10 g　半枝莲 15 g

【用法】水煎服，每日 1 剂。

【功用】理气化瘀。

【主治】胃癌早期，属气滞血瘀证。

【应用要点】以胃痛如刺、脉弦有力、苔薄、舌质红有瘀点之胃癌早期为应用要点。

2. 健脾调养抗癌方

【方组】党参 15 g　茯苓 20 g　炙甘草 5 g　黄芪 20 g　黄精 15 g　枸杞子 10 g
谷芽 30 g　香附 10 g　五灵脂 10 g　败酱草 15 g　半枝莲 30 g　薏苡仁 30 g

【用法】水煎服，每日 1 剂。

【功用】健脾益气。

【主治】胃癌，属脾气虚弱证。

【应用要点】以胃癌、乏力倦怠、纳差、大便失调、脉沉细、苔薄白为应用要点，胃癌无论术前或术后均可应用。

3. 扶正化浊抗癌方

【方组】太子参 15 g　山药 20 g　茯苓 2 g　炙甘草 5 g　石斛 30 g　黄精 15 g
鸡内金 10 g　谷芽 30 g　莪术 10 g　鸡血藤 20 g　白花蛇舌草 30 g

【用法】水煎服，每日 1 剂。

【功用】益气化浊。

【主治】胃癌，属气虚毒浊内阻证。

【应用要点】以胃痛乏力、消瘦、脉细无力、苔薄舌淡为应用要点，胃癌术后、化疗或未手术均可应用。

（按）中医治疗癌症有其独特之处，对于提高病人抗病能力有较好作用。

二、抗癌单刃剑方（朱良春）

【来源】《国医大师朱良春》。

【方组】仙鹤草 50～90 g　白毛藤 30 g　龙葵 25 g　槟榔 15 g　半夏 10 g　甘草 5 g

【用法】水煎服，每日 1 剂。

【功用】益气养血，清热解毒。

【主治】各种癌症。

【应用要点】本方可用于食道癌、胃癌、肺癌、肝癌、乳腺癌，无论手术与否均可应用。

（按）本方组方简洁，可根据病人全身情况、肿瘤部位加减变化，坚持服用。

三、龙蛭通噎汤（李华）

【来源】《名中医绝技良方》。

【方组】守宫（壁虎）9 g　水蛭 10 g　急性子 10 g　甘草 10 g　黄药子 12 g　山慈菇 12 g　代赭石 30 g（先煎）　冬虫夏草 6 g（冲服）　沉香 4 g（冲服）　重楼（蚤休）20 g　威灵仙 15 g

【用法】水煎服，每日 1 剂，分 4 次服。

【功用】化痰软坚，通噎散结。

【主治】食道癌。

【应用要点】以食道癌病人表现进食困难、进食受阻或食入欲吐、脉沉细、苔厚白、舌质淡为应用要点。

（按）食道癌和中医"噎膈"相近。食道隔阻不通，本方为治标之方，以通关为主，守宫有通关开道之作用，但方中冬虫夏草费用较高，或可以其他药品替代。

四、健脾消癌汤（王晓露）

【来源】《名中医绝技良方》。

【方组】黄芪 30 g　山药 30 g　薏苡仁 30 g　太子参 15 g　猪苓 15 g　茯苓 15 g　莪术 15 g　半枝莲 15 g　白花蛇舌草 40 g　藤梨根 40 g

【用法】水煎服，每日 1 剂。

【功用】健脾利水，清热解毒。

【主治】胃癌。

【应用要点】以胃癌病人表现胃痛、胃胀、纳差、大便失调、脉沉细、苔厚白，属脾虚为应用要点。

（按）本方辨病辨证相结合，辨证气虚，辨病胃癌，以补气为主，以抗癌半枝莲、白花蛇舌草、藤梨根为使，病证相合，有很好疗效。

五、参芪蛇蟾汤（陈南格）

【来源】《名中医绝技良方》。

【方组】党参50g 炙黄芪50g 白花蛇舌草30g 蟾皮10g

【用法】水煎服，每日1剂。

【功用】益气健脾，清热攻毒。

【主治】胃癌。

【应用要点】以胃癌病人表现消瘦、乏力、胃痛、纳差、脉沉细、苔薄白，属气虚毒阻证为应用要点。

（按）本方以补益为主，兼有以毒攻毒之蟾皮、白花蛇舌草，有抗肿瘤作用，辨证与辨病相结合，临床可随证加减应用。

六、芪麦虎蜈汤（袁国荣）

【来源】《名中医绝技良方》。

【方组】黄芪30~60g 太子参30g 麦冬15g 石斛15g 蜈蚣2~4条 守宫（壁虎）2~4条 红枣10g 甘草10g

【用法】水煎服，每日1剂。

【功用】益气养阴攻毒。

【主治】晚期肺癌，本虚标实。

【应用要点】以肺癌病人表现乏力、气短、脉沉细、苔薄、舌质暗，属本虚标实为应用要点。

（按）肺癌晚期病人多为本虚，以气虚为本，毒攻为标，本方标本兼顾，可用于肺癌晚期。守宫通关开道，蜈蚣搜风攻毒，两药相配，以攻毒化痰，故本方配伍合理，有独到之处。

七、金甲白虎汤（王东辉）

【来源】《名中医绝技良方》。

【方组】郁金30g 鳖甲35g 白术20g 龙葵35g 柴胡20g 七叶一枝花20g 八月札30g 丹参30g 女贞子30g

【用法】水煎服，每日1剂。

【功用】益气健脾，疏肝化瘀。

【主治】肝癌。

【应用要点】以肝癌病人表现胁痛难忍、气短、纳差、乏力、倦怠、脉沉弦、苔薄白、舌质略有瘀点，属肝郁血瘀为应用要点。

（按）肝癌属中医"癥瘕""积"等，为难治之病。本方组方立法中西结合，组方独到，有很好疗效。

八、抗癌复生汤（李东振）

【来源】《名中医绝技良方》。

【方组】穿山甲 5 g　生牡蛎 50 g　石韦 20 g　薏苡仁 25 g　僵蚕 25 g　山慈菇 15 g　白英 50 g　蒲黄 15 g（炒）　墨旱莲 30 g　半枝莲 30 g　三七 5 g（冲服）

【用法】水煎服，每日 1 剂。

【功用】清热凉血，软坚散结。

【主治】膀胱癌。

【应用要点】以膀胱癌病人表现尿血为主，脉沉细弦、苔薄白、舌质暗有瘀点，属血热、瘀血内阻为应用要点。

（按）本方以清热止血、软坚散结立法组方，对膀胱癌有一定疗效。

九、鹿仙散结汤（李增战）

【来源】《名中医绝技良方》。

【方组】鹿角霜 30 g　生牡蛎 30 g　瓦楞子 30 g　仙茅 15 g　仙鹤草 15 g　土贝母 15 g　郁金 15 g　山慈菇 10 g　露蜂房 10 g　炙甘草 10 g

【用法】水煎服，每日 1 剂。

【功用】温阳散结，化痰解毒。

【主治】乳腺癌晚期。

【应用要点】以乳腺癌晚期，失去手术机会，乳腺肿块疼痛、脉沉细、苔薄白、舌质淡或有瘀点，属阳气虚衰、癌毒内结为应用要点。

（按）乳腺癌与中医乳岩相对应，治疗需要早发现、早治疗，采取中西医结合治疗预后良好。用本方治疗阳虚痰毒内结，可缓解病人痛苦，延长生存期。

参 考 文 献

[1] 邓申甲. 方剂学 [M]. 北京：中国中医药出版社，2003.

[2] 谢鸣. 方剂学 [M]. 北京：人民卫生出版社，2002.

[3] 王锦之. 方剂学讲稿 [M]. 北京：人民卫生出版社，2005.

[4] 隋殿军. 国家级名医秘验方 [M]. 北京：吉林科学技术出版社，2008.

[5] 陈潮祖. 中医治法与方剂 [M]. 4版. 北京：人民卫生出版社，2005.

[6] 李祥云. 实用妇科中西医诊断治疗学 [M]. 北京：中国中医药出版社，2005.

[7] 崔应民. 中华名医名方薪传 [M]. 郑州：郑州大学出版社，2009.

[8] 肖承悰. 中医妇科名家经验心悟 [M]. 北京：人民卫生出版社，2009.

[9] 裘沛然. 裘沛然医论医案集 [M]. 北京：人民卫生出版社，2011.

[10] 裘沛然. 壶天散墨 [M]. 3版. 上海：上海科技出版社，2011.

[11] 吴大贞. 国医大师验案精粹 [M]. 北京：化学工业出版社，2011.

[12] 朱良春. 国医大师朱良春 [M]. 北京：中国中医学出版社，2011.

[13] 朱建平. 朱良春精方治验案 [M]. 北京：人民军医出版社，2010.

[14] 任继学. 任继学经验集 [M]. 北京：人民卫生出版社，2009.

[15] 邱仕君. 邓铁涛医案与研究 [M]. 北京：人民卫生出版社，2009.

[16] 邱仕君. 邓铁涛用药心得十讲 [M]. 北京：中国医药科技版社，2012.

[17] 李艳. 国医大师李济仁 [M]. 北京：中国医药科技出版社，2011.

[18] 张佩青. 国医大师张琪 [M]. 北京：中国医药科技出版社，2011.

[19] 刘渊. 郭志光名家学说临床精要 [M]. 北京：人民卫生出版社，2011.

[20] 中国中医科学院研究生班. 名家中医汇编 [M]. 北京：人民卫生出版社，2009.

[21] 刘敏如. 中医妇科学 [M]. 北京：人民卫生出版社，2001.

[22] 周仲瑛. 周仲瑛医论集 [M]. 北京：人民卫生出版社，2008.

[23] 任应秋. 任应秋医论集 [M]. 北京：人民卫生出版社，2008.

[24] 李今庸. 李今庸医案医论精华 [M]. 北京：北京科学技术出版社，2009.

[25] 魏长春. 魏长春中医实践经验录 [M]. 北京：人民军医出版社，2008.

[26] 张志礼. 张志礼医案医论精选 [M]. 北京：人民军医出版社，2008.

[27] 智世宏. 名医传秘 [M]. 太原：山西科学技术出版社，2008.

[28] 丁可嘉. 丁化民临证备忘录 [M]. 北京：化学工业出版社，2010.

[29] 门纯德. 门纯德中医临证要录 [M]. 北京：人民卫生出版社，2010.

[30] 吴大真. 名中医绝技名方 [M]. 北京：科学技术出版社，2009.

[31] 董延瑶. 幼科刍言 [M]. 上海：上海科学技术出版社，2010.

[32] 瞿华强. 国医大师颜正华临证用药集萃 [M]. 北京：化学工业出版社，2009.

中医名方解析与应用

［33］王英. 常见中医优势病种法治集萃［M］. 北京：人民卫生出版社，2009.

［34］路志正. 路志正医林集腋［M］. 北京：人民卫生出版社，2009.

［35］杨增良. 谢海州临证妙法［M］. 北京：人民军医出版社，2010.

［36］黄素英. 上海名老中医学术经验精粹［M］. 上海：上海科学技术出版社，2009.

［37］张栋. 名医论十大名中药［M］. 北京：人民军医出版社，2009.

［38］王保林. 内经导读［M］. 兰州：兰州大学出版社，1996.

［39］王保林. 人体结石病防治［M］. 北京：金盾出版社，2000.

［40］谭日强. 金匮要略简述［M］. 北京：人民卫生出版社，1981.

［41］成都中医学院. 伤寒论讲义［M］. 上海：上海科学技术出版社，1964.

［42］上海中医学院. 中医学基础［M］. 上海：上海科学技术出版社，1974.

［43］上海中医学院. 中医方剂临床手册［M］. 上海：上海科学技术出版社，1973.

［44］田德录. 中医内科学［M］. 北京：人民卫生出版社，2002.

［45］简明中医辞典编委会. 简明中医辞典［M］. 北京：人民卫生出版社，.

［46］王伯岳. 中医儿科临床浅解［M］. 北京：人民卫生出版社，1976.

［47］侯家玉. 中医药理学［M］. 北京：中国中医药出版社，2005.

［48］王阶. 临床综合征中医治疗学［M］. 北京：中国中医药出版社，2009.